U0297058

健康营养学

主编 孟甜 詹珂 杨长平

西南交通大学出版社
·成都·

图书在版编目（ＣＩＰ）数据

健康营养学 / 孟甜，詹珂，杨长平主编. -- 成都：
西南交通大学出版社，2024.2（2025.1 重印）
ISBN 978-7-5643-9740-1

Ⅰ. ①健… Ⅱ. ①孟… ②詹… ③杨… Ⅲ. ①营养学
– 高等学校 – 教材 Ⅳ. ①R151

中国国家版本馆 CIP 数据核字（2024）第 029480 号

Jiankang Yingyangxue

健康营养学

主编　孟　甜　詹　珂　杨长平

责任编辑　牛　君
封面设计　阎冰洁

出版发行　西南交通大学出版社
　　　　　（四川省成都市金牛区二环路北一段 111 号
　　　　　西南交通大学创新大厦 21 楼）
邮政编码　610031
营销部电话　028-87600564　028-87600533
网址　　　http://www.xnjdcbs.com
印刷　　　成都市新都华兴印务有限公司

成品尺寸　185 mm × 260 mm
印张　　　20.25
字数　　　507 千
版次　　　2024 年 2 月第 1 版
印次　　　2025 年 1 月第 2 次
定价　　　59.80 元
书号　　　ISBN 978-7-5643-9740-1

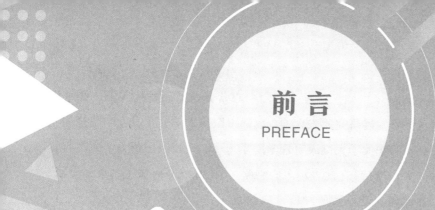

前 言
PREFACE

当前我国人口老龄化形势严峻，超重[1]肥胖及膳食相关慢性病日益严重，热能过剩与微量营养素缺乏并存，居民身体活动水平明显下降，营养健康素养亟待提高。我国当前社会主要矛盾是人民日益增长的美好生活需要和不平衡不充分的发展之间的矛盾。"没有全民健康，就没有全面小康"，为推进健康中国建设，2016年国务院相继发布了《"健康中国2030"规划纲要》《国民营养计划（2017—2030）》，提出了千天营养、老年营养、临床营养等六大任务和七大政策保障措施；2019年又发布《健康中国行动（2019—2030）》。

本书包括绪论和11章内容，具体为绪论、营养学基础、食物营养基础、食物加工与营养、膳食营养与健康、特殊人群营养与健康、中医食养、营养与疾病、营养调查、营养监测、营养教育与健康促进、现代技术与营养。既有营养学基础理论知识，又涵盖营养学实践与应用。本书可供健康服务与管理专业学生、从事健康服务与管理、营养与健康等相关工作的人员学习、参考。

本书编写分工如下：绪论、第1章第1节、第4章第1节与第2节、第10章由孟甜编写，第1章第2节、第4章第3节、第8章由詹珂编写，第5章由杨长平老师编写，第1章第3节、第6章由张利编写，第1章第4、5节由黄韬睿编写，第2章、第3章由陈旭东编写，第7章第1节由李湛编写，第7章第2节由王鑫编写，第9章由梅丽编写，第11章由邓晓青编写；全书由孟甜审定、统稿。

---

1 注：实为质量，包括后文的体重、重量、称重等。因现阶段我国食品营养等领域的科研和生产实践中一直沿用，为使读者了解、熟悉行业现状，本书予以保留。——编者注

本书在编写过程中得到了中国疾病预防控制中心营养与健康所杜文雯、张继国等，农业农村部食物与营养发展研究所朱大洲，成都中医药大学公共卫生学院饶朝龙等和养生康复学院胡鹏，西华大学大健康管理学院李玉锋，贵州中医药大学人文与管理学院冯毅翀等老师的大力支持，在此表示衷心感谢。本书在编写时参考了诸多专家、学者的专著、论文，在此表示衷心感谢。

　　因编写时间仓促、编者能力有限，书中疏漏、不妥之处在所难免，恳请广大读者指正，以便再版时改进。

孟　甜

2023 年 10 月

目录
CONTENTS

0

绪　论

　　健康长寿一直是人类探索和奋斗的目标。世界卫生组织指出"健康应是生理、心理、社会适应和道德方面的良好状态"，提出健康四大基石是合理膳食、适量运动、戒烟限酒、心理平衡。我国历来高度重视人民健康。党的二十大报告中指出，推进健康中国建设，把保障人民健康放在优先发展的战略位置。自 2016 年国务院颁布《"健康中国 2030"规划纲要》以来，又相继发布了《国民营养计划（2017—2030）》《健康中国行动（2019—2030）》等多部文件和指南，提出千天营养、老年营养、临床营养等六大任务和七大政策保障措施，统筹推进合理膳食，营养健康教育，重大疾病预防、治疗、康复、健康促进一体化，全面推进健康中国建设。

　　营养是保证和促进人体健康的根本，"营"是谋求，"养"是养生，是指人体摄取食物，经过消化、吸收和代谢，利用其有益物质，供给能量，构成和更新组织，调节生理功能的全过程。食物是其物质基础，因此膳食是否合理，即提供的营养素数量、质量、比例是否恰当，对于维持机体的生理功能、生长发育，促进健康及预防疾病至关重要。营养学（或营养科学）是研究食物、膳食与人体健康关系的科学，即研究食物、营养素及其功能；营养缺乏和疾病预防；营养相关性疾病预防和营养支持、治疗；公共营养和健康生活方式改善等内容。因此它涉及的研究领域非常广，包括基础营养、食物营养、公共营养、人群营养、临床营养、营养教育等。

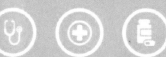

0.1 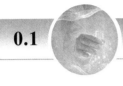 营养学基本概念

0.1.1 营养素种类及分类

营养素（Nutrients）是指为维持机体繁殖、生长发育和生存等一切生命活动和过程，需要从外界环境中摄取的物质。来自食物的营养素种类繁多，人类所需有 40 多种，根据其化学性质和生理作用分为六大类，即蛋白质（Protein）、脂类（Lipids）、碳水化合物（Carbohydrate）、矿物质（Mineral）、维生素（Vitamin）和水（Water）。根据人体的需要量，一般将营养素分为宏量营养素（Macronutrients）和微量营养素（Micronutrients）。

0.1.1.1 宏量营养素

人体对宏量营养素需要量较大，包括蛋白质、脂类和碳水化合物，这三种营养素经体内氧化可以释放能量，因此又称为产能营养素（Calorigenic Nutrients）。这三类宏量营养素都是机体必须先消化分解成相应的较小分子后方能被吸收的大分子物质，因此食物中这些营养素能否被消化，从而被吸收利用，是营养学中一个重要问题。

在进行能量代谢时，三者之间有生物化学上的必然联系。例如，脂肪必须有碳水化合物的参与才能彻底氧化，而不致产生酮体导致机体酸中毒。当能量摄入量超过消耗量时，不论这些多余的能量是来自脂肪，还是来自蛋白质或碳水化合物，最后都会转化成脂肪储存在体内，导致肥胖问题的产生。碳水化合物和脂肪在体内可以互相转化，互相替代，而蛋白质却不能由脂肪或碳水化合物替代，但充裕的脂肪和碳水化合物供给可以避免蛋白质被当作能量而被过多消耗。由此可见，在膳食中必须合理搭配这三种营养素，保持三者恰当的比例，才能使能量供给处于最佳平衡状态。

0.1.1.2 微量营养素

相对宏量营养素，人体对微量营养素需要量较少，包括矿物质和维生素。根据在体内的含量不同，矿物质一般分为常量元素（Macroelements）和微量元素（Microelements）。维生素则可分为脂溶性维生素（Lipid-Soluble Vitamins）和水溶性维生素（Water-Soluble Vitamins）。

矿物质和维生素的存在状态、分子结构和生理功能复杂，一般不需消化就可被吸收，其主要生理作用是调节机体代谢。虽然人体对微量营养素的需要量不大，但是一般食物中矿物质和维生素的含量也较少，因此它们的摄入量能否满足机体的需要是营养中的另一重要问题。

0.1.1.3 水及其他膳食成分

1. 水

水（Water）不仅构成身体成分，还具备调节生理功能的作用。人体离不开水，一旦失去体内水分的 10%，生理功能即会发生严重紊乱；失去体内水分的 20%，人很快就会死亡。

2. 食物中的生物活性成分

大量流行病学研究表明，除人体必需营养素外，在植物性食物中还有一些生物活性成分，它们具有保护人体、预防心血管病和癌症等慢性非传染性疾病（简称慢性病）的作用，这些生物活性成分现已统称为植物化学物（Phytochemicals），主要包括类胡萝卜素、多酚类化合物、皂苷类化合物、有机硫化物、植物固醇、蛋白酶抑制剂、植物雌激素、植酸等几大类。

天然食物中还存在一些对人体有益的有机化合物，如辅酶 Q、硫辛酸、褪黑素、左旋肉碱、牛磺酸等。这些有机物具有特定生理作用，大多数可以在人体内合成，但在某些特殊条件下，合成的数量和速度不能满足人体需要，仍需要从食物中获取。

0.1.2　膳食营养素参考摄入量

膳食营养素参考摄入量（Dietary Reference Intakes，DRIs）是为了保证人体合理摄入营养素，避免缺乏和过量，在推荐膳食营养素供给量（Recommended Dietary Allowance，RDA）的基础上发展起来的每日平均膳食营养素摄入量的一组参考值。制订 RDA 的目的是预防营养缺乏病。2000 年发布的 DRIs 将 RDA 的单一概念扩充为包含平均需要量、推荐摄入量、适宜摄入量、可耐受最高摄入量的一组概念，目的是预防营养缺乏病和防止营养素摄入过量。2013 年发布的 DRIs 增加了与慢性非传染性疾病有关的三个参考摄入量：宏量营养素可接受范围、预防非传染性慢性病的建议摄入量和特定建议值。2023 年发布的 DRIs 依然保留七个指标，但预防非传染性慢性病的建议摄入量和特定建议值概念有适当修改。

0.1.2.1　平均需要量

平均需要量（Estimated Average Requirement，EAR）是指某一特定性别、年龄及生理状况群体中的所有个体对某营养素需要量的平均值。按照 EAR 水平摄入营养素，根据某些指标判断可以满足这一群体中 50%个体需要量水平。

EAR 是制订 RNI 的基础，也可用于评价或计划群体的膳食摄入量，或判断个体某营养素摄入量不足的可能性。由于某些营养素的研究尚缺乏足够的资料，因此并非所有的营养素都已制订出其 EAR。

针对人群，EAR 可用于评估群体中摄入不足的发生率。针对个体，可检查其摄入不足的可能性。EAR 不是计划个体膳食的目标和推荐量，当用 EAR 评价个体摄入量时，如某个体的摄入量远高于 EAR，则此人的摄入量有可能是充足的；如某个体的摄入量远低于 EAR，则此个体的摄入量很可能为不足。

0.1.2.2　推荐摄入量

推荐摄入量（Recommended Nutrient Intake，RNI）是指可以满足某一特定性别、年龄及生理状况群体中绝大多数个体（97%~98%）需要量的某种营养素摄入水平。长期摄入 RNI 水平，可以满足机体对该营养素的需要，维持组织中有适当的营养素储备和机体健康。RNI 相当于传统意义上的 RDA。RNI 的主要用途是作为个体每日摄入该营养素的目标值。

如果已知某种营养素的 EAR 及其标准差，则其 RNI 值为 EAR 加两个标准差，即 RNI =

EAR+2SD；如果资料不充分，不能计算某营养素 EAR 的标准差时，一般设定 EAR 的变异系数为 10%，RNI 定为 EAR + 20%EAR，即 RNI = 1.2 × EAR。

RNI 的主要用途是作为个体每日摄入该营养素的推荐值，是健康个体膳食摄入营养素的目标。RNI 在评价个体营养素摄入量方面的作用有限，当某个体的日常摄入量达到或超过 RNI 水平，则可认为该个体没有摄入不足的危险，但当个体的营养素摄入量低于 RNI 时，并不一定表明该个体未达到适宜营养状态。

能量需要量（Estimated Energy Requirement，EER）是指能长期保持良好的健康状态、维持良好的体型、机体构成以及理想活动水平的人或人群，达到能量平衡时所需要的膳食能量摄入量。群体的能量推荐摄入量直接等同于该群体的能量 EAR，而不是像蛋白质等其他营养素那样等于 EAR 加 2 倍标准差。所以能量的推荐摄入量不用 RNI 表示，而直接使用 EER 来描述。

0.1.2.3　适宜摄入量

适宜摄入量（Adequate Intake，AI）是通过观察或实验获得的健康人群某种营养素的摄入量。当某种营养素的个体需要量研究资料不足而不能计算出 EAR，从而无法推算 RNI 时，可通过设定 AI 来代替 RNI。例如纯母乳喂养的足月产健康婴儿，从出生到 6 个月，他们的营养素全部来自母乳，故母乳中的营养素含量就是婴儿所需各种营养素的 AI。

AI 和 RNI 的相似之处是两者都可以作为目标人群中个体营养素摄入量的目标值，可以满足该群体中几乎所有个体的需要。但值得注意的是，AI 的准确性远不如 RNI，可能高于 RNI，因此，使用 AI 作为推荐标准时要比使用 RNI 更加注意。AI 主要用作个体的营养素摄入目标，当某群体的营养素平均摄入量达到或超过 AI 水平，则该群体中摄入不足者的危险性很小。

0.1.2.4　可耐受最高摄入量

可耐受最高摄入量（Tolerable Upper Intake Level，UL）是营养素或食物成分的每日摄入量的安全上限，是一个健康人群中几乎所有个体都不会产生毒副作用的最高摄入量。UL 的主要用途是检查摄入量过高的可能，避免对机体造成危害。

对一般群体来说，摄入量达到 UL 水平对几乎所有个体均不致损害健康，但并不表示达到此摄入水平对健康是有益的。对大多数营养素而言，健康个体的摄入量超过 RNI 或 AI 水平并不会产生益处，因此 UL 并不是一个建议的摄入水平。在制定个体和群体膳食时，应使营养素摄入量低于 UL，以避免营养素摄入过量可能造成的危害。但 UL 不能用来评估人群中营养素摄入过多而产生毒副作用的危险性，因为 UL 对健康人群中最易感的个体也不应造成危害。对许多营养素来说，目前尚缺乏足够的资料来制定它们的 UL，但没有 UL 值并不意味着过多摄入这些营养素没有潜在的危害。

0.1.2.5　宏量营养素可接受范围

宏量营养素可接受范围（Acceptable Macronutrient Distribution Ranges，AMDR）是指脂肪、蛋白质和碳水化合物理想的摄入量范围，该范围可以提供这些必需营养素的需要，并且有利于降低慢性病的发生危险，常用占能量摄入量的百分比表示。其显著的特点之一是具有上限和下限。

0.1.2.6 降低膳食相关非传染性疾病风险的建议摄入量

膳食营养素摄入量过高或过低导致慢性疾病一般涉及肥胖、糖尿病、高血压、血脂异常、脑卒中、心肌梗死以及某些癌症。降低膳食相关非传染性疾病风险的建议摄入量（Proposed Intakes For Preventing Non-Communicable Chronic Diseases，PI-NCD），简称建议摄入量（PI），是以膳食相关非传染性疾病的一级预防为目标，提出的必需营养素的每日摄入量。当 NCD 易感人群某些营养素的摄入量接近或达到 PI 时，可以降低他们发生 NCD 的风险。

0.1.2.7 特定建议值

特定建议值（Specific Proposed Levels，SPL）是指以降低成年人膳食相关非传染性疾病风险为目标，提出的其他膳食成分的每日摄入量。

当人体长期摄入某种营养素不足时就可能发生该营养素缺乏的危险；而长期过量摄入某种营养素则可能对人体有一定危害。当日常摄入量为 0 时，摄入不足的概率为 1.0。当摄入量达到 EAR 水平时，发生营养素缺乏的概率为 50%，即有 50% 的机会缺乏该营养素。摄入量达到 RNI 水平时，摄入不足的概率变得很小，绝大多数的个体都没有发生缺乏症的危险。摄入量达到 UL 水平后，若再继续增加就可能开始出现毒副作用。RNI 和 UL 之间是一个"安全摄入范围"（图 0-1）。

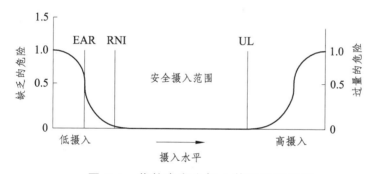

图 0-1　营养素安全摄入范围的示意图

摘自：杨月欣，葛可佑. 中国营养科学全书[M]. 2 版. 北京：人民卫生出版社，2019.

0.2　营养学发展及展望

营养学是一门古老的科学，在中国乃至世界都是如此。

0.2.1　古代营养学

我国几乎从有文字记载的时候开始，人们就发现营养的过程，朴素的营养学说源远流长。《黄帝内经·素问》中总结出人们生活的实践经验，提出了"五谷为养、五果为助、五畜为益、五菜为充"的符合现代营养学观念的膳食模式；我国古代的"医食同源"思想，已有了人体与环境因素相互影响的总体观，并将各种食物分为"温、热、寒、凉"四性和"酸、辛、苦、咸、甘"五味，有了关于各种食物的归经、主治的论述。在漫长的两三千年的历史发展过程中，我国对营养现象的认识与分析，主要局限在对食物的营养作用的经验汇总和阴阳五行学说的抽象演绎方面，缺乏实验技术的科学基础。后来西方现代营养学来到中国，很快就形成了我国的现代营养学。

国外关于营养方面的记载最早出现在公元前 400 多年的著作中。古希腊名医希波克拉底在公元前 400 多年已认识到膳食营养对健康的重要性，提出了"食物即药"的观点，与我国古代"医食同源"学说有相似之处。他还尝试用海藻治疗甲状腺肿，用动物肝脏治疗夜盲症，用含铁的水治疗贫血，这些饮食疗法有些现在仍被沿用。

0.2.2　现代营养学

18 世纪中叶以前，虽然关于膳食、营养与健康的关系已形成了大量的观点、学说甚至理论，有些还在实践中得到验证，但这些认识多是经验主义，缺乏对事物全面和本质的认识（比如当时对食物和人体的构成一无所知）。直到 1785 年法国发生"化学革命"，鉴定了一些主要化学元素并建立了一些化学分析方法，才开始了现代意义的营养学研究（标志着现代营养学的开端），即利用定量、科学的方法系统地对那些古老的或新的营养观点进行更深层次的研究与验证。当然这一时期营养学的快速发展不仅得益于化学、物理学突飞猛进的发展，还依赖于生物化学、微生物学、生理学、医学等学科所取得的突破性成果。

现代营养学从开始至现在，可大致分为以下三个时期。

0.2.2.1　萌芽时期（1840 年之前）

在 1840 年以前，几乎所有的营养学研究都是在西欧进行的，多是关于氮、蛋白质、能量等方面的探索。同时期科学史上能量守恒定律、生物进化论和细胞学说等几大发现是后期营养素发现的基础，也为营养理论的形成奠定了基础，才真正开始营养科学的研究。

这一时期营养学历史上的代表性成果有：①认识到了动植物的主要化学元素构成；②提出"呼吸是氧化燃烧"理论，为食物的能量代谢研究奠定基础；③1810 年发现了第一种氨基酸——亮氨酸；④1839 年提出"蛋白质"概念，认识到各种蛋白质大约含有 16%的氮；⑤1842 年提出机体营养过程是对蛋白质、脂肪和碳水化合物的氧化过程，并指出碳水化合物可在体内转化为脂肪；建立了碳、氢、氮定量测定方法，明确了食物组成及物质代谢概念。

0.2.2.2　独立形态产生期（1840—1949 年）

营养学成为独立学科的标志性事件是第一个专业学术团体的产生。1917 年世界上第一个膳食营养协会在美国成立。1928 年美国营养学会成立，1936 年英国营养师协会成立，1941 年英国营养学会成立，1945 年中国营养学会成立。这些专业团体的成熟以及相关学术期刊的创建，标志着营养学科的成熟，真正成为一门独立现代科学。

这一时期营养学历史上的代表性成果有：①1880 年前后，确定了能量和能量系数；② 1909—1940 年是食物成分和维生素的发现、提取和合成的鼎盛时期；③ 提出了必需营养素；④ 提出了营养素需要量。

0.2.2.3　多元化发展时期（1950—）

1. 营养学研究领域更全面

除传统营养素外，植物化学物（Phytochemicals）对人体健康的影响及其对慢性病的防治作用逐渐成为营养学研究热点；植物化学物的深入研究不仅有利于健康促进、防治人类重大慢性病，同时植物化学物作用机制的深入研究将更加明确其在人类健康中的作用和地位。另外，不仅研究营养素的生理功能，还研究其对疾病的预防和治疗作用。

2. 营养学研究内容更深入

随着分子生物学技术和理论向各学科的逐渐渗透，特别是在 1985 年分子营养学（Molecular Nutrition）名词的提出及 2006 年《分子营养学》教材的出版，分别标志着分子营养学研究的开始以及这门学科的成熟。分子营养学从微观的角度研究营养与基因之间的相互作用及其对人类健康的影响。分子营养学的深入研究，将促进发现营养素新的生理功能，同时利用营养素以促进人体内有益基因的表达和（或）抑制有害基因的表达；另外，还可根据人群个体不同基因型制定不同的膳食营养素参考摄入量，为预防营养相关疾病提供重要的科学依据。

3. 营养学研究体系更系统

2005 年 5 月发布的吉森宣言（Giessen Declaration）及同年 9 月第十八届国际营养学大会上均提出了营养学的新定义：营养学（也称之为新营养学，New Nutrition Science）是一门研究食品体系、食品和饮品及其营养成分与其他组分和它们在生物体系、社会和环境体系之间及之内的相互作用的科学。新营养学特别强调营养学不仅是一门生物学，而且还是一门社会学和环境科学，是三位一体的综合性学科。因此，它的研究内容不仅包括食物与人体健康，还包括社会政治、经济、文化等以及环境与生态系统的变化，对食物供给的影响，进而对人类生存、健康的影响。它不仅关注一个地区、一个国家的营养问题，而且更加关注全球的营养问题；不仅关注现代的营养问题，而且更加关注未来营养学可持续发展的问题。

因此，新营养学比传统营养学的研究内容更加广泛和宏观。新营养学的进一步发展将从生物学、社会学和环境科学的角度，综合制订出"人人享有安全、营养的食品权利"的方针、政策，最大限度地开发人类潜力，使人类享有最健康的生活，发掘、保持和享受多元化程度逐渐提高的居住环境与自然环境。

0.2.3　我国现代营养学的发展

我国现代营养学的发展约在 20 世纪初。当时的生化学家做了有关食物成分分析和膳食调查方面的工作。1927 年刊载有营养学论文的《中国生理杂志》创刊，并分别于 1928 年、1937 年发表了《中国食物的营养价值》和《中国民众最低营养需要》。1939 年中华医学会参照国际联盟建议提出了我国历史上的第一个营养素供给量建议。1941年，中央卫生实验院召开了全国第一次营养学会议。1945年，中国营养学会（Chinese Nutrition Society）在重庆正式成立，并创办《中国营养学杂志》。

新中国成立后我国营养学有了大的发展。初期，根据营养学家建议，国家采取了对主要食品统购、统销和价格补贴政策，保证食物合理分配及人民的基本需要。设置了营养科研机构，在全国各级医学院开设营养卫生课程，为我国培养了大批营养专业人才队伍。结合国家建设和人民健康需要，开展了多方面富有成效的工作，先后进行了"粮食适宜碾磨度""军粮标准化""5410豆制代乳粉""提高粗粮消化率"等研究工作。1952年，我国出版第 1版《食物成分表》；1955年，提出新中国成立后第一个营养素供给量建议；1956年，《营养学报》创刊；1959年开展了我国历史上第一次全国性营养调查。

1978年党的十一届三中全会后，我国营养学事业进入快速发展轨道，重新恢复了中国营养学会和营养学课程，复刊了《营养学报》，开展了营养学科各领域的建设、研究等工作。1982—2012年，每隔10年进行一次全国性营养调查。1988年中国营养学会修订了每人每天膳食营养素供给量，并于1989年制订了我国第一版膳食指南。同时我国营养科学工作者进行的一些营养素缺乏病包括克山病、碘缺乏病、佝偻病及癞皮病等疾病的防治研究，并结合防治克山病、硒中毒研究结果，提出了人体硒需要量，受到了各国学者的高度重视。另外，我国基础营养学研究，如我国居民蛋白质、能量需要量及利用稳定同位素技术检测微量元素体内代谢等研究领域已接近世界先进水平，并取得了重要成果。

根据社会发展和居民膳食结构的变化，1997年、2007年、2016年和2022年中国营养学会先后修订了《中国居民膳食指南》，并发布了中国居民平衡膳食宝塔；2000年，中国营养学会发布了我国第一部《中国居民膳食营养素参考摄入量（Dietary Reference Intakes，DRIs）》，并于2013年、2023年进行了两次修订。

我国政府一直十分重视居民营养与健康问题，1993年，国务院发布了《九十年代食物结构改革与发展纲要》，1994年国务院总理签发了《食盐加碘消除碘缺乏危害管理条例》；1997年国务院办公厅发布了《中国营养改善行动计划》；2001年和2014年分别发布了《中国食物与营养发展纲要（2001—2010年）》和《中国食物与营养发展纲要（2014—2020年）》；2016年发布了《"健康中国2030"规划纲要》《国民营养计划（2017—2030）》。这一系列具有法律效力的文件，不仅为改善和促进国民健康提供了有力保障，还为我国营养学的发展注入了巨大的推动力。

0.2.4 营养学未来发展趋势

1. 慢性病预防和营养管理

20世纪80年代以来，营养学由最初的预防和治疗营养缺乏病为主转为了以慢性病的发生、发展中膳食营养作用和营养干预、治疗膳食技术为中心的研究；三大营养素与慢性病的关系尚需深入研究其科学理论。另外更加重视对食物的消化吸收和功能作用理论和机制的研究。

2. 现代营养技术体系的创新发展

大力发展现代营养科学的实验技术、专业技术和研究手段，多学科合作，创造新技术、新仪器和方法，扩大评估工具和营养生物标志物等的发现。整体营养科学正由描述性科学向实用性科学发展。营养学家不仅可以运用营养的观点来考察和思考问题，还可以用营养知识和技术解决社会问题。这一任务对推动健康中国建设有着非常重要的意义。

3. 其他食物成分的营养研究

目前对食物中的重要植物化学物的研究主要集中在抗氧化、抗炎、抗癌等广泛性功能方面，对其"必需性"尚无明确结论。一些国家和学术组织开展了对部分植物化学物的功能、毒性评价及建议推荐值研究。有待开展更多、更进一步的此类基础研究及应用前景。

4. 精准营养

近年国际营养学界特别强调精准营养的重要意义，并将其作为优先研究领域之一。从表观遗传和种族、疾病状态等因素入手，主要探讨个体对食物代谢的反应多样性及形成的原因，并为制订个体化营养干预、膳食营养素参考摄入量等相关政策提供更好科学依据。

5. 营养学科的分化和整合

营养科学研究中大多数的生理、生化和病理特征及机制已基本清晰，但缺乏在分子、细胞、组织系列水平上的营养调控和治疗措施。因此营养学需要结合其他学科知识和技术，丰富人体细胞体系、酶体系、激素体系和免疫体系的调控认识，完善人体营养生物化学、营养生态学、应用膳食营养学、营养基因组、营养咨询和行为改变等领域的发展。

现代营养学注重科学实验证据、注重定性与定量分析，这既有其科学和先进的一面，也存在着一定的局限性，过分强调某个食物成分的作用和某个组织、细胞的功能，缺乏整体、联系、综合与发展的观点。而我国传统医学中关于营养与人体健康的观点、学说与理论，能弥补现代营养学的这一缺陷。如何将两者有机结合，融合成一门新的学科，是未来的发展方向。

0.3　主要内容及学习方法

健康营养学涵盖了基础营养、食物与膳食营养、公共营养、人群营养、临床营养、营养教育等主要领域，紧密围绕营养与健康相关基础和前沿研究，既有营养学基础理论知识，又涵盖营养学实践与应用。

0.3.1　主要内容

1. 营养学基础

营养学基础部分包括能量、六大营养素（蛋白质、脂类、碳水化合物、矿物质、维生素、水）及植物化学物。详细阐述了能量消耗与能量平衡、能量需要量、能量主要来源与供能比；蛋白质、脂类和碳水化合物的组成与分类；蛋白质、脂类和碳水化合物的消化吸收与代谢；蛋白质、脂类和碳水化合物的生理功能；蛋白质、脂类和碳水化合物的营养价值评价；蛋白质营养不良；蛋白质、脂类和碳水化合物的膳食来源与参考摄入量。

2. 食物与膳食营养

食物与膳食营养包括各类食物的营养价值；食物加工、烹饪过程中营养素的变化；膳食结构、膳食模式与健康；膳食指南；食谱编制等内容。

3. 人群营养

人群营养包括一般人群、特殊生理人群、特殊环境条件下人群、特殊职业人群；人群生理特点；环境对人体健康的影响；人群的营养与膳食等内容。

4. 中医食养、营养与疾病

中医食养、营养与疾病包括饮食养生作用、中医食养原则；常用临床营养干预方法（医院膳食、肠内营养、肠外营养）和常见慢性病（肥胖、糖尿病、高脂血症、痛风、骨质疏松、恶性肿瘤、原发性高血压、冠心病、脑卒中）的营养干预。

5. 其他内容

其他内容包括营养调查的目的及程序；营养调查的方法；营养调查问卷的设计；营养监测的目的及程序；营养监测的系统与评价；营养教育与健康促进的基本理论及形式方法；"互联网+"营养；高科技穿戴设备等内容。

0.3.2　学习方法

健康的影响因素是非常复杂的，健康营养学需要在健康管理的大框架和体系下，系统、科学、全面地学习，并将营养学知识应用于实践，落实"防大病、管慢病、促健康"的健康管理任务。

1. 重视基础知识学习

如第 1 章营养学基础、第 2 章各类食物营养基础、第 3 章食物加工与营养、第 4 章膳食营养与健康。

2. 注重学科交叉

营养学不是孤立的学科。在理论上，与生物化学、生理学等学科有密切联系；在应用上，与膳食、临床、健康教育与健康促进等相互渗透。建议结合化学、生理学、社会学、心理学、管理学等学科进行系统学习。

3. 理论联系实践

在健康中国战略背景下，多思考大健康行业痛点，如人口老龄化、慢性病防治、疫情防控、餐饮业的"减盐、减油、减糖"、健康食品创新等问题，在实践中应用营养学专业知识，提升营养健康服务能力，切实解决社会问题。

4. 充分利用现代技术

充分利用专业网站、书籍电子信息等查阅相关资料，结合精品课、慕课等平台，拓展学习资源，实现网络学习与书籍的互补。

5. 与时俱进

及时了解最新的国家标准、行业规范、指南、政策性文件，把握营养发展新趋势、新要求、新指标，如中国居民膳食营养素参考摄入量（DRIs）、中国居民膳食指南、预包装食品营养标签通则等。

第 1 章

营养学基础

 学习目标

1. 掌握：能量的单位；氨基酸、必需氨基酸和限制氨基酸的概念；氮平衡和蛋白质互补作用的概念及意义；蛋白质营养不良；必需脂肪酸的概念及生理功能；膳食纤维、血糖生成指数、血糖负荷的概念及意义；宏量营养素的来源与供能比；矿物质的概念及分类；钙、铁、锌、碘、硒缺乏与过量的危害；维生素的概念、分类及特点；维生素 A、维生素 D、维生素 E、维生素 B_1、维生素 B_2、叶酸及维生素 C 缺乏及过量的危害；植物化学物的概念及分类。

2. 熟悉：能量的消耗；宏量营养素的生理功能、分类、参考摄入量及食物来源；微量营养素参考摄入量及食物来源；水的生理功能；植物化学物的生物活性。

3. 了解：宏量营养素的消化吸收与代谢；微量营养素吸收及利用的影响因素；营养素的营养学评价方法；其他生物活性成分。

【导入案例】

《"健康中国 2030"规划纲要》中指出，制定实施国民营养计划，深入开展食物（农产品、食品）营养功能评价研究，全面普及营养知识，发布适合不同人群特点的膳食指南，引导居民形成科学的膳食习惯，推进健康饮食文化建设。建立健全居民营养监测制度，对重点区域、重点人群实施营养干预，重点解决微量营养素缺乏、部分人群油脂等高热量食物摄入过多等问题，逐步解决居民营养不足与过剩并存问题。到 2030 年，居民营养知识素养明显提高，营养缺乏疾病发生率显著下降，全国人均每日食盐摄入量降低 20%，超重、肥胖人口增长速度明显放缓。

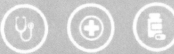

1.1 能 量

人体每日能量消耗主要包括基础代谢、体力活动和食物热效应三方面。机体能量需要量与年龄、性别、生理状态、体重以及身体活动有关；人体能量摄入量与能量消耗量构成的能量平衡（Energy Balance）既受到外环境因素如摄食行为、温度变化、体力活动以及精神压力等因素的影响，也受到内环境因素如细胞因子、受体、激素以及神经-体液系统等的影响。任何原因导致的能量失衡均会引起一系列的健康问题。

1.1.1 概 述

自然界中能量（Energy）的存在形式有太阳能、化学能、机械能、电能等。一切生命活动都需要能量。人体通过摄入食物获取能量，以维持正常的生理功能和生命活动。这些在体内代谢过程中能够产生能量的营养素称为"产能营养素"或能源物质，包括碳水化合物、脂肪和蛋白质。

1. 能量单位

国际通用的能量单位是焦耳（Joule，J）、千焦耳（kilo Joule，kJ）或兆焦耳（Mega Joule，MJ），1 J 是指用 1 N 力把 1 kg 物体移动 1 m 所需要的能量。营养学上还常使用的能量单位是卡（calorie，cal）和千卡（kilo calorie，kcal），1 kcal 是指在 1 个标准大气压（1.01×10^5 Pa）下，1000 g 纯水由 15 ℃ 上升到 16 ℃ 时所需要的能量。

能量单位换算关系如下：

$$1 \text{ kJ} = 0.239 \text{ kcal}$$

$$1 \text{ kcal} = 4.184 \text{ kJ}$$

2. 能量系数

每克产能营养素在体内氧化所产生的能量值，称为食物的"能量系数"。

产能营养素在体内的燃烧（生物氧化）和在体外的燃烧不尽相同。体内燃烧是在酶的作用下缓慢进行，比较温和；体外燃烧是在氧的作用下进行，反应激烈，伴随光和热；最终产物也不完全相同，因此产生的能量也不完全相等。在体内氧化时，碳水化合物和脂肪与体外燃烧的最终产物相同，均为二氧化碳和水，因此所产生的能量相等。但蛋白质在体内不能完全氧化，除了二氧化碳和水外，还产生尿素、肌酐等含氮有机物，而体外燃烧时最终产物为二氧化碳、水、氨和氮，体内氧化不如体外燃烧完全。如果将 1 g 蛋白质在体内氧化的最终产物收集起来，继续在体外完全燃烧，还可产生 5.44 kJ 的能量。如果采用体外燃烧试验推算体内氧化产生的能量，1 g 碳水化合物、脂肪和蛋白质在体内氧化时平均产生的能量分别为17.15 kJ（4.1 kcal）、39.54 kJ（9.45 kcal）和 18.2 kJ（4.35 kcal）。

考虑到食物中的三大营养素在人体中不能被全部消化和吸收。一般混合膳食中碳水化合物、脂肪和蛋白质的吸收率分别为 98%、95% 和 92%，因此，三大产能营养素在体内氧化产生的能量为：

1 g 碳水化合物：17.15 kJ × 98% = 16.81 kJ（4 kcal）

1 g 脂肪：39.54 kJ × 95% = 37.56 kJ（9 kcal）

1 g 蛋白质：18.2 kJ × 92% = 16.74 kJ/g（4 kcal）

因此，世界卫生组织（WHO）/联合国粮农组织（FAO）推荐使用的碳水化合物、脂肪和蛋白质的能量系数分别为：17 kJ/g（4 kcal/g）、37 kJ/g（9 kcal/g）、17 kJ/g（4 kcal/g）。

1.1.2 能量消耗

人体摄入的能量不断被消耗以完成各种生理功能活动。成年人的能量消耗主要用于维持基础代谢、身体活动与食物热效应。孕妇的能量消耗还用于胎儿生长发育、母体的子宫、胎盘以及乳房等组织的增长和体脂储备；乳母则包括合成、分泌乳汁等。婴幼儿、儿童和青少年还应包括生长发育。创伤患者康复期间也需要额外消耗能量。

1.1.2.1 基础代谢

基础代谢（Basal Metabolism）是指人体在基础状态下的能量代谢。即在人体空腹（餐后 10 ~ 12 小时）、清醒、静卧、恒温条件下（一般为 22 ~ 26 ℃），无任何身体活动和紧张的思维活动，全身肌肉放松时的能量消耗。此时能量消耗仅用于维持体温、呼吸、心脏搏动、血液循环及其他组织器官和细胞的基本生理功能，又称基础能量消耗（Basal Energy Expenditure，BEE），占人体总能量消耗的 60% ~ 70%。基础代谢的水平用基础代谢率（Basal Metabolic rate，BMR）来表示，是指人体处于基础代谢状态下，每小时每千克体重（或每平方米体表面积）的能量消耗，常用单位为 kJ/(kg·h) 或 kJ/(m²·h)。

影响基础代谢的因素很多，包括体型和机体构成、年龄、性别、内分泌、应激状态等。

1. 体型与体质

体表面积越大，向外环境散热越多。人体瘦体组织（包括肌肉、心脏、脑、肝脏、肾脏等）是代谢活性组织，其消耗的能量占基础代谢能量消耗的 70% ~ 80%。脂肪组织相对惰性，消耗的能量明显低于瘦体组织。因此同等体重情况下，瘦高者的基础代谢能量消耗高于矮胖者。

2. 年　龄

人的一生中婴幼儿时期是代谢最活跃的阶段。青春期又会出现一个较高的代谢阶段。成年人随年龄增加代谢缓慢下降，30 岁以后每 10 年 BMR 降低约 2%，50 岁以后下降更多。

3. 性　别

女性瘦体质量所占比例低于男性，脂肪比例高于男性，因此 BMR 比男性低。而孕妇和乳母因特殊生理需要，BMR 会增加。具体见表 1-1。

表 1-1 人体基础代谢率表 单位：kcal/(m² · h)

性别	年龄/岁											
	1	5	10	15	20	25	30	35	40	50	60	70
男	53.0	49.3	44.1	41.8	38.6	37.5	36.8	36.5	36.3	35.8	34.9	33.0
女	53.0	48.4	42.4	37.9	35.3	35.2	35.1	35.0	34.9	33.9	32.7	31.7

引自：李增宁. 健康营养学[M]. 北京：人民卫生出版社，2019：3.

4. 内分泌

许多激素对细胞代谢起调节作用。甲状腺素、肾上腺素和去甲肾上腺素等分泌异常时可影响 BMR。

5. 应激状态

一切应激状态如发热、创伤、心理应激等，均可使 BMR 增加。

此外，气候（如寒冷）、睡眠（如失眠）、情绪（如精神紧张）均可提高基础代谢水平；而禁食、饥饿或少食时，基础代谢能量消耗相应降低。

1.1.2.2 身体活动

身体活动（Physical Activity）是指任何由骨骼肌收缩引起的能量消耗的身体运动，除基础代谢外，身体活动是影响人体消耗的主要因素，占人体总能量消耗的 15%~30%。生理情况相近的人基础代谢消耗能量相近，而身体活动情况不尽相同。人体任何轻微活动均可增加能量消耗。

影响身体活动能量消耗的因素包括：①肌肉越发达者，活动消耗能量越多；②体重越重者，能量消耗越多；③劳动强度越大、持续时间越长，消耗能量就越多。其中劳动强度是主要影响因素，不同的强度是导致人体能量消耗不同的主要因素，因此人体可通过调整身体活动强度来保持能量平衡，维持健康。

身体活动一般分职业活动、交通活动、家务活动和休闲活动等。目前，国际上通常使用能量代谢当量（Metabolic Equivalent，MET）判定身体活动强度大小，其定义为相对于安静休息时身体活动的能量代谢水平。1 MET 相当于能量消耗为 1 kcal/(kg · h)或消耗 3.5 mL O₂/(kg · min)。身体活动强度一般以 7~9 MET 为高强度身体活动，3~6 MET 为中等强度身体活动，1.1~2.9 MET 为低等强度身体活动。常见的身体活动强度和能量消耗见表1-2。

表 1-2 常见身体活动强度（MET）和能量消耗表

活动项目		代谢当量（MET）	千步当量数	能量消耗 [kcal/(标准体重 · 10 min)]	
				男（66 kg）	女（56 kg）
家务活动	收拾餐桌，做饭或准备食物	2.5	4.5	27.5	23.3
	手洗衣服	3.3	6.9	36.3	30.8
	扫地、拖地板、吸尘	3.5	7.5	38.5	32.7

活动项目		代谢当量（MET）	千步当量数	能量消耗［kcal/(标准体重·10 min)］	
				男（66 kg）	女（56 kg）
步行	慢速（3 km/h）	2.5	4.5	27.5	23.3
	中速（5 km/h）	3.5	7.5	38.5	32.7
	快速（5.5～6 km/h）	4.0	9.0	44.0	37.3
跑步	走跑结合（慢跑少于 10 min）	6.0	15.0	66.0	56.0
	慢跑（一般）	7.0	18.0	77.0	65.3
球类	乒乓球	4.0	9.0	44.0	37.3
	篮球（一般）	6.0	15.0	66.0	56.0
	排球（一般）	3.0	6.0	33.0	28.0
	羽毛球（一般）	4.5	10.5	49.5	42.0
	网球（一般）	5.0	12.0	55.0	46.7
	保龄球	3.0	6.0	33.0	28.0
游泳	爬泳（慢），自由泳，仰泳	8.0	21.0	88.0	74.7
	蛙泳（一般速度）	10.0	27.0	110.0	93.3
其他	俯卧撑、舞蹈（中速）	4.5	10.5	49.5	42.0
	健身操（轻或中等强度）	5.0	12.0	55.0	46.7
	太极拳	3.5	7.5	38.5	32.7
	跳绳中速	10.0	27.0	110.0	93.3

引自：中国营养学会. 中国居民膳食指南（2022）[M]. 北京：人民卫生出版社，2022：345-346.

注：① 1 MET = 1 kcal/(kg·h)；MET<3 低强度，MET 3～6 中等强度，MET 7～9 高强度，MET 10～11 极高强度。

② 千步当量数：进行相应活动项目 1 h 相当的千步数。

1.1.2.3 食物热效应

食物热效应（Thermic Effect of Food，TEF）又称食物特殊动力作用（Specific Dynamic Action，SDA），是指人体在摄食过程中引起的额外能量消耗，摄食后对营养素的一系列消化、吸收、利用、合成、代谢、转化过程中所消耗的能量。

食物热效应的高低与食物营养成分、进食量和进食频率有关。食物中不同产能营养素的食物热效应不同，其中蛋白质的食物热效应最大，为本身产生能量的 20%～30%，而脂肪和碳水化合物分别为 0%～5%、5%～10%。成人摄入一般的混合性膳食时，食物热效应占基础代谢的 10%。摄食量越多，能量消耗越多；进食快者比进食慢者食物热效应高。

1.1.2.4　特殊生理阶段的能量消耗

特殊生理阶段包括孕期、哺乳期和婴幼儿、儿童、青少年等阶段。孕期额外能量消耗主要包括胎儿生长发育和孕妇子宫、乳房与胎盘的发育及母体脂肪的储存以及这些组织的自身代谢等；哺乳期乳母产生乳汁及乳汁自身含有的能量等也需要额外的能量。婴幼儿、儿童和青少年生长发育消耗的能量，主要包括合成新组织所需的能量，以及储存在这些新组织中的能量。生长发育所需的能量，在出生后的前 3 个月，占总能量需要量的 35%；1 岁时，约为总能量需要量的 5%；青少年期为总能量需要量的 1% ~ 2%。

1.1.3　能量平衡

机体在新陈代谢过程中消耗能量，同时又从食物所含有的碳水化合物、脂肪和蛋白质中获得新的能量。

大部分成年人处于能量平衡状态（Energy Balance），即机体摄入的食物能量与能量消耗之间是平衡的。这种平衡是一种动态平衡。体重是判断能量平衡与否的一个常用指标，如果在一段时间内，体重不变，说明该段时间内机体摄入的能量与消耗的能量是基本相等的，处于平衡状态，一般体重增加在每年 ±(1 ~ 2) kg 的范围内即为能量平衡。

如果在一段时间内，体重减轻，说明该段时间内机体摄入的能量低于消耗的能量，机体动用储存于体内的能源物质供能，机体处于能量负平衡状态。如果长期处于饥饿状态，结果会引起儿童生长发育停滞，成年人消瘦和工作能力下降。

反之，机体摄入的能量高于消耗的能量，机体处于能量正平衡状态，过剩的能量就会在体内以脂肪的形式储存起来。脂肪在体内异常堆积，就会导致肥胖和机体不必要的负担，并成为心血管疾病、某些癌症、糖尿病等疾病的危险因素。

评价成年人能量营养状况的常用指标是体质指数（Body Mass Index，BMI），是用体重数（kg）除以身高（m）平方得出的数字，是目前国际上常用的衡量人体胖瘦程度以及是否健康的一个标准。

$$BMI = 体重（kg）/身高^2（m^2）\tag{1-1}$$

WHO 建议 BMI < 18.5 为营养不良，18.5 ≤ BMI < 25 为正常，BMI ≥ 25.0 为超重或肥胖；我国的 BMI 标准为 BMI < 18.5 为营养不良，18.5 ≤ BMI < 24.0 为正常，24.0 ≤ BMI < 28.0 为超重，BMI ≥ 28.0 为肥胖。

1.1.4　能量需要量

能量需要量（Estimated Energy Requirement，EER）是指能长期保持良好的健康状态、维持良好的体型、机体构成以及理想活动水平的个体或群体，达到能量平衡时所需要的膳食能量摄入量。能量的推荐摄入量与其他营养素不同，是以该人群的能量平均需要量（EAR）为基础，不需要增加安全量，也没有可耐受最高摄入量。EER 的制定需考虑性别、年龄、体重、身高和身体活动。因此这一概念对特定人群来讲，还包括如维持儿童的适宜生长发育水平、孕期母体和胎儿的组织生长和乳母分泌乳汁额外需要的能量。

1. 基础代谢能量消耗计算法

健康成人的能量代谢处于平衡状态，即膳食能量摄入和能量消耗是相等的。因此可通过总能量消耗（Total Energy Expenditure，TEE）估算EER。FAO/WHO/UNU联合专家委员会、欧盟等组织或国家（澳大利亚、荷兰、日本以及东南亚等）使用的测定TEE的要因加算法公式为TEE=BMR × PAL，其中BMR为24小时的BEE，PAL（Physical Activity Level，PAL）为身体活动水平。

目前推算BMR的公式主要是FAO/WHO/UNU推荐的Schofield公式以及欧盟推荐的Herry公式。但这两个公式都是源于大样本人群的实测数据，且受试对象以欧美或其他地区人群为主。

在《中国居民膳食营养素参考摄入量（2023）》中，中国营养学会给出了我国人群的BMR公式：

$$BMR(kcal/d)=14.52W - 155.88S+565.79 \tag{1-2}$$

式中　　W——体重，kg；

S——性别，男性=0，女性=1。

该公式适用人群范围为18～45岁，因基础代谢随年龄的增加有所下降，在50岁左右有一个向下的拐点。因此将50～64岁、65～74岁和75岁及以上三个年龄组的BMR在该公式基础上分别下调了5%、7.5%和10%。

人的身体活动水平或劳动强度的大小直接影响着机体能量需要量。中国营养学会专家委员会在修订DRIs（2023年）时，将中国人群成人身体活动强度分为三级，即低强度身体活动水平（PAL：1.40）、中等强度身体活动水平（PAL：1.70）和高强度身体活动水平（PAL：2.00）三个等级。65岁以上人群无高强度身体活动水平。为便于个体估计PAL具体值，表1-3给出了不同生活方式或职业的PAL数值。

表 1-3　中国居民不同生活方式或职业的 PAL 值

生活方式	从事的职业或人群	PAL
1. 休息，主要是坐位或卧位	不能自理的老年人或残疾人	1.2
2. 静态生活方式/坐位工作，很少或没有高强度的休闲活动	办公室职员或精密仪器机械师	1.4～1.5
3. 静态生活方式/坐位工作，有时需走动或站立，但很少有高强度的休闲活动	实验室助理、司机、学生、装配线工人	1.6～1.7
4. 主要是站着或走着工作	家庭主妇、销售人员、侍应生、机械师、交易员	1.8～1.9
5. 高强度职业工作或高强度休闲活动方式	建筑工人、农民、林业工人、矿工、运动员	2.0～2.4
6. 每周增加1小时的中等强度身体活动		+0.025（增加量）
7. 每周增加1小时的高强度身体活动		+0.05（增加量）

引自：中国营养学会. 中国居民膳食营养素参考摄入量（2023）[M]. 北京：人民卫生出版社，2023：107.

依据2015年中国成年人慢性病与营养监测数据中性别年龄区间人群身高中位数，18～49岁人群按照BMI=22.5 kg/m²，50岁及以上人群按照BMI=23 kg/m²，推算出目标参考体重值。根据各年龄人群的目标参考体重值、BMR[根据公式(1-2)计算]和PAL值，计算成年人的BMR。个体可根据千克体重BMR结合实际体重及PAL计算能量需要量（表1-4）。其他年龄段人群的能量需要量见附录C表C1。

表 1-4　成年人膳食能量需要量（EER）

性别	年龄/岁	目标参考体重/kg	BMR		EER/（kcal·d⁻¹）		
			kcal/d	kcal/kg·d	PAL=1.40	PAL=1.70	PAL=2.00
男性	18～	65.0	1510	23.2	2150	2550	3000
	30～	63.0	1481	23.5	2050	2500	2950
	50～	63.0	1407	22.3	1950	2400	2800
女性	18～	56.0	1223	22.0	1700	2100	2450
	30～	56.0	1209	21.6	1700	2050	2400
	50～	55.0	1148	20.9	1600	1950	2300

引自：中国营养学会. 中国居民膳食营养素参考摄入量（2023）[M]. 北京：人民卫生出版社，2023：108.

2. 膳食调查

成年人在健康状况良好、食物供应充足、体重不发生明显变化时，其能量摄入量基本上可反映出能量需要量。一般可通过5～7天的膳食调查，借助《食物成分表》和食物成分分析软件等工具计算出平均每日膳食中碳水化合物、脂肪和蛋白质摄入量，结合调查对象的营养状况，间接估算出每日的能量需要量。

1.1.5　能量主要来源与供能比

能量摄入量与消耗量之间的平衡状态是保持健康的基本要素。能量主要来源于食物中的碳水化合物、脂肪和蛋白质这三类营养素，其普遍存在于各种食物中。谷薯类含有丰富的碳水化合物，是最经济的膳食能量来源；油脂类富含脂肪，属于能量密度最高的食品；动物性食物则富含蛋白质与脂肪。

三类产能营养素在体内都有其特殊的生理功能且相互影响，如碳水化合物与脂肪的相互转化及它们对蛋白质的节约作用。因此，三者在总能量的供给中有一个恰当的比例。根据我国饮食习惯，中国营养学会推荐 6～65 岁人群膳食中碳水化合物提供的能量应占总能量的50%～65%，脂肪占 20%～30%，蛋白质占 10%～20%。其他年龄人群供能比见附录 C 表 C₃至表 C₅。

1.2 宏量营养素

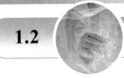

1.2.1 蛋白质

蛋白质（Protein）一词来源于希腊语"Proteos"，意为"头等重要的"，它是地球上一切生物的基本组成成分，从简单的低等生物到复杂的高等生物，都需要蛋白质来维持生命和代谢。蛋白质在成人体内占 16% ~ 19%，人体内的蛋白质一直处于分解与合成的动态平衡中，以此更新和修复组织蛋白质。成人每天大约有 3%的蛋白质被更新，因此人体需要每天从食物中获取一定量的蛋白质。

1.2.1.1 蛋白质的组成和分类

1. 蛋白质的组成

蛋白质是由氨基酸（Amino Acid，AA）以肽键连接并通过一定空间构象变化组成的结构复杂的大分子有机化合物。蛋白质、糖类和脂肪都含有碳、氢、氧元素，但是构成蛋白质的还有氮元素，有的蛋白质还含有硫、磷等元素。大多数动物性食物的蛋白质氮含量相近，约为 16%，即每 100 g 蛋白质相当于 16 g 氮元素，因此，常用氮含量除以 16%或乘以 6.25（折算系数）来估算食物中蛋白质的量，见公式（1-3）。

$$样品中蛋白质含量（\%）=每克样品中含氮量（g）×$$
$$蛋白质折算系数×100\% \qquad （1-3）$$

需要注意的是，植物性食物如大米、大豆等食物的蛋白质含氮量较高，但其折算系数相对较低。不同食物蛋白质的折算系数见表 1-5。

表 1-5 不同食物蛋白质的折算系数

食物	折算系数	食物	折算系数
全小麦	5.83	芝麻、葵花籽	5.30
小麦胚芽	6.31	杏仁	5.18
大米	5.95	花生	5.46
燕麦	5.83	大豆	5.71
大麦及黑麦	5.83	鸡蛋（全）	6.25
玉米	6.25	肉类和鱼类	6.25
小米	6.31	乳及乳制品	6.38

引自：江育萍. 临床营养学[M]. 北京：中国医药科技出版社，2016：12.

2. 蛋白质的分类

蛋白质种类繁多，结构复杂，迄今为止没有一个理想的分类方法，例如从蛋白质形状上，可将它们分为球状蛋白质及纤维状蛋白质；从组成上可分为单纯蛋白质（分子中只含氨基酸残基）及结合蛋白质（分子中除氨基酸外还有非氨基酸物质，后者称辅基）。在营养学中，常根据蛋白质营养价值的高低，将蛋白质分为完全蛋白质、半完全蛋白质和不完全蛋白质 3 类。

（1）完全蛋白

完全蛋白也称优质蛋白，其所含必需氨基酸种类齐全、数量充足、比例适宜，不但能维持成人的健康，并能促进儿童生长发育，如乳类中的酪蛋白、乳白蛋白，蛋类中的卵白蛋白、卵磷蛋白，肉类中的白蛋白、肌蛋白，大豆中的大豆蛋白，小麦中的麦谷蛋白，玉米中的谷蛋白等。

（2）半完全蛋白

半完全蛋白所含必需氨基酸种类齐全，但有的氨基酸数量不足，比例不适宜，虽可以维持生命，但不能促进生长发育，如小麦中的麦胶蛋白等。

（3）不完全蛋白

不完全蛋白所含必需氨基酸种类不全，既不能维持生命，也不能促进生长发育，如玉米中的玉米胶蛋白，动物结缔组织和肉皮中的胶原蛋白，豌豆中的豆球蛋白等。

1.2.1.2 氨基酸

1. 必需氨基酸

氨基酸（Amino Acid）是蛋白质的基本组成单位，人体内绝大多数蛋白质由 20 种氨基酸组成（表 1-6）。这 20 种氨基酸约有一半人体可以利用糖类或脂肪提供的碳骨架以及其他物质提供的氮进行合成。其中有 9 种氨基酸在人体内不能合成或者合成的速度不能满足机体需要，必须从食物中获得，称为必需氨基酸（Essential Amino Acid，EAA）。成人体内包括色氨酸、蛋氨酸、苏氨酸、亮氨酸、异亮氨酸、缬氨酸、赖氨酸、苯丙氨酸 8 种；由于婴儿合成组氨酸的量不能满足其生长发育的需要，因此婴儿体内的必需氨基酸有 9 种。如缺乏这些必需氨基酸，机体就无法顺利合成所需的蛋白质。

表 1-6 构成人体蛋白质的氨基酸

必需氨基酸		非必需氨基酸		条件必需氨基酸	
异亮氨酸	Isoleucine（IIe）	丙氨酸	Alanine（Ala）	半胱氨酸	Cysteine（Cys）
亮氨酸	Leucine（Leu）	精氨酸	Arginine（Arg）	酪氨酸	Tyrosine（Tyr）
赖氨酸	Lysine（Lys）	天门冬氨酸	Asparticacid（Asp）		
蛋氨酸	Methionine（Met）	天门冬酰胺	Asparagine（Asn）		
苯丙氨酸	Phenylalanine（Phe）	谷氨酸	Glutamic acid（Glu）		
苏氨酸	Threonine（Thr）	谷氨酰胺	Glutamine（Gln）		
色氨酸	Tryptophan（Trp）	甘氨酸	Glycine（Gly）		
缬氨酸	Valine（Val）	脯氨酸	Proline（Pro）		
组氨酸	Histidine（His）	丝氨酸	Serine（Ser）		

引自：江育萍. 临床营养学[M]. 北京：中国医药科技出版社，2016：13.

2. 非必需氨基酸

非必需氨基酸（Nonessential Amino Acid）并非人体不需要，而是指可在人体内合成或由其他氨基酸转变而来，不一定要从食物直接摄取，包括甘氨酸、丙氨酸、丝氨酸、天冬氨酸、谷氨酸、谷氨酰胺、脯氨酸、精氨酸、组氨酸、酪氨酸、胱氨酸。

3. 条件必需氨基酸

有时在食物来源不足或疾病等特殊状态下，某些非必需氨基酸也会转变为必需氨基酸，这些氨基酸称为条件必需氨基酸（Conditionally Essential Amino Acid，CEAA）或半必需氨基酸（Semi-Essential Amino Acid，SEAA）。如酪氨酸和半胱氨酸可分别由苯丙氨酸及蛋氨酸转变生成，因此，如果膳食中酪氨酸与半胱氨酸的供给充足时，机体就不必用苯丙氨酸与蛋氨酸来转化生成这两种非必需氨基酸。因此，在计算必需氨基酸含量时，常把蛋氨酸和半胱氨酸、苯丙氨酸和酪氨酸合并计算。

食物蛋白质中一种或几种必需氨基酸含量相对较低，导致其他必需氨基酸在体内不能被充分利用而使蛋白质营养价值降低，这些含量相对较低的氨基酸称为限制氨基酸（Limiting Amino Acid）。其中，含量最低的称第一限制氨基酸，含量次之的称第二限制氨基酸，以此类推。如谷类的第一限制性氨基酸为赖氨酸、豆类的为蛋氨酸。自然界中没有一种食物蛋白质所含氨基酸比值与人体完全符合，只有多种食物蛋白质混合食用，才能互相补充，补其所缺，使氨基酸的种类及比值更接近于人体需要的模式，从而提高蛋白质的营养价值，这就是蛋白质的互补作用（Complementary Action）。如谷类缺乏赖氨酸，而蛋氨酸含量相对较高，豆类则相反，若将谷类和豆类混合食用，则能取长补短，使必需氨基酸的构成更接近人体需要模式，从而提高蛋白质在体内的利用率。

为充分发挥蛋白质互补作用，膳食应遵循三个原则：① 食物的生物学种属越远越好；② 搭配的种类越多越好；③ 食用的时间越近越好。

1.2.1.3 蛋白质的消化吸收及代谢

1. 蛋白质的消化吸收

（1）胃内消化

由于唾液中不含水解蛋白质的酶，所以食物蛋白质的消化从胃开始。胃内的胃酸首先将蛋白质变性破坏其空间结构使其更容易被消化酶所分解。同时，胃酸可激活由胃黏膜主细胞合成并分泌的胃蛋白酶原（Pepsinogen），使其转变生成有活性的胃蛋白酶（Pepsin）。但蛋白质主要的消化场所不在胃，而是在小肠。

（2）小肠内消化

蛋白质胃内消化产物及未被消化的蛋白质在小肠内经胰液及小肠黏膜细胞分泌的多种蛋白酶及肽酶的共同作用，进一步水解为氨基酸以及二肽、三肽。

（3）蛋白质的吸收

水解的游离氨基酸以及二肽和三肽被小肠黏膜细胞吸收，在小肠黏膜的刷状缘中的肽酶作用下，进入肠黏膜细胞中的二肽、三肽进一步分解为氨基酸单体。被吸收的氨基酸单体通过黏膜细胞进肝门静脉被运送到肝脏和其他组织器官被利用，即蛋白质只有变为游离氨基酸才能被吸收。但现在发现2~3个氨基酸的小肽也可以被吸收，甚至存在微量的整蛋白吸收，有人将胰岛素和胰蛋白酶抑制剂同时注入大鼠的隔离肠袢，发现可引起血糖降低。部分人食用高蛋白食物后可以引起食物过敏，血液中可检测食物蛋白质的抗体。以上两个例子说明存在整蛋白吸收，但一般认为，整蛋白的吸收是微量的，无任何营养学意义，大多数情况下对机体有害。

2. 蛋白质的代谢及氮平衡

（1）蛋白质的代谢

蛋白质在消化道内被多种蛋白酶及肽酶水解为氨基酸，被小肠黏膜细胞吸收，进入肝门静脉，被运送到肝脏和其他组织器官被利用。氨基酸进入血液后很快就被人体全身细胞吸收并迅速作为合成蛋白质的原料。蛋白质在分解的同时也不断在体内合成，在正常情况下，成年人体中的蛋白质保持动态平衡。

（2）氮平衡

人体内的氨基酸主要来源于食物蛋白质的分解与体内衰老死亡细胞分解，两种途径来源的氨基酸都可以进入体内的备用库中，营养学将其称为氨基酸池（图 1-1）。氨基酸池的氨基酸主要用于：① 供应各种细胞的需要，在肝脏合成身体所需的各种蛋白质，在各种组织合成人体所需的生命活性物质；② 参与分解代谢，氨基酸被分解形成糖原、脂类或产生能量；③ 氨基酸被用于合成各种含氮的化合物，如肌酸、嘌呤碱基、肾上腺素等。

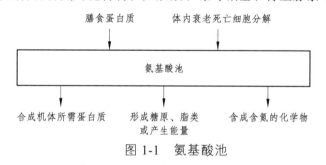

图 1-1 氨基酸池

引自：吴少雄，殷建忠. 营养学[M]. 2 版. 北京：中国质检出版社，2018：18

直接测定食物中所含蛋白质和体内消耗的蛋白质较为困难，因此常通过测定人体摄入氮和排出氮的量来衡量蛋白质的动态平衡，以氮平衡的方法来反映蛋白质合成和分解之间的平衡状态。

氮平衡（Nitrogen Balance）是指氮的摄入量和排出量的关系，见公式（1-4）：

$$B = I - (U + F + S) \tag{1-4}$$

式中：B——氮平衡；

I——摄入氮；

U——尿氮；

F——粪氮；

S——皮肤等氮损失。

若摄入氮和排出氮相等，说明机体处于零氮平衡状态，健康成年人要维持零氮平衡并富余 5%。若摄入氮大于排出氮，说明机体处于正氮平衡状态，儿童生长发育期、妇女妊娠期、疾病恢复期以及运动和劳动需要增加肌肉时都应保证适当的正氮平衡，以满足机体对蛋白的额外需要；若摄入氮低于排出氮，说明机体处于负氮平衡状态，人在饥饿、某些消耗性疾病状态下和老年时，一般处于负氮平衡，但应尽可能增加蛋白质供应，以减轻或改变负氮平衡。

1.2.1.4 蛋白质的生理功能

1. 参与组织细胞的构成和更新

人体内任何一种组织细胞都以蛋白质为重要的构成成分，如肌肉、内脏所含大量蛋白质，骨骼、牙齿的胶原蛋白等。正常成人体内蛋白质含量占体重的 16%～19%，体内的蛋白质不断地分解与合成，分解产生的氨基酸大部分可重新被机体利用，但有一部分被排出体外，因此每天都需要摄入适量蛋白质维持组织更新。婴幼儿、孕妇、乳母还应补充额外的蛋白质以促进生长发育、合成新组织及泌乳等需要。

2. 构成多种重要生理活性物质

人体内众多的蛋白质体现出各种重要的生理功能，如催化各种生化反应的酶、调节生理并维持内环境稳定的激素、抵御有害物质入侵的抗体、血液中运输氧气和脂类等物质的载体等。

3. 供给能量

蛋白质含有碳、氢、氧元素，可通过水解释放出能量，1 g 蛋白质在体内氧化代谢可产生 16.74 kJ（4.0 kcal）能量，但是机体摄入蛋白质主要是为了合成组织细胞及生理活性物质，利用蛋白质供给能量是次要功能。

1.2.1.5 食物蛋白质的营养价值评价

天然食物中无论是动物性食品还是植物性食物，不同种类的食物蛋白质的含量和氨基酸模式都不一样，且人体对这些食物蛋白质的消化吸收也不尽相同，使得各类食物蛋白质的营养价值有所差异。评价各类食物蛋白质的营养价值主要从食物蛋白质的含量、消化吸收和人体利用程度这三个方面考虑。

1. 蛋白质含量

食物蛋白质含量是评价食物蛋白质质量的基础，一般来说动物性食物蛋白质含量约20%，较植物性食物高，但植物性食物中的大豆蛋白质含量高达 35%～40%。

测定食物蛋白质的含量一般采用凯氏定氮法，先测定食物中的总氮含量，再乘以转换系数 6.25 即为蛋白质的量，见公式（1-5）。

$$蛋白质含量（g/100\ g）= \frac{食物总氮量 \times 6.25}{食物总量} \times 100 \qquad （1\text{-}5）$$

但这种方法是通过测定食物氮含量来推算蛋白质的量，计算结果会受食物中非蛋白质氮的影响，因此凯氏定氮法测出来的蛋白质常称为粗蛋白。

2. 蛋白质消化率

蛋白质消化率（Digestibility）是指在消化道内被机体吸收的蛋白质占摄入食物蛋白质的百分比，反映了食物蛋白质在消化道内被消化吸收的程度，是评价食物蛋白质营养价值的生物学方法之一。蛋白质消化率越高，则被机体利用的量可能越多，营养价值也就越高。

一般采用动物或人体实验测定，根据是否考虑内源性粪代谢氮因素，可分为真消化率和表观消化率两种方法。

（1）蛋白质真消化率

考虑粪代谢氮时的消化率。粪中排出的氮实际上有两个来源：一是来自未被消化吸收的食物蛋白质；二是来自脱落的肠黏膜细胞以及肠道细菌等所含的氮，即粪代谢氮。通常以动物或人体为实验对象，首先设置无氮膳食期，即在实验期内给予无氮膳食，并收集无氮膳食期内的粪便，测定氮含量，即为粪代谢氮。然后再设置被测食物蛋白质实验期，实验期内摄取被测食物，再分别测定摄入氮和粪氮。从被测食物蛋白质实验期的粪氮中减去无氮膳食期的粪代谢氮，才是摄入食物蛋白质中真正未被消化吸收的部分，故称蛋白质真消化率，见公式（1-6）。

$$蛋白质真消化率（\%）=[I-(F-F_k)]/I \times 100\% \tag{1-6}$$

式中　I——氮摄入量；

　　　F——粪氮；

　　　F_k——粪代谢氮。

（2）蛋白质表观消化率

由于粪代谢氮测定十分繁琐，且难以准确测定，故在实际工作中常不考虑粪代谢氮，这种不计粪代谢氮的蛋白质消化率称为蛋白质表观消化率（Apparent Protein Digestibility）。

通常以动物或人体为实验对象，在实验期内，测定实验对象摄入食物氮（摄入氮）和从粪便中排出的氮（粪氮），再按公式进行计算，见公式（1-7）。

$$蛋白质表观消化率（\%）= I-F/I \times 100\% \tag{1-7}$$

式中　I——氮摄入量；

　　　F——粪氮。

这样不仅实验方法简便，而且因所测得的结果比真消化率低，前者对蛋白质的营养价值是低估而不是高估，具有一定的安全性。因此，一般多测定表观消化率。

食物蛋白质消化率受蛋白质性质、膳食纤维、食物抑蛋白酶因子等因素的影响。一般来说动物性食物蛋白质的消化率高于植物性食物，如鸡蛋蛋白质消化率为97%，而大米蛋白质消化率为87%。加工、烹调方式也影响食物蛋白质的消化率，植物性食物中的蛋白质由于被纤维性细胞壁包裹着不易与胃肠液中的消化酶接触，难以消化吸收。如整粒大豆蛋白质消化率为60%，加工成豆腐或豆浆之后蛋白质消化率提高到90%以上。消化率越高，吸收的数量越多，营养价值越高。常见食物蛋白质的消化率见表1-7。

表 1-7　常见食物蛋白质消化率　　　　　　　　　单位：%

蛋白质来源	真消化率	蛋白质来源	真消化率	蛋白质来源	真消化率
鸡蛋	97	大米	87	大豆粉	86
牛奶	95	面粉（精制）	96	菜豆	78
肉鱼	94	燕麦	86	花生酱	95
玉米	85	小米	79	花生	94
豆子	78	黑小麦	90	中国混合膳	96

引自：江育萍. 临床营养学[M]. 北京：中国医药科技出版社，2016：15.

3. 蛋白质利用率

吸收到体内的蛋白质并不意味着全部能被人体充分利用，因此需要评估吸收到体内的蛋白质被机体利用的程度及蛋白质利用率。评价蛋白质利用率的指标很多，常用的指标有以下几种。

（1）蛋白质功效比值

蛋白质功效比值（Protein Efficiency Ratio， PER）基于一种假设，如果一种蛋白质质量高，则单位重量内引起生长发育阶段动物体重增加幅度就会相应较大。评估蛋白质功效比值可选择刚断奶的雄性大鼠，用含 10% 被测蛋白质的饲料喂养 28 d，记录进食量并定期称量大鼠体重，计算实验期内大鼠平均每摄入 1 g 被测蛋白质所增加的体重，见公式（1-8）。

$$蛋白质功效比值 = \frac{实验期内动物增加体重（g）}{实验期内蛋白质摄入量（g）} \qquad (1\text{-}8)$$

因为不同实验条件下，同一种食物蛋白对机体体重的影响有明显差异，所以，实验常用参考蛋白标化酪蛋白喂养的大鼠作为对照组，把实验蛋白的 PER 与酪蛋白对照组的 PER 相比，再乘以标准情况下酪蛋白的 PER 值 2.5 进行校正，即为被测蛋白质的功效比值，见公式（1-9）。

$$蛋白质功效比值 = \frac{实验组功效比值（g）}{对照组功效比值（g）} \times 2.5 \qquad (1\text{-}9)$$

因为测定蛋白质功效比值用的是生长发育阶段的动物，因此蛋白质功效比值常用来评价婴幼儿食品中蛋白质的营养价值。常见食品的蛋白质功效比值：全鸡蛋 3.92、牛奶 3.09、鱼 4.55、牛肉 2.30、大豆 2.32、大米 2.16。

（2）生物价

蛋白质生物价（Biological Value，BV）反映食物蛋白质吸收后被机体利用的程度。一种食物蛋白质的生物价越高，则营养价值就越高。计算方法见公式（1-10）。

$$生物价 = \frac{储留氮}{吸收氮} \times 100 \qquad (1\text{-}10)$$

其中：吸收氮 = 食物氮 - (粪氮 - 粪代谢氮)

储留氮 = 吸收氮 - (尿氮 - 尿内源性氮)

食物蛋白质生物价的高低取决于必需氨基酸的种类和比例，一种食物蛋白质的必需氨基酸构成越接近人体必需氨基酸的模式，其生物价就越大。常见食物蛋白质生物价见表1-8。

表1-8 常见食物蛋白质的生物价

蛋白质	生物价	蛋白质	生物价
鸡蛋蛋白质	94	熟大豆	64
鸡蛋白	83	扁豆	72
鸡蛋黄	96	蚕豆	58
脱脂牛奶	85	白面粉	52
鱼	83	小米	57
牛肉	76	玉米	60
猪肉	74	白菜	76
大米	77	菜红薯	72
小麦	67	马铃薯	67
生大豆	57	花生	59

引自：江育萍. 临床营养学[M]. 北京：中国医药科技出版社，2016：16.

（3）蛋白质净利用率

蛋白质净利用率（Net Protein Utilization， NPU）指摄入的食物蛋白质被机体利用的程度，它与生物价不同之处在于考虑了食物蛋白质的消化吸收率。生物价未考虑蛋白质消化率，对蛋白质的营养价值会有些高估，特别是对消化率较低的植物性蛋白质，高估程度更大。将蛋白质的生物价与消化率结合起来考虑，这样可以更全面地评定蛋白质的营养价值，见公式（1-11）。

$$蛋白质净利用率（\%）=生物价×消化率$$
$$=\frac{储留氮}{摄入氮}×100 \qquad (1-11)$$

（4）氨基酸评分

氨基酸评分（Amino Acid Score，AAS）是目前应用较为广泛的一种食物蛋白质质量评价方法，不仅适用于单一食物蛋白质的评价，还便于评价混合食物蛋白质的质量。这种方法用每克被测蛋白质的必需氨基酸含量除以每克人体蛋白或参考蛋白相应的必需氨基酸含量，其数值最低者，即为该食物蛋白的氨基酸评分，见公式（1-12）。

$$氨基酸评分=\frac{被测蛋白质每克氮（或蛋白质）中氨基酸量（mg）}{理想模式或参考蛋白质中每克氮（或蛋白质）中氨基酸量（mg）} \qquad (1-12)$$

氨基酸评分的价值在于找寻蛋白质中的限制性氨基酸，AAS最低的氨基酸即该种食物蛋白质的第一限制氨基酸，也是氨基酸评分的基准。通过发现某些氨基酸的不足，可以清楚应当补充或强化的氨基酸。例如，小麦粉蛋白质中赖氨酸的比值最低，为第一限制氨基酸，故小麦蛋白质的氨基酸分为 0.47。在进行食物氨基酸强化时，应根据食物蛋白质氨基酸模式的特点，同时考虑第一、第二、第三限制氨基酸的补充量，否则不仅无效，还可能导致新的氨基酸不平衡。

　　氨基酸评分的不足是忽略了食物蛋白质的消化率，即使有些蛋白质的氨基酸模式适宜，但难以消化，结果对这类食物的估计会偏高。故 20 世纪 90 年代初，FAO/ WHO 专家委员会正式公布并推荐经消化率修正的氨基酸评分（Protein Digestibility Corrected Amino Acid Score，PDCAAS），见公式（1-13）。

$$经消化率修正的氨基酸评分 = 氨基酸评分 \times 真消化率 \qquad （1-13）$$

　　该方法已被包括 FDA（美国食品药物管理局）在内的机构作为评价食物蛋白质的方法之一。也可替代蛋白质功效比值（PER），对除孕妇和 1 周岁以下的婴儿以外的所有人群的食物蛋白质进行评价。

　　从理论上来说，评定一种食物蛋白质营养价值时，应当根据其 8 种必需氨基酸的构成比例计算其氨基酸来全面综合评定。事实上，实际工作中只采用赖氨酸、含硫氨基酸或色氨酸中的一种即可。因为这三种氨基酸在普通食物或膳食中是主要的限制氨基酸。

　　几种常见食物蛋白质质量见表 1-9。

表 1-9　不同食物蛋白质营养价值指标测定结果比较

食物蛋白	蛋白质含量/g · (100 g)$^{-1}$	净消化率/%	生物价/%	功效比值	氨基酸评分
鸡蛋	13	99	94	3.92	1.00
牛乳	4	97	85	3.09	0.61
鱼类	19	98	83	3.55	0.75
牛肉	18	99	74	2.30	0.69
小鸡	21	95	74	—	0.67
猪肉	12	—	74	—	0.68
明胶	86	—	—	− 1.25	0.00
大豆	34	90	73	2.32	0.46
花生	26	87	55	1.65	0.43
啤酒酵母	39	84	67	2.24	0.45
全粒小麦	12	91	66	1.50	0.48
全粒玉米	9	90	60	1.12	0.40
精稻米	7	98	64	2.18	0.53
马铃薯	2	89	73	—	0.48

　　引自：吴少雄，殷建忠. 营养学[M]. 2 版. 北京：中国质检出版社，2018：21.

1.2.1.6　蛋白质营养不良

1. 蛋白质缺乏

　　蛋白质缺乏在成人和儿童中都有发生，处于生长阶段的儿童更为敏感。据 WHO 估计，目前世界上大约有 500 万儿童患蛋白质-热能营养不良（Protein-Energy Malnutrition，PEM）。

蛋白质-热能营养不良是一种因缺乏能量和蛋白质而引起的营养缺乏病,其中有因疾病和营养不当引起,但大多数则是因贫困和饥饿引起,主要发生在婴幼儿,在经济落后、卫生条件差的地区尤为多见,是危害小儿健康、导致死亡的主要原因之一。

在蛋白质缺乏的国家,居民蛋白质摄入不足,蛋白质的质量在很大程度上决定了儿童的生长情况和成人的健康状况。根据临床表现 PEM 可分为两型。

（1）消瘦型

消瘦型（Marasmus）是由于蛋白质和能量均长期严重缺乏时出现的疾病。该型营养不良多见于母乳不足、喂养不当、饥饿、疾病及先天性营养不良等。由于长期进食太少,机体处于饥饿和半饥饿状态,尤其是能量不足,只能靠消耗自身组织来提供能量,以维持最低生命活动的需要。表现为生长发育缓慢或停止、明显消瘦、无力,体重减轻（严重者只为同龄儿童平均体重的 60%）、皮下脂肪减少或消失、肌肉萎缩、皮肤干燥、毛发细黄而无光泽,常有腹泻、脱水、全身抵抗力低下,因易感染其他疾病而死亡,但无水肿。

（2）水肿型

水肿型（Kwashiorkor）是因蛋白质严重缺乏而能量供应勉强能维持最低需要水平的极度营养不良症,多见于断乳期的婴幼儿。临床表现为精神萎靡、反应冷淡、哭声低弱无力、食欲减退、生长滞缓、体重不增或减轻、下肢呈凹陷性浮肿、虚弱、表情冷漠、皮肤干燥、色素沉着、毛发稀少无光泽、变脆和易脱落、肝脾肿大、易感染其他疾病等。

这两种情况可以单独存在,也可并存。也有人认为此两种营养不良症是 PEM 的两种不同阶段。对成人来说,蛋白质摄入不足,同样可引起体力下降、浮肿、抵抗力减弱等症状。

预防蛋白质营养不良主要通过以下综合措施:合理营养,保证供应有一定量的优质食物和蛋白质;提高居民生活水平,大力发展农业和食品加工业;制定适当的摄入量标准,并大力开展营养教育。

2. 蛋白质摄入过多

蛋白质,尤其是动物性蛋白摄入过多,对人体同样有害。首先过多的动物性蛋白的摄入,就必然摄入较多的动物脂肪和胆固醇。其次蛋白质过多本身也会产生有害影响。正常情况下,人体不贮存蛋白质,所以必须将过多的蛋白质脱氨分解,氨则由尿排出体外。这一过程需要大量水分,从而加重了肾脏的负担,若肾功能不好,则危害就更大。过多的动物性蛋白摄入,也造成含硫氨基酸摄入过多,这样可加速骨骼中钙的丢失,易产生骨质疏松。研究表明,同型半胱氨酸可能是心脏疾病的危险因素。摄入较多同型半胱氨酸的男性,发生心脏疾患的风险是对照组的 3 倍。研究表明,摄入蛋白质过多与一些癌症相关,尤其是结肠癌、乳腺癌、肾癌、胰腺癌和前列腺癌。所以,应根据机体需要,摄入适量的蛋白质。

1.2.1.7　蛋白质的膳食来源与参考摄入量

1. 膳食来源

蛋白质广泛存在于动植物性食物之中。肉类、鱼类蛋白质含量一般为 10%～30%,奶类为 1.5%～3.8%,蛋类为 11%～14%,干豆类为 20%～49.8%,坚果类如花生、核桃、莲子等为 15%～26%,薯类为 2%～3%,谷类为 7%～10%。动物性食物的蛋白质含量高于植物性食物，而且动物性蛋白质质量好、利用率高。绝大多数动物蛋白质的必需氨基酸的种类齐全，含量和模式与人体蛋白质较接近。虽然谷类蛋白质含量和生理价值不如动物性蛋白质和豆类蛋白，但因中国居民每日摄入的谷类数量相对较大，因此谷类食物仍是膳食中重要的蛋白质来源。

我国居民所需要的蛋白质主要来源于植物，机体所需蛋白质的一半是由粮谷类提供。从营养学的角度来讲，单纯摄入谷类蛋白是很不合理的，为改善膳食蛋白质质量，在膳食中应保证有一定数量的优质蛋白质，应注意充分利用蛋白质的互补作用，注意食物多样化，适当提供动物性蛋白、大豆类蛋白等优质蛋白质，以提高蛋白质利用率，使机体更有效地利用氨基酸合成体内蛋白质。动物性蛋白质如能达到占蛋白总量的 20%～30%，则对蛋白质的利用与效果将会有更大的好处。大豆可提供丰富的优质蛋白质，目前大豆蛋白的营养价值和保健功能也越来越被人们所认识。牛奶也是优质蛋白质的重要食物来源，我国人均牛奶的年消费量很低，应大力提倡我国各类人群增加牛奶和大豆及其制品的消费。另外微生物蛋白也越来越受到重视，如螺旋藻的蛋白质含量可达 60%（干重），有待深入开发和利用。

2. 参考摄入量

根据中国居民膳食营养素参考摄入量（2023）推荐，膳食中蛋白质占总能量的 10%～20%。其他年龄人群蛋白质供能比及各年龄段蛋白质推荐摄入量见附录 C 表 C2。为了提高膳食蛋白质质量，优质蛋白质应占蛋白质总摄入量的 30%～50%，其中动物蛋白应占优质蛋白质的50%以上。

应该指出，考虑蛋白质的摄入量时，人体热量需要量必须充分满足。如果热能供给不足，则膳食中蛋白质不能有效地被利用，甚至不能维持平衡状态，则人体中原有蛋白质将分解燃烧并给能量，弥补其他能量来源不足。所以必须对人体供给充足的能量，才能发挥蛋白质应有的作用。

1.2.2　脂　类

脂类（Lipids）是人类膳食中不可缺少的营养物质，无论是为人体储备和提供能量、构成组织细胞，还是改善食物的色香味等感官性状，脂类都起着重要的作用。健康成人体内脂肪占体重的 14%～19%。但是随着人们生活水平的提高，脂类在膳食中所占的比重越来越大，与脂肪相关疾病的发病率也随之升高，这不仅与脂类摄入量的改变有关，也与脂类的种类和结构的多样化有关。因此，合理摄取脂类食物，对维持机体健康和预防疾病具有重要意义。

1.2.2.1　脂类的组成和分类

脂类包括脂肪（Fat Oil）和类脂（Lipoids）两大类，一般难溶于水，可溶于有机溶剂。

1. 脂　肪

脂肪是由一分子甘油结合三分子脂肪酸而成的三酰甘油，又称为甘油三酯（Triglyceride）或中性脂肪。植物的油脂和动物的脂肪大多数为三酰甘油。人体内的三酰甘油约占脂类总量的 95%，主要分布于腹腔、皮下和肌肉纤维间，随着机体摄入膳食能量与机体活动的改变而相应增减，因此又称为动脂。

脂肪酸（Fatty Acid）是脂类的基本构成物质，为具有甲基端和羧基端的碳氢链，分子式为 $CH_3(CH_2)_nCOOH$。脂肪酸很少以游离形式存在，一般结合成三酰甘油中。目前已知天然的脂肪酸有 50 多种脂肪酸，可按其碳链的长短、饱和程度或空间结构等进行分类。

（1）按碳链长短分类

含 14~24 个碳原子的脂肪酸为长链脂肪酸（Long-Chain Fatty Acid, LCFA）。人体内的脂肪酸多数属于长链脂肪酸，此外大脑、视网膜等组织中还含有一些极长链的脂肪酸。8~12个碳原子的属于中链脂肪酸（Medium-Chain Fatty Acid, MCFA）。中链脂肪酸不用催化可直接与甘油酯化为中链三酰甘油（Medium-Chain Triglyceride, MCT）。中链三酰甘油水溶性好且可直接被小肠吸收，在细胞内快速氧化提供能量，因此在食物加工及临床应用中日益受到重视。含 6 个碳原子以下的为短链脂肪酸（Short-Chain Fatty Acid，SCFA）。人体内的短链脂肪酸主要是来自低聚糖和膳食纤维等不易被人体消化的碳水化合物在肠道内被微生物酵解的产物。

（2）按饱和程度分类

可分为饱和脂肪酸（Saturated Fatty Acid, SFA）、单不饱和脂肪酸（Monounsaturated Fatty aCid，MUFA）和多不饱和脂肪酸（Polyunsaturated Fatty Acid，PUFA）。饱和脂肪酸不含双键，如月桂酸 C12：0，棕榈酸 C16：0，单不饱和脂肪酸含有一个不饱和双键，如棕榈油酸 C16：1，n-7，油酸 C18：1，n-9；含有两个及以上不饱和双键的称为多不饱和脂肪酸，如亚油酸 C18：2，n-6，α-亚麻酸 C18：3，n-3。多不饱和脂肪酸主要存在于植物当中。不饱和脂肪酸具有降低血总胆固醇和低密度脂蛋白的作用，而不会降低高密度脂蛋白水平。

（3）按不饱和双键的空间结构分类

不饱和脂肪酸因为有碳与碳之间的双链，可以有两种存在形式。这两种形式分别被称为"顺式脂肪酸"（cis-Fatty Acid）和"反式脂肪酸"（$trans$-Fatty Acid）。区别在于在两者的分子中，与双链相连的氢原子的相对空间位置不同，其分子结构如下。

R_1 和 R_2 为脂肪酸分子的其余部分

引自：吴少雄，殷建忠. 营养学[M]. 2 版. 北京：中国质检出版社，2018：34.

不少研究表明反式脂肪酸会升高低密度脂蛋白胆固醇，并降低高密度脂蛋白胆固醇水平，增加机体患冠心病的风险。

（4）简易命名法分类

脂肪酸分子上的碳原子用阿拉伯数字编号，定位通常有两种系统：△编号系统从羧基碳原子算起；n 或 ω 编号系统则从离羧基最远的碳原子算起。

示例： $CH_3—CH_2—CH_2—CH_2—CH_2—CH_2—CH_2—CH_2—CH_2—COOH$

△编号系统	10	9	8	7	6	5	4	3	2	1
n 或 ω 编号系统	1	2	3	4	5	6	7	8	9	10

根据链长、双键数目（饱和度）以及第一个双键所在的位置等对不同脂肪酸进行命名时，营养学上有一套通用的简易命名法，在 C（表示碳原子）后以数字表示链长（碳原子数目），第二个数字表示分子中双键的个数。双键以后 n 加数字表示时，指此脂肪酸属于哪一族。例如：

硬脂酸：C18：0

油酸：C18：1，n-9

亚油酸：C18：2，n-6

亚麻酸：C18：3，n-3

一般来说，人体细胞中不饱和脂肪酸的含量至少是饱和脂肪酸的两倍，但各种组织中二者的组成有很大差异，并在一定程度上与膳食中脂肪的种类有关。

（5）必需脂肪酸

大部分脂肪酸可由机体利用糖类、脂肪或蛋白质合成，但有些是机体所必需的多不饱和脂肪酸在体内无法合成，必须从食物中摄取，称为必需脂肪酸（Essential Fatty Acids, EFAs）。严格来说，必需脂肪酸只有两种，包括亚油酸 C18：2，n-6 和 α-亚麻酸 C18：3，n-3。亚油酸可衍生出一系列 n-6 系列的多不饱和脂肪酸，如花生四烯酸（Arachidonic acid, AA）；α-亚麻酸则代谢产生一系列 n-3 系列的多不饱和脂肪酸，重要的有二十碳五烯酸（Eicosapentaenoic Acid, EPA）和二十二碳六烯酸（Docosahexaenoic Acid, DHA）等。

2. 类 脂

类脂包括磷脂、固醇类及其衍生物糖脂和脂蛋白等，约占体内脂类总量的 5%，主要分布在细胞生物膜、神经组织、机体组织器官等。类脂在体内较稳定，一般不易受膳食能量和机体活动的影响，称为定脂。

（1）磷脂

人体内除了三酰甘油外，含量最多的脂类就是磷脂（Phospholipids）。按化学结构可分为两类：一类是磷酸甘油酯，包括卵磷脂、脑磷脂、肌醇磷脂等，最重要的是卵磷脂；另一类是神经鞘磷脂，神经鞘磷脂与卵磷脂分布于细胞膜上。磷脂的主要功能有：构成细胞膜，帮助脂类和脂溶性物质出入细胞膜；乳化脂肪、胆盐和胆固醇，利于吸收转运和代谢，防止胆固醇在血管内沉积，预防心血管疾病；释放胆碱，促进神经递质乙酰胆碱的合成，改善神经系统功能；可作为能源提供机体能量。

（2）固醇类

固醇类（Steroid）广泛存在于各类食物中，其中最重要的是胆固醇。胆固醇是细胞膜重要的组成成分，是人体多种重要物质的合成原料，如胆汁、睾酮等。皮肤里的 7-脱氢胆固醇可经紫外线照射转变为维生素 D_3。机体内胆固醇如果过多可增加动脉硬化的风险。

此外，现在人们关注较多的为反式脂肪酸。传统的烘焙工艺采用动物脂肪软化面粉，但是动物脂肪普遍含有较多的胆固醇及饱和脂肪酸，摄入过多会增加心血管疾病的风险。如果采用富含不饱和脂肪酸的植物油替代动物脂肪，可减少胆固醇的含量，但是不饱和脂肪酸的双键不稳定易被氧化，且植物油熔点低偏软不耐高温，不利于烘焙食品的加工和保存。将不饱和脂肪酸的双键与氢离子结合，令其变为饱和键，随着饱和度的提高，植物油可由液态变为固态。这种状态的油脂提高了抗氧化的能力，同时物理性状的改变更有利于烘焙及煎炸工艺，在食品加工行业中应用广泛。但是，在氢化过程中，一些未被氢化的不饱和脂肪酸空间结构可由顺式变为反式结构，成为反式脂肪酸。

1.2.2.2　脂肪的消化吸收及代谢

1. 脂肪的消化

膳食中的脂类主要为长链甘油三酯，少量磷脂及胆固醇。脂肪在胃内几乎不能被消化。胃的蠕动促使脂肪被磷脂乳化成细小油珠而排入小肠腔内，与肝脏分泌的胆汁结合成胆汁酸盐微团。小肠蠕动可使微团中的脂肪油珠乳化成脂肪小滴，增加了酶与脂肪分子的接触面，然后被激活的胰脂肪酶水解为甘油和脂肪酸。甘油三酯约 70% 被水解为单酰甘油和二分子脂肪酸；其余约 20% 的甘油三酯被小肠黏膜细胞分泌的肠脂肪酶继续水解为脂肪酸及甘油，未被消化的少量脂肪则随胆汁酸盐由粪便排出。

2. 脂肪的吸收和转运

一旦被吸收，游离脂肪酸在肠细胞内被重新装配成甘油三酯，然后以乳糜微粒的形式，少量以极低密度脂蛋白的形式经淋巴从胸导管进入血循环，被带到不同的靶组织，主要是脂肪组织，肌肉和肝脏中。血液中主要脂蛋白的组成及其各自的密度见表 1-10。

表 1-10　血液中主要脂蛋白的组成及其各自的密度

脂蛋白	高密度（HDL）	低密度（LDL）	极低密度（VLDL）	乳糜微粒
蛋白质/%	5～50	25	5～10	1～2
甘油三酯/%	5	10	55～65	80～90
胆固醇/%	20	45	10～15	2～7
磷脂/%	30	22	15～20	3～6
密度/g·mL^{-1}	1.210～1.063	1.063～1.006	1.000	<1.006

引自：吴少雄，殷建忠. 营养学[M]. 2 版. 北京：中国质检出版社，2018：29.

中链脂肪酸（6～12 碳）组成的甘油三酯则不需胆盐、不经消化，即可完整地被吸收到小肠黏膜细胞的绒毛上皮或进入细胞内。最后，产生的中链脂肪酸是以脂肪酸形式直接扩散入门静脉，与血浆清蛋白呈物理性结合，并以脂肪酸形式由门脉循环直接输送到肝脏。

1.2.2.3　脂类的生理功能

1. 储存和供给能量

人体如果摄入过多热能而没有完全利用时，这些能量在体内以脂肪的形式储存，当机体需要能量时三酰甘油可被动员分解释放出能量。1 g 脂肪在人体内完全氧化可产生约 37.67 kJ

（9.0 kcal）能量，在三大产热营养素中产能最高。

一般合理膳食的总能量有 20%～30%由脂肪提供。储存脂肪常处于分解（供能）与合成（储能）的动态平衡中。哺乳类动物一般含有两种脂肪组织，一种是含储存脂肪较多的白色脂肪组织，另一种是含线粒体、细胞色素较多的褐色脂肪组织，后者较前者更容易分解供能。初生婴儿上躯干和颈部含褐色脂肪组织较多，故呈褐色。褐色脂肪组织即可及时分解生热以补偿体温的散失。在体脂逐渐增加后，白色脂肪组织也随之增多。

2. 构成组织细胞成分

正常人按体重计算含脂类 14%～19%，胖人约含 32%，过胖人可高达 60%左右。绝大部分是以甘油三酯形式储存于脂肪组织内。脂肪组织所含脂肪细胞，多分布于腹腔、皮下、肌纤维间。这一部分脂肪常称为储存脂肪（Stored Fat），在正常体温下多为液态或半液态。皮下脂肪因含不饱和脂肪酸较多，故熔点低而流动度大，有利于在较冷的体表温度下仍能保持液态，从而进行各种代谢。机体深处储脂的熔点较高，常处于半固体状态，有利于保护内脏器官，防止体温丧失。

类脂包括磷脂和固醇类物质，是组织结构的组成成分，约占总脂的 5%，这类脂类比较稳定，不太受营养和机体活动状况影响。类脂的组成因组织不同而有差异。

磷脂中的不饱和脂肪酸有利于膜的流动性，饱和脂肪酸和胆固醇则有利于膜的坚固性。所有生物膜的结构和功能与所含脂类成分有密切关系，膜上许多酶蛋白均与脂类结合而存在并发挥作用。

人体脂类的分布受年龄和性别影响较显著。例如，中枢神经系统的脂类含量，从胚胎时期到成年时期可增加一倍以上。又如，女性的皮下脂类高于男性，而男性皮肤的总胆固醇含量则高于女性。

3. 参与机体重要物质的形成

胆固醇合成胆酸、维生素 D 和类固醇激素等，调节机体的生理功能。脂肪组织还具有内分泌作用，分泌肿瘤坏死因子α，白细胞介素-6 等，这些因子可参与调节机体代谢、免疫和生长发育等。

4. 节约蛋白质和促进碳水化合物代谢

充足的脂肪、碳水化合物等非蛋白热源的摄入，可以避免机体因为热能不足而分解蛋白质来获取能量。此外，脂肪的代谢产物也可促进碳水化合物的能量代谢。

5. 提供必需脂肪酸

亚油酸、α-亚麻酸及其衍生物对机体有多种作用，主要有：构成磷脂，维持细胞的结构及功能；是前列腺素、血栓戊烷、白三烯等物质的前体，这些物质调节机体众多的生化反应，协调细胞的相互作用等；促进胆固醇酯化、转运和代谢，降低血液胆固醇含量，减少心血管疾病风险；研究表明动物精子形成与必需脂肪酸有关；EPA 和 DHA 可维持视网膜视觉功能，促进大脑发育。机体如果缺乏必需脂肪酸，可影响生长发育和生殖功能，导致皮肤湿疹，引起肝、肾、神经、视觉功能障碍等。

6. 维持体温及保护内脏

皮下脂肪可隔热保温，维持机体正常体温；脂肪组织对内脏器官有支撑和缓冲外力的作用，避免内脏受外力损伤；腹腔脏器之间有大量脂肪，可在消化道蠕动过程中起一定润滑作用。

7. 膳食脂肪改善食物性状及增加饱腹感

烹调中适当使用油脂可改善食物的色香味，促进食欲；食物中的脂肪进入十二指肠可刺激十二指肠产生抑胃素，抑制胃蠕动，增强饱腹感，食物脂肪越多饱腹感越强。

8. 促进脂溶性维生素吸收

不少含脂肪丰富的食物同时也含有各种脂溶性维生素，脂肪可促进这些脂溶性维生素的溶解和吸收。长期低脂饮食或患肝胆疾病、消化吸收障碍，可导致脂溶性维生素的缺乏。

1.2.2.4 脂类营养价值的评价

评价膳食脂肪的营养价值应考虑脂肪的消化率、必需脂肪酸的含量和脂溶性维生素的含量三方面。

1. 脂肪消化率

一般来说，含短链脂肪酸或不饱和脂肪酸较多的三酰甘油比较软，且熔点低，不饱和度越高熔点越低，更容易被消化。这些脂肪酸多数存在于植物油脂中。动物脂肪因为主要含饱和脂肪酸，所以消化率较植物油低，在动物脂肪中羊油熔点最高，消化率也最低。

2. 必需脂肪酸含量

植物油中多不饱和脂肪酸含量高于动物脂肪，故必需脂肪酸含量也高于动物脂肪。但鱼类特别是海鱼类食物也含有丰富的 n-3 系列多不饱和脂肪酸，而植物油中的椰子油主要含饱和脂肪酸，不饱和脂肪酸含量少。

3. 脂溶性维生素含量

植物油特别是谷类胚芽油富含维生素 E，一些植物油和动物肝脏脂肪中含有维生素 K；动物脂肪组织中几乎不含维生素，脂溶性维生素主要分布在动物内脏器官的脂肪中，如肝脏特别是羊肝和某些海鱼的肝脏富含维生素 A 和维生素 D，见表 1-11。

表 1-11 食物脂类营养价值的评价指标

维生素	代表性食物
维生素 A	羊肝、牛肝、鸡肝、鹅肝、猪肝、鸭肝、鸭蛋黄、鹅蛋黄、枸杞子、紫苏、西蓝花、鸭肝、鸡心、胡萝卜等
维生素 D	鱼干（大马哈鱼）、奶酪、蛋黄（生鲜）、香菇（干）、猪油、全蛋（生鲜）、黄油、奶油等
维生素 E	胡麻油、酵母（鲜）、鹅蛋黄、豆油、辣椒油、棉籽油、葵花籽油、芝麻油、山核桃、菜籽油、玉米油、核桃（干）、花生油、核桃（鲜）、芝麻籽（白）等
维生素 K	菜籽油、萝卜缨、羽衣甘蓝、黄瓜、菠菜、大豆、花椰菜、卷心菜、蛋黄、生菜、莴苣、猪肝、麦麸、鸡肝、燕麦、麦芽、奶酪等

引自：江育萍. 临床营养学[M]. 北京：中国医药科技出版社，2016：12.

1.2.2.5 脂类的膳食来源与参考摄入量

1. 膳食来源

天然食物中含有各种脂肪酸，多以甘油三酯的形式存在。动物性脂肪一般含 40%～60% 的饱和脂肪酸、30%～50% 的单不饱和脂肪酸，多不饱和脂肪酸含量极少。植物性脂肪含 10%～20% 的饱和脂肪酸和 80%～90% 的不饱和脂肪酸；植物脂肪主要为多不饱和，也有少数植物脂肪为单不饱和，如茶油和橄榄油中油酸（C18：1）含量为 79%～83%；红花油含亚油酸（C18：2）75%；葵花籽油、豆油、玉米油中的亚油酸含量也达 50% 以上。椰子油主要由饱和脂肪酸组成，仅含有 5% 的单不饱和脂肪酸和 1%～2% 的多不饱和脂肪酸（表 1-12）。一般食用油中亚麻酸（C18：3）的含量很少。

表 1-12 食用油脂中主要脂肪酸的组成

食用油脂	饱和脂肪酸含量/%	不饱和脂肪酸含量/%			其他脂肪酸含量/%
		油酸（C18:1）	亚油酸（C18:2）	α-亚麻酸（C18:3）	
椰子油	92	0	6	2	
橄榄油	10	83	7		
菜籽油	13	20	16	9	42*
花生油	19	41	38	0.4	1
茶油	10	79	10	1	1
葵花籽油	14	19	63	5	
大豆油	16	22	52	7	3
芝麻油	15	38	46	0.3	1
玉米油	15	27	56	0.6	1
棕榈油	42	44	12		
可可油	93	6	1		
猪油	43	44	9	3	7
牛油	62	29	2	1	3
羊油	57	33	3	2	4
黄油	56	32	4	1.3	

引自：吴少雄，殷建忠. 营养学[M]. 2 版. 北京：中国质检出版社，2018：44.

注：*主要为芥酸。

n-3 系多不饱和脂肪酸由寒冷地区的水生植物合成，以这些食物为生的鱼类组织中含有大量的 n-3 系多不饱和脂肪酸，如鲱鱼油和鲑鱼油富含二十碳五烯酸（C20:5，n-3）和二十二碳六烯酸（C22:6，n-3）。n-3 系多不饱和脂肪酸具有降低血脂和预防血栓形成的作用。

"顺式"脂肪酸是机体以及食物中最为常见的形式，天然食物中的不饱和脂肪酸大多数为顺式结构。牛奶和奶油中含有少量反式脂肪酸，工业氢化加工则是"反式"主要的来源。从代谢观点来看，反式脂肪酸代谢特点更类似于饱和脂肪酸，人体摄入这些食物后反式脂肪酸或被氧化掉，或掺和到人体结构脂类中去。

2. 部分食物的脂肪含量

除食用油脂含约 100%的脂肪外，含脂肪丰富的食品为动物性食物和坚果类。动物性食物多为饱和脂肪酸，猪肉含脂肪量为 30%～90%（腿肉和瘦猪肉脂肪含量在 10%左右）；如牛肉（瘦）脂肪含量仅为 2%～5%，羊肉（瘦）多数为 2%～4%。禽肉一般含脂肪量较低，多数在 10%以下，但北京烤鸭和肉鸡例外，其含量分别为 38.4%和 35.4%。禽类脂肪主要集中在皮中。鱼类脂肪含量基本在 10%以下，且其脂肪含不饱和脂肪酸多。蛋类的脂肪主要集中在蛋黄，脂肪含量约为 30%，其组成以单不饱和脂肪酸为多（表 1-13）。

植物性食物中坚果类（如花生、核桃、瓜子、榛子、葵花籽等）脂肪含量较高，最高可达 50%以上，其脂肪组成多以亚油酸为主，是多不饱和脂肪酸的重要来源。

表 1-13　食物的脂肪含量

食物名称	脂肪含量/g·(100 g)$^{-1}$	食物名称	脂肪含量/g·(100 g)$^{-1}$
猪蹄爪尖	20.0	鸡	2.3
猪肝	3.5	鸭	19.7
鸡蛋	11.1	鸭（北京填鸭）	41.3
鸡蛋黄	28.2	鲅鱼	3.1
鸭蛋	18.0	鳊鱼	6.3
核桃	58.8	草鱼	5.2
花生（炒）	48.0	带鱼	4.9
葵花籽（炒）	52.8	大马哈鱼	8.6
南瓜子仁	48.1	大黄鱼	2.5
松子（炒）	58.5	海鳗	5.0
西瓜子仁	45.9	鲤鱼	4.1
猪肉（脖子）	60.5	牛肉（瘦）	2.3
猪肉（肥）	90.4	牛肉（肥瘦）	13.4
猪肉（肥瘦）	37.0	牛肝	3.9
猪肉（瘦）	6.2	羊肉（瘦）	3.9
猪肉（后臀尖）	30.8	羊肉（肥瘦）	14.1
猪肉（后蹄膀）	28.0	羊肉（冻，山羊）	24.5
猪肉（里脊）	7.9	鹌鹑	9.4
猪肉（肋条肉）	59.0	鸡腿	13.0
猪肉（奶脯）	35.3	鸡翅	11.8

引自：吴少雄，殷建忠.营养学[M].2 版.北京：中国质检出版社，2018：37-38.

3. 参考摄入量

中国营养学会制定了中国居民膳食中脂肪的可接受范围 AMDR，18 岁以上成人不分性别及生理状态，脂肪占能量的比例是 20%～30%，其中饱和脂肪酸占能量比例应低于 10%，n-6 多不饱和脂肪酸占能量比例为 2.5%～9.0%，n-3 多不饱和脂肪酸占能量比例为 0.5%～2.0%，EPA+DHA 为 0.25～2.0 g/d，孕妇和乳母 EPA+DHA 的适宜摄入量（AI）为 0.25 g/d，未制定 AMDR（见附录 C 表 C3）。

中国营养学会建议，我国 1 岁以上儿童及成人膳食中来源于食品工业加工产生的反式脂肪酸的 AMDR 为 <1%E。

1.2.3　碳水化合物

碳水化合物（Carbohydrate）是由碳、氢、氧 3 种元素组成的一大类有机化合物，这类有机化合物的分子结构中氢和氧的比例与水分子的氢氧比例相同，因此被称为碳水化合物，也称糖类。碳水化合物一般是植物通过光合作用将太阳能转化而成的能量形式，所以富含碳水化合物的食物多数是植物性食物，动物性食物中碳水化合物含量较低。碳水化合物是中国居民膳食中能量的主要来源。

1.2.3.1　碳水化合物的分类与组成

碳水化合物种类很多，FAO/WHO 根据化学结构和生理功能把碳水化合物分为糖、寡糖和多糖，见表 1-14。

表 1-14　膳食主要碳水化合物的分类

分类	亚组	组成
糖（1～2 个单糖）	单糖	葡萄糖、果糖、半乳糖
	双糖	蔗糖、乳糖、麦芽糖、海藻糖
	糖醇	山梨醇、甘露醇、木糖醇
寡糖（3～9 个单糖）	异麦芽低聚糖	麦芽糊精
	其他寡糖	棉籽糖、水苏糖、低聚果糖、低聚木糖
多糖（≥10 个单糖）	淀粉	直链淀粉、支链淀粉、淀粉糊精
	非淀粉多糖	纤维素、半纤维素、果胶、树胶

引自：江育萍. 临床营养学[M]. 北京：中国医药科技出版社，2016：7.

1. 糖

糖包括单糖、双糖和糖醇。

（1）单糖

单糖是最简单的糖分子，通常条件下不能再被水解为分子更小的糖，每个单糖分子含 3～9 个碳原子。食物中的单糖主要为葡萄糖（Glucose）、果糖（Fructose）和半乳糖（Galactose）。

① 葡萄糖

葡萄糖是构成食物中各种糖类的基本单位。如淀粉分子完全由葡萄糖构成，蔗糖由葡萄糖与果糖化合而成。葡萄糖以单糖的形式存在于天然食品中是比较少的，存在于血液、脑脊液、淋巴液、水果、蜂蜜以及多种植物中，都以游离形式存在，是构成多种寡糖和多糖的基本单位。

② 果糖

果糖是由葡萄糖异构化形成的一种单糖。果糖主要存在水果、蜂蜜里面，果糖和葡萄糖组成蔗糖，甜度比蔗糖高 10%，是天然碳水化合物中甜度最高的糖。果糖被人体吸收后，部分转变成葡萄糖被人体利用，也有一部分转变为糖原、乳酸和脂肪。果糖和葡萄糖是自然界最常见的单糖。

③ 半乳糖

半乳糖具有与葡萄糖相同种类和数量的原子，但是结构不同。自然界中很少有游离的半乳糖分子，它只存在于奶类食品的乳糖中。半乳糖在人体内转变成葡萄糖后才能被利用，母乳中的半乳糖是在体内重新合成的，而不是由食物中直接获得。

④ 其他单糖

除上述三种重要的单糖外，食物中还有少量的戊糖，如核糖（Ribose）、脱氧核糖（Desoxyribose）、阿拉伯糖（Arabinose）和木糖（Xylose）；前两种糖可在动物体内合成，后两种主要存在于水果和根茎类蔬菜中。

（2）双糖

双糖是由两分子单糖的羟基脱水生成的糖苷。常见的双糖有蔗糖、麦芽糖、乳糖和海藻糖等。

① 蔗糖

蔗糖（Sucrose）俗称白糖、砂糖或红糖。它由一分子 D-葡萄糖的半缩醛羟基与一分子 D-果糖的半缩醛羟基彼此缩合脱水而成，普遍存在于植物界的叶、花、根、茎、种子及果实中。在甘蔗、甜菜及槭树汁中含量尤为丰富。绵白糖、白砂糖或红糖等蔗糖是通过精炼甘蔗或甜菜的汁液获得的。

② 麦芽糖

麦芽糖（Maltose）由两分子葡萄糖以 α-1, 4-糖苷键相连而成，大量存在于发芽的谷粒，特别是麦芽中。麦芽糖是淀粉和糖原的结构成分。

③ 乳糖

乳糖（Lactose）由一分子 D-葡萄糖与一分子 D-半乳糖以 β-1, 4-糖苷键相连而成，只存在于各种哺乳动物的乳汁中，其浓度约为 5%。人体内含有消化乳糖的乳糖酶，但随着年龄的递增肠道里的乳糖酶逐渐减少，导致消化乳糖的能力下降。如有些人在摄入牛奶或含有乳糖的食物之后，出现恶心、疼痛、腹泻、胀气等症状，这种情况称为乳糖不耐症。乳糖不耐症的人群可尝试少量饮用牛奶或者饮用发酵后的酸奶，酸奶中的乳糖大部分转变为乳酸，可减少人体消化乳糖的负担。

④ 海藻糖

海藻糖（Trehalose）又名蘑菇糖、蕈糖，由海藻中分离而得名。除海藻外，还广泛存在于蘑菇、酵母、真菌、细菌等中。海藻糖的甜度为蔗糖的45%，可保护生物膜及敏感细胞壁免受干旱、冷冻、渗透压的变化等造成的损害。同时，还可作为保鲜剂用于食品、蔬菜、果品、生物品的保护。海藻糖对多种生物活性物质如蛋白质、酶、疫苗及一些生物制品具有非特异性保护作用。

⑤ 糖醇

在天然的水果、蔬菜中，还存在少量的糖醇类物质。糖醇是单糖的重要衍生物，常见有山梨醇、甘露醇、木糖醇、麦芽糖醇等。这些糖醇类物质因其在体内消化、吸收速度慢，且提供能量比葡萄糖少而被用于食品加工业，目前常使用的糖醇类有甘露醇（Mannitol）、山梨醇（Sorbitol）、木糖醇（Xylitol）和麦芽醇（Maltitol）。

山梨醇和甘露醇，二者互为同分异构体。山梨醇存在于许多植物的果实中，甘露醇在海藻、蘑菇中含量丰富。临床上常用 20%或25%的山梨醇溶液做脱水剂，使周围组织及脑实质脱水，从而降低颅内压，消除水肿。甘露醇可从一些海草中提取，也可氢化甘露糖获得。甘露醇的作用与山梨醇相似，亦为渗透性利尿剂，还可作食品的改进剂。

木糖醇存在于多种水果、蔬菜中的五碳醇。工业上可氢化木糖制得，其甜度与蔗糖相等。其代谢不受胰岛素调节，因而可被糖尿病人接受。木糖醇常作为甜味剂用于糖尿病人的专用食品及许多药品中。

麦芽糖醇由麦芽糖氢化制得，可作为功能性甜味剂用于心血管病、糖尿病等患者的保健食品中。不能被口腔中的微生物利用，有防龋齿作用。

2. 寡　糖

寡糖又称为低聚糖，是由 3~9 个单糖分子构成的聚合物。比较重要的寡糖有棉籽糖、水苏糖、异麦芽低聚糖、低聚果糖、低聚木糖等，其甜度通常只有蔗糖的30%~60%。这些低聚糖主要存在于蔬菜、水果和豆类食品中，多数低聚糖难以被人体消化酶消化，但是可以被结肠的有益菌群利用，产生一些短链脂肪酸，抑制有害细菌的生长。

（1）棉籽糖

棉籽糖（Raffinose）又称蜜三糖，由半乳糖、葡萄糖、果糖结合而组成。几乎和蔗糖一样广泛分布于多种植物的种子、果实、花及根茎中。甘蔗和棉籽中含量尤多。

（2）水苏糖

水苏糖（Stachyose）是一种四糖，通常多与蔗糖及棉籽糖共存。水苏糖由 2 分子半乳糖、1 分子葡萄糖及 1 分子果糖组成。

棉籽糖和水苏糖都不能被肠道消化酶分解而消化吸收，但在大肠中可被肠道细菌代谢，产生气体和其他产物，造成胀气，因此必须进行适当加工以其不良影响。

（3）低聚果糖

低聚果糖（Fuctooligosaccharide）又称寡果糖，是由蔗糖分子的果糖残基上结合 1~3 个果糖组成。低聚果糖主要存在于日常食用的水果、蔬菜中，如洋葱、大蒜、香蕉等。

低聚果糖的甜度为蔗糖的 30% ~ 60%，难以被人体消化吸收，被认为是一种水溶性膳食纤维，是双歧杆菌的增殖因子。此外，低聚果糖不会造成口腔微生物产酸，故可作为防龋齿甜味剂。

（4）大豆低聚糖

大豆低聚糖（Soybean Oligosaccharide）是存在于大豆中的可溶性糖的总称，主要成分是水苏糖、棉籽糖和蔗糖。除大豆外，在豇豆、扁豆、豌豆、绿豆和花生等中均有存在。其甜味特性接近于蔗糖，甜度为蔗糖的 70%，但能量仅为蔗糖的 50% 左右。大豆低聚糖也是肠道双歧杆菌的增殖因子，可作为功能性食品的基料，能部分代替蔗糖应用于清凉饮料、酸奶、乳酸菌饮料、冰淇淋、面包、糕点、糖果和巧克力等食品中。

3. 多　糖

多糖是由 10 个及 10 个以上单糖分子组成的高分子聚合物。按功能的不同可分为储存多糖和结构多糖。常见的储存多糖有植物细胞所含有的淀粉和动物体内含有的糖原；结构多糖有构成植物细胞壁的纤维素、半纤维素、果胶、树胶等非淀粉多糖，以及甲壳动物的甲壳素等。

（1）淀粉

淀粉（Starch）是植物储存葡萄糖的形式，主要为植物种子的生长提供能量储备，大多数淀粉存在于谷类、根茎类等植物中。根据聚合方式不同分为直链淀粉和支链淀粉。人类的消化酶可使淀粉降解为葡萄糖。淀粉的次级水解产物相对含葡萄糖数目较少，称为淀粉糊精。为了增加淀粉的用途，可经改性处理后获得了各种各样的变性淀粉。

① 直链淀粉

直链淀粉（Amylose）又称糖淀粉，由几十个至几百个葡萄糖分子残基以 α-1，4-糖苷键相连而成的一条直链，并卷曲成螺旋状二级结构，相对分子质量为 1 万 ~ 10 万。天然食品中，直链淀粉含量较少，一般仅占淀粉成分的 19% ~ 35%。

② 支链淀粉

支链淀粉（Amilopectin）又称胶淀粉，分子相对较大，一般由几千个葡萄糖残基组成，形成了树冠样的复杂结构。在食物淀粉中，支链淀粉含量较高，一般占 65% ~ 81%。支链淀粉含量与食物的品质有很大关系，含支链淀粉越多，糯性越大。不同品种的大米，所含的支链和直链淀粉的比例各不相同。

③ 改性淀粉

改性淀粉（Modified Starch）又称变性淀粉，指普通淀粉经过物理或化学方法处理后，某些性质改变的淀粉，如预糊化淀粉（ α-淀粉）、高黏度淀粉、低黏度淀、氧化淀粉、交联淀粉、糊精、阳离子淀粉、淀粉衍生物等。这些淀粉仍保持原有颗粒结构，外观与原淀粉无差别，但其黏度、黏度的稳定性、色泽、凝沉性、胶黏性等性质发生了明显改变。这些改性淀粉在食品工业中可用于增稠、保型、稳定冷冻食品内部结构、改善食物的风味、除却异杂味等；在制药工业可用作平衡物质兼黏合剂；在化妆品行业中可用来制作爽身粉、护肤粉等。

④ 抗性淀粉

抗消化淀粉（Resist Starch，RS）这一术语最早是由英国科学家 Englyst 提出的，当时指 α-淀粉酶作用于淀粉后剩余的未被降解的部分；而后概念扩展到包括不被肠道酶降解消化的部分。近年来，Englyst 的研究使得淀粉的分类在生理意义又有了一个全新的认识。Englyst 的方法是根据 α-淀粉酶水解时间长短来分类不同的淀粉，在模拟胃肠道内环境的前提下，将 20 min 时已水解的淀粉称为快消化淀粉（Readily Digestible Starch，ROS）；20～120 min 水解的淀粉称为慢消化淀粉（Slowly Digestible Starch，SDS），120 min 后仍没有水解的淀粉称为抗性淀粉（RS）。RS 也并非是一类完全相同的物质，因其天然来源或加工方法不同，其抗消化性会有很大的差别，一般可将其分为 3 种（表 1-15），其消化吸收上的差别主要是由于直链和支链淀粉的比例不同。

表 1-15　淀粉的类型和消化吸收

类型	结构	食物形式	小肠中消化
快消化淀粉 RDS	分散性淀粉	新鲜煮熟的食物	迅速完全吸收
慢消化淀粉 SDS	结晶体淀粉，带有 X 射线 A 图谱	多数为生的谷类或高温糊化干燥淀粉	缓慢但完全吸收
抗性淀粉 RS1	生理上不接受的淀粉形式	整的或部分研磨的谷类和豆类	部分消化
抗性淀粉 RS2	结构 X 射线的 B 或 C 图谱	未煮的土豆和青香蕉	部分消化
抗性淀粉 RS3	带有变性的支链淀粉分子或回生的直链淀粉	放冷的熟土豆谷类和食物	部分消化

引自：吴少雄，殷建忠. 营养学[M]. 2 版. 北京：中国质检出版社，2018：43.

（2）糖原

糖原（Glycogen）是多聚 D-葡萄糖，几乎全部存在于动物组织，故又称动物淀粉。糖原结构与支链淀粉相似，糖原的分枝多，支链较短，分子很大，一般由几千个至几万个葡萄糖残基组成。人体内的酶可分解糖原降解为葡萄糖，但是食物中糖原含量少，因此它不是碳水化合物的主要食物来源。

（3）非淀粉多糖

80%～90%的非淀粉多糖（Nonstarch Polysaccharides, NSP）由植物细胞壁成分组成，包括纤维素、半纤维素、果胶等，即以前概念中的膳食纤维。其他是非细胞壁物质如植物胶质、海藻胶类和菊粉等。

① 纤维素

纤维素（Cellulose）一般由 1000～10000 葡萄糖残基借 β-1, 4-糖苷键相连，形成一条线状长链。在植物界无处不在，是各种植物细胞壁的主要成分，也是许多木质植物的结构成分和骨架。人体和动物组织不含纤维素，但它与人类生活有极其密切的关系，人类日常膳食中必须有足够的纤维素。人体消化液及消化道中缺乏能水解纤维素的 β-1, 4-糖苷键的酶，故纤维素不能被人体消化吸收，但它可刺激和促进胃肠道的蠕动，有利于其他食物的消化吸收及粪便的排泄。

② 半纤维素

半纤维素（Hemicellulose）绝大多数的半纤维素都是由 2 ~ 4 种不同的单糖或衍生单糖构成的杂多糖，这些杂多糖以多种形式存在，主要有 L-阿拉伯糖木聚糖、戊聚糖、半乳聚糖等。半纤维素的相对分子质量相对较小，一般由 50 ~ 200 个单糖或衍生单糖分子聚合而成，是谷类纤维的主要成分。

半纤维素也是组成植物细胞壁的主要成分，一般与纤维素共存。半纤维素既不是纤维素的前体或衍生物，也不是其生物合成的中间产物。纤维素和半纤维素在麸皮中含量较多。有些半纤维素也是可溶的。

③ 果胶类

果胶类（Pectins）也称果胶物质（Pectinc Substance）。一般指以 D-半乳糖醛酸为主要成分的复合多糖之总称，果胶类普遍存在于陆地植物的原始细胞壁和细胞间质层。在一些植物的软组织中含量特别丰富，例如在柑橘类水果的皮中约含 30%，甜菜中约含 25%，苹果中约 15%。

果胶物质均溶于水，与糖、酸在适当的条件下能形成凝冻，一般用作果酱、果冻及果胶糖果等的凝冻剂，也可用作果汁、饮料、冰淇淋等食品的稳定剂。

1.2.3.2　碳水化合物的消化吸收及代谢

近年来，人们对碳水化合物的生理功能的理解有了很大的改变，主要是由于对其消化吸收机制的认识和发展。

1. 碳水化合物的消化与吸收

人类食物中含量最多的碳水化合物是淀粉，此外还有少量纤维素、果胶、蔗糖、乳糖、麦芽糖、葡萄糖及一些戊糖等。淀粉不易溶于水，不能被人体直接吸收利用。蔗糖、乳糖及麦芽糖虽易溶于水，但也不能被直接吸收进入体内，都必须在消化道内在消化腺分泌的水解酶作用下，变成葡萄糖和相应的其他单糖才能被吸收。非淀粉多糖，如纤维素、果胶等，人体消化液缺乏消化它们的水解酶，不能使之变成单糖而被吸收利用，但肠道中存在多种非致病性细菌，它们含有水解纤维素和果胶的各种酶，可将其分解被人体间接吸收。但人体肠道中含此类细菌不多，靠这种作用利用纤维素及果胶的能力微乎其微。

碳水化合物的消化自口腔开始。唾液淀粉酶可对淀粉进行部分消化，但其消化作用不大。胃液不含任何能水解碳水化合物的酶，其所含的胃酸虽然很强，但对碳水化合物也只可能有微少或极局限的水解，故碳水化合物在胃中几乎完全没有什么消化。

碳水化合物的消化主要是在小肠中进行。小肠内消化分肠腔消化和小肠黏膜上皮细胞表面上的消化。极少部分非淀粉多糖可在结肠内通过发酵消化。

碳水化合物经过消化变成单糖后才能被细胞吸收。糖吸收的主要部位是在小肠的空肠。单糖首先进入肠黏膜上皮细胞，再进入小肠壁的门静脉毛细血管，并汇合于门静脉而进入肝脏，最后进入大循环，运送到全身各个器官。在吸收过程中也可能有少量单糖经淋巴系统而进入大循环。

2. 糖原的合成和分解

消化吸收的葡萄糖或体内其他物质转变而来的葡萄糖进入肝脏和肌肉后，可分别合成肝糖原和肌糖原，此种过程称为糖原的合成作用。肝糖原可在肝脏分解为葡萄糖，此种过程称为糖原的分解作用。饥饿 12～18 h，肝糖原几乎全部分解而消耗。肌糖原只有在长时间剧烈运动后才趋于耗尽。肝糖原的分解可大量释放出葡萄糖，以维持血糖浓度和供应其他组织消耗利用；而肌糖原的分解仅限于本身提供糖酵解所需要的原料。

（1）糖异生

由非碳水化合物转变为葡萄糖或糖原的过程称为糖异生。非碳水化合物主要是乳酸、丙酮酸、甘油、丙酸盐及生糖氨基酸。糖异生的主要场所是肝脏。肾皮质也能进行糖异生，但其量甚微，总量不到肝异生来源的 1/10，只是在严重饥饿情况下，其功能才明显增强。

（2）糖异生的生理意义

① 保持饥饿时血糖的相对稳定

饥饿时，血糖趋于下降，此时除了肝糖原大量分解外，糖异生作用开始加强。当肝糖原耗尽时，机体组织蛋白质分解而来的大量氨基酸以及由体脂分解而来的甘油等非糖物质加速转变成葡萄糖使血糖保持相对稳定，这对于主要依赖葡萄糖供能的组织维持其生理功能十分重要，如人体大脑、肾髓质、血细胞、视网膜等。

② 促进肌肉乳酸的充分利用

当人体剧烈运动时，肌肉经糖酵解作用生成大量的乳酸，通过骨骼肌细胞扩散至血液，并被运送到肝脏。通过肝中强大的糖异生能力，乳酸转变为葡萄糖，又返回肌肉供肌肉糖酵解产生能量。如果糖异生途径障碍，则乳酸利用受限，可使得人体运动能力明显下降。

③ 血糖及其调节

血糖主要指血中葡萄糖。正常情况下，血糖含量总是保持在一定的恒定范围内，其浓度为 3.9～6.1 mmol/L（700～1100 mg/L）。血糖浓度保持相对恒定，是细胞进行正常代谢、维持器官正常功能的重要条件之一。特别是脑组织，因为糖原含量少，又主要靠糖氧化供能，因此保持正常的血糖浓度更显得重要。此外，还有利于肾脏排 H^+ 保 Na^+。

（3）血糖的来源与去路

血糖的来源主要是肠道吸收、肝糖原的分解和糖异生作用；去路主要是有氧和无氧分解、合成糖原、转变为非糖物质及随尿排出。

（4）血糖浓度的调节

血糖来源与去路的控制，在高等动物中主要靠激素。参与血糖降低的激素有胰岛素；使血糖升高的激素主要是胰高血糖素、糖皮质激素和肾上腺素。

食物对于血糖的调节作用主要在于食物消化吸收速率和利用率。但食物中碳水化合物的含量、类型等也是影响血糖的主要因素。

① 食物碳水化合物

食物碳水化合物总量摄入多，血糖即上升高，因此以往糖尿病人膳食管理中主要为控制总碳水化合物的量在总能量的 40% 左右，随着对碳水化合物分类和功能的认识，对这一认识已有转变。不同类型的碳水化合物，即使摄入的总量相同，也不产生相同的血糖反应，如前所述的淀粉。淀粉食物中的快消化的成分，如游离葡萄糖、蔗糖中的葡萄糖和 20 min 保温后淀粉释放出的葡萄糖，可以很快在小肠吸收并升高血糖水平。而一些抗性淀粉、寡糖或其他形式的膳食纤维，可以进入结肠经细菌发酵后再吸收，对血糖的应答缓慢而平稳。

②食物血糖生成指数

食物血糖生成指数由 Jenkins 在 1981 年提出，用以衡量某种食物或某种膳食组成对血糖浓度影响的一个指标。血糖指数高的食物或膳食，表示进入胃肠后消化快、吸收完全，葡萄糖迅速进入血液；反之则表示在胃肠内停留时间长，释放缓慢，葡萄糖进入血液后峰值低，下降速度慢。食物血糖生成指数（Glycemic Index，GI）简称血糖指数，是指含 50 g 碳水化合物的食物与相当量的葡萄糖在 2 h 血浆葡萄糖糖耐量曲线下面积之比值。

对健康人还是糖尿病人来说，保持一个稳定的血糖浓度、没有大的波动才是理想状态，而达到这个状态就是合理地利用低 GI 的食物。高 GI 的食物进入胃肠后消化快、吸收率高，葡萄糖进入血液后峰值高、释放快。GI 反映该食物被利用的程度，给出了富含碳水化合物食物的一个新的营养学评价方法。食物血糖指数可作为糖尿病患者选择多糖类食物的参考依据，也可广泛用于高血压病人和肥胖者的膳食管理、居民营养教育，甚至扩展到运动员的膳食管理、食欲等研究中。表 1-16、表 1-17 是某些常见食物的血糖指数。

表 1-16　常见糖类的血糖生成指数

食物	GI	食物	GI
葡萄糖	100	麦芽糖	105.0±5.7
蔗糖	65.0±6.3	白糖	83.8±12.1
果糖	23.0±4.6	蜂蜜	73.0±13.3
乳糖	46.0±3.2	巧克力	49.0±8.0

引自：吴少雄，殷建忠.营养学[M].2 版.北京：中国质检出版社，2018：48。

表 1-17　常见食物的血糖生成指数

食物名称	GI	食物名称	GI	食物名称	GI
馒头	88.1	玉米粉	68.0	葡萄	43.0
熟甘薯	76.7	玉米片	78.5	柚子	25.0
熟土豆	66.4	大麦	66.0	梨	36.0
面条	81.6	菠萝	66.0	苹果	36.0
大米	83.2	闲趣饼干	47.1	藕粉	32.6
烙饼	79.6	荞麦	54.0	鲜桃	28.0
苕粉	34.5	甘薯（生）	54.0	扁豆	38.0
南瓜	75.0	香蕉	52.0	绿豆	27.2
油条	74.9	猕猴桃	52.0	四季豆	27.0
荞麦面条	59.3	山药	51.0	面包	87.9
西瓜	72.0	酸奶	48.0	可乐	40.3
小米	71.0	牛奶	27.6	大豆	18.0
胡萝卜	71.0	柑	43.0	花生	14.0

引自：吴少雄，殷建忠. 营养学[M]. 2 版. 北京：中国质检出版社，2018：49.

③ 其他食物因素

食物中其他组分和含量、物理状况和加工制作过程等因素，对食物的 GI 也产生显著的影响。如富含膳食纤维、抗性淀粉或其他不消化的碳水化合物食物，因淀粉酶的抗性增强，胃肠的消化吸收率变小而且缓慢，GI 较低。食物加工时，如果时间过长，糊化程度高，使消化吸收加快，GI 就高。水果中的果酸可使胃肠排空时间延长，吸收缓慢，使血糖生成指数低。富含脂肪、蛋白质的食物血糖生成指数也低，如豆类和油炸的食品等。但对于糖尿病人而言，脂肪高的低 GI 食品不是好的选择。

3. 糖耐现象

在正常情况下，人体一次摄入大量糖时，其血糖浓度仅暂时升高，而且很快恢复正常值，这种现象称为糖耐现象或称糖耐量。观察人体糖耐现象，可以推知机体内糖代谢过程是否正常，血糖浓度调节的各种机构是否健全，机体是否可能存在某种疾病。为此，临床上常用糖耐量试验鉴定机体利用糖的能力。

1.2.3.3 碳水化合物的生理功能

人体内的碳水化合物主要有葡萄糖、糖原和含糖的复合物，碳水化合物的功能与摄入食物的碳水化合物种类及机体内的存在形式有关。

1. 储存和提供能量

膳食碳水化合物是人体最经济且最主要的能量来源。1 g 葡萄糖在体内氧化可产生16.7 kJ（4.0 kcal）能量。在维持人体健康所需要的能量中，55%～65%由碳水化合物提供。糖原是肌肉和肝脏碳水化合物的储存形式，肝脏储存机体内约 1/3 的糖原。一旦机体需要，肝脏中的糖原即将分解为葡萄糖以提供能量。肝糖原分解为葡萄糖并进入血液循环，为机体特别是大脑和神经组织提供能量，葡萄糖是胎儿和婴儿大脑神经组织唯一的能量来源。肌肉中的糖原只为自身提供能量。机体内的糖原储备只能满足人体大约 12 h 的需要，因此每天必须从膳食中补充足够的碳水化合物。一些不被人体消化的膳食纤维在肠道细菌发酵下产生少量短链脂肪酸，也可为肠黏膜细胞提供少量能量。碳水化合物在体内释放能量较快，供能也快，是神经系统和心肌的主要能源，也是肌肉活动时的主要燃料，对维持神经系统和心脏的正常供能，增强耐力，提高工作效率都有重要意义。

2. 参与组织细胞构成

碳水化合物是构成机体组织的重要物质，并参与细胞的组成和多种活动。每个细胞都含有碳水化合物，其含量为 2%～10%，主要以糖脂、糖蛋白和蛋白多糖的形式存在。分布在细胞膜、细胞器膜、细胞质，以及细胞间基质中，糖和脂形成的糖脂是细胞与神经组织的结构成分之一。结缔组织的细胞间基质，主要是胶原和蛋白多糖所组成。核糖核酸和脱氧核糖核酸两种重要生命物质均含有 D-核糖，即五碳醛糖。

3. 构成机体多种重要生理活性物质

碳水化合物也参与一些抗体、酶和激素的构成，调节机体的各种活动。

4. 节约蛋白质作用

机体需要的能量，主要由碳水化合物提供，当膳食中碳水化合物供应不足时，机体为了满足自身对葡萄糖的需要，则通过糖原异生（Gluconegenesis）作用产生葡萄糖，供给能量；而当摄入足够量的碳水化合物时则能预防体内或膳食蛋白质消耗，不需要动用蛋白质来供能，即碳水化合物具有节约蛋白质作用（Sparing Protein Action）。碳水化合物供应充足，体内有足够的 ATP 产生，也有利于氨基酸的主动转运。

5. 抗生酮作用

脂肪在体内分解代谢，需要葡萄糖的协同作用。脂肪酸被分解所产生的乙酰基需要与草酰乙酸结合进入三羧酸循环，而最终被彻底氧化和分解产生能量。当膳食中碳水化合物供应不足时，草酰乙酸供应相应减少；而体内脂肪或食物脂肪被动员并加速分解为脂肪酸来供应能量。这一代谢过程中，由于草酰乙酸不足，脂肪酸不能彻底氧化而产生过多的酮体，酮体不能及时被氧化而在体内蓄积，以致产生酮血症和酮尿症。膳食中充足的碳水化合物可以防止上述现象的发生，因此称为碳水化合物的抗生酮作用（Antiketogenesis）。人体每天至少应摄入 50~100 g 碳水化合物才可防止酮体蓄积。

6. 解毒作用

经糖醛酸途径生成的葡萄糖醛酸，是体内一种重要的结合解毒剂，在肝脏中能与许多有害物质如细菌毒素、酒精、砷等结合，以消除或减轻这些物质的毒性或生物活性，从而起到解毒作用。

最近的研究证实，不消化的碳水化合物在肠道菌的作用下发酵所产生的短链脂肪酸（Short Chain Fatty Acid，SCFA）有着广泛的解毒或者保健作用。

与对正常结肠上皮细胞的增殖刺激作用相反，SCFA（尤其是丁酸）在体外抑制结肠、直肠肿瘤细胞的生长。丁酸还抑制由 1, 2-二甲肼（DMH）致癌物诱导的大鼠结肠肿瘤的生长，明显降低结肠癌的发生。对于蛋白质和脂肪的分解产物如各种胺、氨和胆酸等有抑制作用。

7. 维持肠道健康

非淀粉多糖类如纤维素和果胶、抗性淀粉、功能性低聚糖等抗消化的碳水化合物。虽不能在小肠消化吸收，但能刺激肠道蠕动，诱导肠道益生菌大量繁殖，促进结肠发酵，发酵产生的短链脂肪酸有助于肠道菌群增殖，改善肠道微生态环境，对肠道健康有重要的影响。

大多数不消化的碳水化合物如膳食纤维、抗性淀粉都有促进肠道蠕动、增加粪便量的作用。

8. 改变食物感官性状

食物中的单糖、双糖具有甜味，且部分碳水化合物的羰基可以与蛋白质的氨基在适当温度下发生羰氨反应，使食物褐变并散发香味，刺激人体食欲，有利于消化。

1.2.3.4 碳水化合物的膳食来源与参考摄入量

1. 膳食来源

碳水化合物主要来源于植物性食物。粮谷类一般含碳水化合物 60%～80%，薯类含量为 15%～29%，这两类食物所含的碳水化合物主要是淀粉；豆类的碳水化合物含量为 40%～60%，其中约有一半的碳水化合物为寡糖；根茎类蔬菜为 4.1%～25%，鲜豆类为 5%～20%，叶菜类蔬菜一般在 10%以下；淀粉类坚果为 31%～50%；奶类食品为 3.4%～7.4%，主要是乳糖；水果中以枣类碳水化合物含量较高，约 30%。单糖、双糖这些简单糖类的来源主要是蔗糖、糖果、甜食、糕点、蜂蜜等食品。

膳食纤维主要来源于粗粮、薯类、豆类、蔬菜、菌藻类及水果、坚果等植物性食物中。

2. 参考摄入量

中国营养学会制订了中国居民膳食中碳水化合物的可接受范围 AMDR，1 岁以上不分年龄、性别和生理状态，食物中总碳水化合物占能量的比例均为 50%～65%，添加糖不超过总能量的 10%（见附录 C 表 C4）。

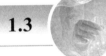

1.3　微量营养素

1.3.1　矿物质

1.3.1.1　概　述

1. 概念及分类

人体组织中几乎含有自然界存在的所有元素，其中除碳、氢、氧、氮主要以有机化合物形式存在外，其余的通称为矿物质（无机盐或灰分）。矿物质在体内分布极不均匀，如铁集中在红细胞，锌主要在肌肉组织等。我国人群中比较容易缺乏的有钙、铁、锌等。

人体所需矿物质的种类很多，可分为常量元素和微量元素。常量元素，占人体总重量的 0.01%以上，每人每日需要量在 100 mg 以上，包括钾、钠、钙、镁、磷、硫、氯 7 种元素。微量元素占人体总重量 0.01%以下，每人每日需要量常为微克至毫克级。1996 年 WHO 公布，经 FAO（联合国粮油组织）/IAEA（国际原子能机构）/WHO（世界卫生组织）组织专家委员会共同讨论，21 种元素被认为是构成人体组织、参与机体代谢和维持生理功能所必需的矿物质元素，分为三类：铁、铜、锌、硒、铬、碘、钴和钼 8 种被认为是必需微量元素；锰、硅、镍、硼和钒 5 种为可能必需微量元素；铅、氟、镉、汞、砷、铝、锡和锂 8 种为具有潜在毒性，但低剂量可能对人体具有功能作用的微量元素。

2．生物学有效性

矿物质的生物学有效性是指食物中矿物质实际被机体吸收、利用的程度，它取决于食物中矿物质含量多少以及可吸收程度，并与机体本身的机能状态有关。一般来说，动物性食物中的矿物质吸收利用程度高于植物性食物，这是由于一方面植物性食物中矿物质含量较低，另一方面植物性食物中存在的抑制性因子太多。

3．缺乏与过量的原因

（1）环境因素

地壳中矿物质分布并不均衡，某些地区表层土壤中某些矿物质含量过高或过低，导致长期在这种环境中生活的人群容易出现亚临床症状甚至疾病。

（2）食物成分及加工

天然食物中可能含有矿物质拮抗物，而在食物加工过程中也可能造成矿物质损失。如尼罗河三角地区的居民习惯食用未经发酵的面包，导致面粉中的锌与植酸结合成不溶性物质，影响人体对锌的吸收和利用，因此当地儿童常出现锌缺乏疾病。

（3）人体因素

摄入不足、消耗增加或者疾病状态，都可能使矿物质的供给量不能满足机体需求。

1.3.1.2　常量元素

1．钙

钙是人体含量最多的矿物质元素。正常成人体内含钙总量约为 1200 g，相当于体重的 2%，其中约 99%集中在骨骼和牙齿中，主要以羟磷灰石$[Ca_{10}(PO_4)_6(OH)_2]$形式存在；其余 1%的钙，一部分与柠檬酸螯合或与无机酸、蛋白质结合，另一部分则以离子状态分布于软组织、细胞外液和血液中，统称为混溶钙池。混溶钙池的钙与骨骼钙保持着动态平衡，为维持体内所有的细胞正常生理状态所必需。

（1）生理功能

① 构成骨骼和牙齿

钙是构成骨骼和牙齿的重要组分。羟磷灰石和磷酸钙沉积于骨基质，形成骨骼。骨骼里的钙和混溶钙池保持相对的动态平衡，使骨骼不断更新。

② 维持神经和肌肉的活动

钙离子可与细胞膜的蛋白质和各种阴离子基团结合，维持神经肌肉的兴奋性、神经冲动的传导和心脏的搏动等神经肌肉的正常生理活动。

③ 参与凝血过程

钙离子就是凝血因子Ⅳ，能够促进凝血过程。

④ 其他功能

钙能调节机体多种参与细胞代谢的酶的活性；能维持细胞膜的稳定性，可降低毛细血管的通透性，防止渗出，从而控制炎症与水肿；钙还参与激素的分泌等。

（2）影响吸收的主要因素

吸收率的高低常常依赖于身体对钙的需要量及膳食钙的摄入量。处于生长阶段的儿童、青少年、孕妇或乳母对钙的需求量大，他们对钙的吸收率也比较大；而当人体需要量少时钙吸收也少。一般来讲，食物含钙量高时，吸收率相应下降；反之，则吸收率升高。除此之外，钙的吸收率还会受膳食因素和其他因素的影响。

① 抑制因素

凡在肠道中能与钙形成不可溶性复合物的物质，均可干扰钙的吸收。例如植物性食物（如谷类、蔬菜等）中植酸和草酸含量较高，容易和钙形成难溶性的植酸钙和草酸钙而抑制钙的吸收。膳食纤维中的糖醛酸残基可与钙结合成不溶性钙盐。脂肪消化不良时，钙可与未被消化吸收的游离脂肪酸，特别是饱和脂肪酸形成难溶性的钙皂，这些都会影响钙的吸收。此外，饮酒过量、活动很少或长期卧床以及服用一些碱性药物（如黄连素、四环素等）都会使钙的吸收率下降。

② 促进因素

维生素 D 充足时，钙结合蛋白合成量增多，可以明显影响钙的吸收。凡能降低肠道 pH 或增加钙溶解度的物质，均可促进钙的吸收，如乳糖可被肠道微生物利用而发酵形成乳酸，从而降低肠内的 pH，并可与钙结合成可溶性的乳酸钙来促进钙的吸收。蛋白质的一些代谢产物如赖氨酸、色氨酸、组氨酸、精氨酸等可与钙形成可溶性的钙盐，有利于钙的吸收。一些抗生素如青霉素、氯霉素等可促进钙的吸收。

（3）缺乏与过量

① 缺乏

钙缺乏是较常见的营养性疾病。钙缺乏时生长期儿童可表现出生长发育迟缓、骨和牙的质量差，严重时引起骨骼变形形成佝偻病。中老年人随年龄增加，骨骼逐渐脱钙，尤其绝经妇女由于雌激素分泌减少，骨钙丢失加快，则易患骨质疏松症。

② 过量

过量摄入钙会导致高钙血症、高钙尿、血管和软组织钙化、肾结石相对危险性增加等。钙和铁、锌、镁、磷等元素有相互作用，高钙摄入会影响这些矿物质的生物利用率。

（4）食物来源和参考摄入量

食物中钙的来源以乳及乳制品为最好，不但含量丰富，而且吸收率高；虾皮、海带、紫菜、豆制品和十字花科蔬菜（如花菜、卷心菜、雪里蕻、油菜）中也含有丰富的钙；而菠菜、牛皮菜、空心菜等虽然含有较高的钙，但因大量草酸的存在导致人体吸收率很低。

各人群钙的参考摄入量详见附录 C 表 C6。

2. 磷

磷广泛存在于动、植物组织中，也是人体含量较多的矿物质元素之一，约占体重的 1%。体内的磷 85% ~ 90% 以羟磷灰石形式存在于骨骼和牙齿中，其余与蛋白质、脂肪、糖及其他有机物结合，分布于细胞膜、骨骼肌、皮肤、神经组织和体液中。

（1）生理功能

① 构成骨骼和牙齿

磷在骨骼和牙齿中的存在形式主要是无机磷酸盐，主要成分是羟磷灰石 $[Ca_{10}(PO_4)_6(OH)_2]$，构成机体支架和承担负重作用，还作为磷的储存库。

② 组成生命的重要物质

磷酸基团是 DNA、RNA 和各种核苷酸的组分；存在于血小板膜上的磷脂，可以吸附凝血因子，促进凝血过程。

③ 参与代谢过程

碳水化合物，如葡萄糖是以磷酰化化合物的形式被小肠黏膜吸收；葡萄糖-6-磷酸酯和丙糖磷酸酯是葡萄糖能量代谢的重要中间产物等。

④ 调节酸碱平衡

磷酸盐缓冲体系是体内重要的缓冲体系，可调节体液的酸碱平衡。

（2）影响吸收的主要因素

磷摄入不足，维生素 D_3 水平升高，可促进小肠对磷的吸收；膳食中合理的钙磷比例（2∶1）有利于磷的吸收；钙、镁、铁、铝等金属离子及植酸可与磷酸形成难溶性盐类而影响磷的吸收。

（3）缺乏与过量

① 缺乏

几乎所有的食物均含有磷，所以磷缺乏较少见，仅在禁食者、长期大量使用抗酸药或仅喂以母乳的早产儿等特殊情况下可能会出现。

② 过量

过量的磷会对机体产生不良影响，如低血钙症，导致神经兴奋性增强，手足抽搐和惊厥；还可能引起非骨组织的钙化等。

（4）食物来源和参考摄入量

磷广泛分布于各种食物中，瘦肉、禽、蛋、鱼、坚果、海带、紫菜、油料种子、豆类等均是磷的良好来源。

各人群磷的参考摄入量详见附录 C 表 C6。

3. 镁

镁是人体细胞内的主要阳离子，正常成人体内含镁 20～38 g，其中 60%～65%存在于骨骼中，27%存在于肌肉、肝脏、心脏、胰腺等组织中。

（1）生理功能

① 多种酶的激活剂

镁作为多种酶的激活剂，参与多种酶促反应。

② 对钾、钙离子通道的作用

镁可封闭不同钾通道的外向性电流，阻止钾的外流，当镁缺乏时，这种作用受到阻滞。镁还是生理性钙通道阻断剂，当镁浓度降低时，这种抑制作用减弱，导致钙进入细胞增多。

③ 促进骨骼生长和神经肌肉的兴奋性

镁是维持骨细胞结构和功能所必需的元素。不论血中镁或钙过低，神经肌肉兴奋性均增高；反之则有镇静作用。但镁和钙又有拮抗作用，在神经肌肉功能方面表现出相反的作用。

④ 维护胃肠道和调节激素的功能

碱性镁盐可以中和胃酸。镁离子在肠道中吸收缓慢，引起水分滞留，具有导泻作用。血浆镁的变化直接影响甲状旁腺激素（Parathyroid Hormone, PTH）的分泌。

（2）影响吸收的主要因素

蛋白质、乳糖、维生素 D、生长激素等均能促进镁的吸收。饮水多能促进镁的吸收。膳食中高磷、高草酸、高膳食纤维等都会干扰镁的吸收。另外，镁的吸收率也与膳食中镁的含量有关，摄入量比较高时，吸收相对比较低。

（3）缺乏与过量

① 缺乏

摄入不足、吸收障碍、丢失过多等都可引起镁的缺乏。镁缺乏会引起神经兴奋性亢进，常见肌肉震颤、手足抽搐、共济失调等临床症状，严重时出现神经错乱甚至惊厥、昏迷。机体镁的缺乏还会出低钾血症、低钙血症及心脑血管疾病等。

② 过量

一般情况下，不易发生镁中毒。在疾病状态下，用镁盐进行治疗时，如糖尿病酮症患者、肾功能不全者，尤其尿少同时进行镁剂治疗者，易发生镁中毒。

（4）食物来源和参考摄入量

镁广泛存在于食物当中，但其含量却相差很大。绿叶蔬菜、粗粮、坚果等富含镁，肉类、牛奶等镁含量居中。此外，饮水也可提供部分镁。

各人群镁的参考摄入量详见附录 C 表 C6。

1.3.1.3 微量元素

1. 铁

铁是人体内含量最多的一种必需微量元素，总量为 4 ~ 5 g。体内的铁按其作用可以分为功能性铁和储存性铁两部分。功能性铁占体内铁总量的 70%，存在于血红蛋白、肌红蛋白和含铁酶类中。储存性铁约占体内铁总量的 30%，用来补充功能性铁的损失，主要以铁蛋白和含铁血黄素的形式存在于肝、脾和骨髓中。

（1）生理功能

① 参与体内氧的运送和组织呼吸过程

铁为血红蛋白、肌红蛋白、细胞色素以及某些呼吸酶的组成成分，参与体内氧和二氧化碳的转运、交换和组织呼吸过程。

② 维持正常的造血功能

机体中的铁大多存在于红细胞中。铁在骨髓造血组织中与卟啉结合形成高铁血红素，再与珠蛋白合成血红蛋白。缺铁时，新生的红细胞中血红蛋白量不足，影响 DNA 的合成及巨幼红细胞的分裂增殖，还可使红细胞寿命缩短、自身溶血增加。

③ 维持机体正常免疫功能

足够的铁摄入对维持免疫系统的正常功能是必需的。而另一方面，铁又为细菌生长繁殖所需，铁负荷过度（特别是静脉注射）会增加感染的危险性。因而铁负荷过度和缺铁都可导致免疫反应的变化。

④ 其他

铁还有催化促进β-胡萝卜素转化为维生素 A、嘌呤与胶原蛋白的合成、脂类从血液中转运以及药物在肝脏的解毒等功能。

（2）影响吸收的主要因素

食物中的铁分为血红素铁和非血红素铁两种，它们的吸收形式各不相同。肉类等食物中的铁约 40% 是血红素铁，以含铁卟啉复合物的形式被小肠吸收，受膳食因素影响小，有效吸收率可达到 15%～35%。非血红素铁主要存在于植物性食物中，主要以离子铁形式存在，需要在胃中经胃酸作用使之游离，还原为亚铁才能被小肠黏膜吸收，明显受膳食因素的影响，其有效吸收率仅为 2%～20%。

非血红素铁在吸收前必须与结合的有机物，如蛋白质、氨基酸和有机酸等分离，而且必须在转化为亚铁后方可被吸收。因而有很多因素可影响非血红素铁的吸收。

① 蛋白质与"肉因子"

肉、禽、鱼类食物中铁的吸收率较高，除其中有一半左右是血红素铁之外，也与动物肉中一种叫"肉因子"或"肉鱼禽因子"有关。此种"因子"能促进非血红素铁的吸收。动物组织蛋白质的铁吸收率较高，可达 15%～20%。动物的非组织蛋白质，如牛奶、蛋或蛋清等，铁的吸收率却不高。

② 脂类与碳水化合物

膳食中脂类的含量适当对铁吸收有利，过高或过低均降低铁的吸收。各种碳水化合物对铁的吸收与存留有影响，作用最大的是乳糖，其次为蔗糖、葡萄糖等。

③ 矿物质

膳食中钙含量丰富，可部分减少植酸、草酸对铁吸收的影响，从而有利于铁的吸收。但大量的钙却不利于铁的吸收。无机锌与无机铁之间有较强的竞争作用，当一种过多时，就会干扰另一种的吸收。

④ 维生素

维生素 C 是铁吸收的有效促进因子，维生素 A、β-胡萝卜素、维生素 B_2、叶酸、维生素 B_{12} 等维生素对铁的吸收有重要的协助作用。

⑤ 膳食纤维

膳食纤维能结合阳离子的铁、钙等，摄入过多时可干扰铁的吸收。

⑥ 植酸盐与草酸盐

粮谷类及蔬菜中的植酸盐、草酸盐会与铁形成不溶性盐，影响铁的吸收。植酸盐几乎存在于所有的谷类的糠麸、种子、坚果的纤维和木质素中，蔬菜水果中也都含有。

⑦ 多酚类化合物

植物中的部分酚类化合物能抑制非血红素铁的吸收，在茶、咖啡以及菠菜中，均含有抑制铁吸收的酚类物质而明显抑制铁的吸收。

⑧ 卵黄高磷蛋白

蛋黄中存在一种卵黄高磷蛋白，可干扰铁的吸收，使蛋类铁吸收率降低。

⑨ 机体状况

机体铁营养状况、生理与病理改变都可左右铁的吸收。如食物通过肠道的时间太短、胃酸缺乏或过多服用抗酸药时，影响铁离子释放而降低铁的吸收。血红素铁与非血红素铁吸收，都受体内铁贮存量的影响，当铁贮存量多时，吸收率降低；贮存量减少时，需要量增加，吸收率也增加。

由于以上影响食物中铁消化吸收因素的存在，造成植物性食物中铁吸收率低于动物性食物中的铁，如大米为1%，玉米和黑豆为3%，莴苣为4%，而鱼为11%，动物肉、肝为22%。

我国居民膳食中铁的含量并不低，但由于摄入的铁主要为植物性非血红素铁，铁的吸收率较低，因此铁缺乏在我国较为常见。预防缺铁性贫血的膳食措施包括选择铁含量高且吸收率高的动物性食物，如动物肝脏、肉类和血液等；增加促进因素的摄入量，减少抑制因素的摄入，多吃新鲜蔬菜和水果。此外，还应注意的是补铁期间不宜饮茶。

（3）缺乏与过量

尽管铁是地球上储藏量最丰富的元素之一，但因为其在食物中最常见的形式是不溶性的，且在小肠内吸收状况受很多膳食因素影响，故铁缺乏仍是一个世界范围的营养问题。

① 缺乏

常见的是缺铁性贫血。婴幼儿、青少年、育龄妇女，尤其是孕妇、乳母和一些老年人是缺铁性贫血的多发人群。缺铁性贫血是一个渐进性过程，可分为三个阶段：第一阶段仅有铁储存减少，此阶段尚不会有明显的生理学后果。第二阶段为尚无贫血的铁缺乏，由于缺乏足够的铁而影响血红蛋白和其他必需铁化合物的合成。第三阶段是明显的缺铁性贫血期。除缺铁性贫血外，铁缺乏还表现为重要的含铁酶如细胞色素类、过氧化物酶等功能下降，这些酶在物质和能量代谢中起重要作用。研究表明，铁缺乏的妇女即使体内血红蛋白值在正常范围之内，对冷的抵抗力也下降，表现为怕冷、寒战、失眠等。铁缺乏还可出现机体抗感染能力降低、影响行为和智力发育等。

② 过量

铁过量原因有原发性铁过量，如遗传性血色素沉积症，以及继发性铁过量，如铁剂治疗、反复输血等。铁过量损伤的主要靶器官是肝脏，能引起肝纤维化和肝细胞瘤。铁有催化自由基生长和促进脂质过氧化的作用，所以当铁过量时也会增加心血管疾病的风险。

（4）食物来源与参考摄入量

肝脏、瘦肉、全血、鸡肫等动物性食物是铁的良好来源，不仅含量高，而且容易吸收。一些植物性食物如海带、紫菜、黑木耳、芝麻等含铁量也十分丰富，但吸收率偏低。

各人群铁的参考摄入量详见附录 C 表 C7。

2. 锌

成人体内锌的含量男性约 2.5 g，女性约 1.5 g。锌广泛分布于人体所有的组织、器官、体液及分泌物中，参与人体内 300 多种酶和功能蛋白的组成，对生长发育、免疫功能、物质代谢和生殖功能等均有重要的作用。

（1）生理功能

① 金属酶的组成成分或酶的激活剂

体内有多种含锌酶，包括超氧化物歧化酶、苹果酸脱氢酶、碱性磷酸酶、乳酸脱氢酶等，这些酶在组织呼吸、能量代谢和抗氧化过程中发挥重要作用。DNA 多聚酶、RNA 多聚酶等的活性都依赖锌的存在。

② 促进生长发育

锌参与蛋白质合成、细胞生长、分裂和分化等过程。锌的缺乏会导致 DNA、RNA 和蛋白质的合成障碍,使细胞分裂减少,生长停止。正常的锌摄入可保证男性第二性征和女性生殖各期的发育。

③ 促进食欲

锌与唾液蛋白结合成味觉素可增进食欲,缺锌可影响味觉和食欲。

④ 参与免疫功能

锌同免疫功能关系密切。锌可促进淋巴细胞分裂,增加 T 细胞数量和活力。锌缺乏可导致胸腺萎缩,胸腺素分泌减少,脾重量减轻,T 细胞功能受损及细胞介导免疫功能改变。

(2)影响吸收的主要因素

机体的锌营养状态、特殊生理阶段如孕期、哺乳期以及疾病状态下等对锌的吸收都有不同的影响。动物性食物中的锌利用率较高,维生素 D 可促进锌的吸收。而植物性食物中含有的植酸、鞣酸和膳食纤维等均不利于锌的吸收。我国居民膳食以植物性食物为主,锌的生物利用率一般为 15%~20%。

(3)缺乏与过量

① 缺乏

锌在体内发挥着极为广泛的生理作用,锌缺乏可导致许多病理变化。生长发育障碍是最早认识到的锌缺乏病的临床表现之一,是处于生长发育期的儿童、青少年的最主要、最明显的临床表现。孕妇严重缺锌可出现胚胎畸形,出生后长期锌缺乏可导致侏儒症。锌缺乏还会导致食欲减退、异食癖等症状。

② 过量

一般情况下,人体不易发生锌中毒,但职业中毒、盲目过量补锌或食用锌污染的食物可引起锌过量或锌中毒。过量的锌可干扰铜、铁和其他微量元素的吸收和利用,损害免疫功能。急性锌中毒主要表现为腹泻、恶心、呕吐等。

(4)食物来源及参考摄入量

锌的来源较广泛,贝壳类海产品(如牡蛎、扇贝等)、红色肉类及动物内脏等都是锌的良好来源。植物性食物中锌吸收率低。

各人群锌的参考摄入量详见附录 C 表 C7。

3. 碘

正常成人体内含碘 20~50 mg,其中约 15 mg 存在于甲状腺组织内,其余分布在骨骼肌、肺、卵巢、肾、淋巴结、肝、睾丸和脑组织中。

(1)生理功能

碘在体内主要参与甲状腺素的合成,因此其生理功能主要通过甲状腺素的生理功能来体现。甲状腺素是人体重要的激素,该激素的生理功能主要包括以下几个方面。

① 促进生物氧化,调节能量转换。

② 促进蛋白质合成和神经系统发育,对胎儿和婴幼儿早期生长发育,特别是智力发育尤

其重要。

③ 促进糖和脂肪代谢，促进肝糖原分解和组织中对糖的利用，促进脂肪分解及调节血清中胆固醇和磷脂的含量等。

④ 激活体内 100 多种重要的酶，如细胞色素酶、琥珀酸氧化酶系、碱性磷酸酶等，在物质代谢中发挥作用。

⑤ 促进烟酸的吸收和利用，促进 β-胡萝卜素向维生素 A 的转化。

（2）影响吸收的主要因素

蛋白质、能量不足时，会降低胃肠道对碘的吸收。某些食物含抗甲状腺素物质，如洋白菜、萝卜、菜花等，长期摄入会增加缺碘地区甲状腺肿的发生率。

（3）缺乏与过量

① 缺乏

地方性甲状腺肿（俗称大脖子病）与地方性克汀病是典型的碘缺乏症，婴幼儿缺碘可引起以生长发育迟缓、智力低下、运动失调等为特征的克汀病（呆小症），成人缺碘会发生甲状腺肿大。孕妇严重缺碘可影响胎儿神经系统、肌肉的发育及引起胚胎期和围生期死亡率上升。为改善人群碘缺乏状况，我国于 1995 年开始在全国范围内实施食盐加碘策略，经多年实践取得了良好的效果。

② 过量

长期高碘摄入可导致高碘性甲状腺肿。我国河北、山东、山西等 11 个省（自治区、直辖市）的部分地区为高水碘地区，当地部分居民因饮用高碘水，或食用高碘食物造成高碘性甲状腺肿，部分地区的患病率高达 20%～40%。为降低高水碘地区居民碘过量的风险，2012 年已经全部停止高水碘地区的碘盐供给。另外，摄入碘过量还可引发碘性甲状腺功能亢进、甲状腺功能减退、桥本氏甲状腺炎等。

（4）食物来源与参考摄入量

含碘丰富的食物主要为海产品，如海带、紫菜、鱼虾和贝类都是常见的富碘食物。另外，也可采用碘强化措施，如食盐加碘、食用油加碘及自来水中加碘等。

各人群碘的参考摄入量详见附表 7。

4. 硒

1957 年，我国科研人员首先提出克山病与缺硒有关的报告，并进一步肯定了硒是人体必需的微量元素。硒在人体内总量为 14～20 mg。硒广泛分布于人体所有的组织和器官中，肝和肾中硒的浓度最高。

（1）生理作用

① 抗氧化作用

硒是谷胱甘肽过氧化物酶（GSH-P_X）的组成成分，GSH-P_X 具有抗氧化功能，能清除体内脂质过氧化物，阻断活性氧和其他自由基对机体的损伤。

② 保护心血管和心肌

以心肌损害为特征的克山病同缺硒有密切的关系，硒缺乏会导致心肌纤维坏死、心肌小动脉和毛细血管损伤，同时高硒地区人群中的心血管发病率普遍较低。

③ 增强免疫作用

硒可使淋巴细胞、NK 细胞、淋巴因子激活杀伤细胞的活性增加，从而提高免疫力。

④ 解除体内重金属的毒性

硒同金属有很强的亲和力，是一种天然的对抗重金属的解毒剂，能在体内同汞、镉、铅等结合形成金属-硒-蛋白质复合物而解毒，并将其排出体外。

⑤ 其他

硒还可促进生长，抗肿瘤。

（2）影响吸收的主要因素

人体摄入的硒有各种形式，动物性食物以硒半胱氨酸和硒蛋氨酸形式为主；植物性食物以硒蛋氨酸为主，吸收率为 60%～80%。

（3）缺乏与过量

① 缺乏

硒缺乏的主要原因是硒摄入不足，与土壤中硒不足有关。我国从东北到西南有一条很宽的低硒地带，导致当地粮食和饮水中硒的含量不能满足人体需要，1935 年在我国黑龙江克山县发现的克山病已被证实与硒缺乏有关。克山病的主要症状为心律失常、心功能不全、心力衰竭，严重时会危及生命。地方性大骨节病也与缺硒有关。

② 过量

硒过量往往与地区土壤中硒含量过多有关。我国湖北的恩施县和陕西的紫阳县由于水土中硒含量过高，造成当地粮食、蔬菜和饮水中硒含量过高，曾经引起急性硒中毒，主要表现为头痛，头发变干、变脆，肢端麻木，抽搐，甚至偏瘫。

（4）食物来源与参考摄入量

硒的良好食物来源是海产品和动物内脏，如海参、牡蛎、鱼子酱和猪肾等。需要注意的是，食物中的含硒量随地域不同，特别是植物性食物中的硒含量与土壤中硒元素的水平相关。

各人群硒的参考摄入量详见附录 C 表 C7。

1.3.2 维生素

1.3.2.1 概 述

维生素是维持人体正常生理功能所必需的一类微量低分子有机化合物。它们虽然种类繁多，结构不同，性质各异，但具有以下共同特点：① 以本体或前体化合物的形式存在于天然食物中；② 在体内不提供能量，一般也不是机体的组成成分；③ 参与维持机体正常生理功能，需要量极少，通常为毫克、微克数量级，但是却必不可少；④ 一般不能在体内合成，或合成的量少，不能满足机体需要，必须由食物不断供给。少量的烟酸和维生素 D 可以由机体合成，维生素 K 和生物素也可由肠道细菌合成，但人体合成的量不能完全满足需要，因此不能替代食物来源。

1. 维生素的命名

维生素有三种命名系统。一是在科学工作者没有完全确定各种维生素的化学结构之前，通常按照它们被发现的顺序，按英文字母顺序排序，如维生素 A、维生素 B、维生素 C 和维生素 D 等；二是按其特有的生理功能命名，如抗干眼病维生素、抗癞皮病维生素和抗坏血酸等；三是随着各种维生素化学结构的确定，人们经常使用其化学结构名称，如视黄醇、硫胺素和核黄素等。这三种命名系统互相通用，但更趋向于使用化学名称。

2. 维生素的分类

通常按照维生素的溶解性不同而分为脂溶性维生素和水溶性维生素两大类。

脂溶性维生素包括维生素 A、维生素 D、维生素 E、维生素 K 四种，它们都不溶于水而溶于脂肪及有机溶剂中。主要存在于动物性脂肪及植物油中，一般有前体形式存在，其吸收与肠道中的脂类物质密切相关，排泄效率低，不必每日从食物补充，但大剂量摄入会发生蓄积中毒。脂溶性维生素一般由碳、氢、氧三种元素组成。

水溶性维生素种类较多，主要为维生素 B 族和维生素 C。维生素 B 族包括维生素 B_1、维生素 B_2、维生素 B_6、维生素 B_{12}、烟酸、泛酸、生物素和叶酸等。水溶性维生素均溶于水，一般以本体形式存在于天然食物中。大多数水溶性维生素以辅酶的形式参与机体的物质和能量代谢。排泄效率高，较易自尿中排出，但维生素 B_{12} 例外，它比维生素 K 更容易储存于体内。当组织需要量饱和后，多余的水溶性维生素就随尿液排出，因而大剂量摄入一般不会发生中毒，但每日必须从食物中补充，若摄入过少，较易发生缺乏症。

3. 维生素的缺乏

食物中某种维生素长期缺乏或不足会引起代谢紊乱并出现病理状态，形成维生素缺乏症。维生素缺乏在体内其实是一个渐进过程，初期贮备量降低，继之是相关生化代谢异常、生理功能改变，然后是组织发生病理变化，出现临床症状和体征。

（1）维生素缺乏的原因

① 摄入不足

食物短缺，如战争、自然灾害等原因造成粮食作物的减产；由于营养知识缺乏，不合理的膳食结构、饮食习惯，如动物性食物摄入过多，挑食偏食；某些国家和地区，由传统习俗形成的食物禁忌，影响当地人的膳食平衡；或者由于食物运输、加工、烹调、储藏不当使食物中的维生素丢失或被破坏，如粮食的高精度加工可造成米、面中维生素 B 族大量损失。

② 吸收利用降低

如老年人的胃肠道消化吸收功能降低，对营养素的吸收利用减少；消化系统疾病，如肝、胆疾病病人由于胆汁分泌不足，会影响脂溶性维生素的吸收；高膳食纤维膳食会使食物通过肠道速度加快，从而减少营养素的吸收。

③ 维生素的需要量相对增高

由于对维生素的需要量增多，或者丢失增加，使体内维生素需要量相对增高。如妊娠和哺乳期妇女、生长发育期儿童青少年、特殊生活及工作环境的人群和疾病恢复期的病人，对维生素的需要量都相对增高，如果不能由膳食及时补充所需维生素，就会导致维生素缺乏。

（2）维生素缺乏的分类

① 按缺乏原因

可分为原发性和继发性维生素缺乏两种。前者主要是由于膳食中维生素供给不足或其生物利用率过低引起；后者主要是由于生理或病理原因妨碍了维生素的消化、吸收和利用，或因人体需要量增加、排泄或破坏增多而引起的条件性维生素缺乏。

② 按缺乏程度

可分为临床缺乏和亚临床缺乏两种。维生素临床缺乏，指维生素的缺乏已经出现临床症状，又称为维生素缺乏症，往往伴随着战争、贫困、传染病而发生，目前已经基本得到控制。维生素的轻度缺乏常常不出现临床症状，但缺乏者因其维生素营养水平及其生理功能处于低下状态，从而一般表现为劳动效率降低及对疾病的抵抗力下降，这称为亚临床维生素缺乏或不足，也称维生素边缘缺乏。维生素的亚临床缺乏引发的临床症状不明显、不特异，易被忽视，故需引起重视。

1.3.2.2 脂溶性维生素

1. 维生素 A

（1）理化性质

维生素 A 又叫视黄醇或抗干眼病维生素，指含有视黄醇（Retinol）结构，并具有其生物活性的一大类物质，包括维生素 A 和维生素 A 原及其代谢产物，是人类最早发现的维生素。机体内的维生素 A 主要有三种活性形式：视黄醇(Retinol)、视黄醛(Retinal)和视黄酸(Retinoic Acid)。

其中维生素 A 来源于动物性食物，而植物体中所含有的黄、红色素中很多属于类胡萝卜素，在人体内类胡萝卜素可以被转化为维生素 A，通常称之为维生素 A 原，如 α-胡萝卜素（Alpha-Carotene）、β-胡萝卜素（Beta-Carotene）、γ-胡萝卜素（Gamma-Carotene）等。其中 β-胡萝卜素具有最高的维生素 A 原活性。

维生素 A 为淡黄色结晶，溶于脂肪或有机溶剂，对热、酸、碱比较稳定。在一般的烹调和罐头制品中不易被破坏，但易被空气中的氧所氧化破坏，尤其在高温条件下更易氧化。

（2）生理功能

① 维持正常视觉

体内维生素 A 的水平与维持暗视力所必需的视紫红质相关。视紫红质是视网膜上对暗光敏感的杆状细胞中所含有的感光物质，由视黄醛与视蛋白结合而成。视紫红质不足时，暗适应能力下降，严重时可发展成为夜盲症。

② 维持黏膜、上皮细胞的正常生长与分化

上皮细胞组织的正常分化需要维生素 A 的参与。

③ 维持正常发育和生殖功能

维生素 A 的活性代谢产物视黄酸对脊椎动物胚胎发育过程中多方面的形态形成均有作用，影响着多个组织器官的生长发育。

④ 维持正常免疫功能

维生素 A 通过调节细胞免疫和体液免疫来提高免疫功能，也通过促进上皮细胞的分化并维持其完整性，起到非特异性免疫的作用。

⑤ 抗氧化作用

维生素 A 和类胡萝卜素能捕捉自由基，猝灭单线态氧，提高抗氧化防御能力。

（3）影响吸收的主要因素

一些慢性消化道疾病如慢性痢疾、慢性腹泻和慢性肠炎等会影响维生素 A 的吸收。蛋白质和锌的摄入量不足，会造成维生素 A 的吸收、贮存和运送的障碍。酗酒和长期服用某些药物也会影响维生素 A 的吸收和代谢。而维生素 E、维生素 C 等抗氧剂有利于维生素 A 的吸收。

（4）缺乏与过量

① 缺乏

维生素 A 缺乏依然是许多发展中国家面临的一个主要公共卫生问题，在非洲和亚洲许多发展中国家的部分地区，甚至表现为地方性流行。婴幼儿和儿童的维生素 A 缺乏的发生率远高于成人。维生素 A 缺乏最早在眼部出现症状，即暗适应能力下降，进一步会发展为夜盲症，甚至失明。维生素 A 缺乏在临床上还表现为因上皮细胞角化而导致的一系列症状和体征。最典型的特征是因结膜和角膜角化引起的干眼病，患者由于角膜和结膜干燥，泪腺分泌减少，结膜失去正常光泽，变厚、变硬，出现毕脱氏斑，角膜粗糙、软化、溃疡，严重者可因穿孔而失明。维生素 A 缺乏还会引起机体不同组织上皮干燥、增生和角化，导致皮肤干燥，毛囊角化过度，毛囊丘疹，食欲降低，易感染。特别是儿童、老人容易引发呼吸道炎症，严重时可导致死亡。维生素 A 缺乏还会影响骨骼系统，使儿童骨组织停止生长，整体发育迟缓。

② 过量

过量摄入维生素 A 可引起急性、慢性及致畸毒性。急性毒性产生于一次或多次连续摄入大量的维生素 A（成人大于 RNI 约 100 倍，儿童大于 RNI 约 20 倍），早期症状为恶心、呕吐、头痛、眩晕、视觉模糊等；当剂量更大时，可出现嗜睡、厌食、反复呕吐。一旦停止服用，症状会消失。但极大剂量的维生素 A 可以致命。慢性中毒较急性中毒常见，症状多为头痛、食欲降低、脱发、肝大、肌肉疼痛和僵硬、皮肤干燥瘙痒、复视、出血、呕吐和昏迷等。孕妇在妊娠早期每天大剂量摄入维生素 A，娩出畸形儿的相对危险度增加。

（5）食物来源与参考摄入量

维生素 A 本体只存在于动物性食物中，最好的来源为动物肝脏、肾脏、鱼卵、蛋黄、全奶等。类胡萝卜素良好的食物来源为黄红色蔬菜、水果和绿色蔬菜，如菠菜、胡萝卜、苜蓿、红薯、番瓜、辣椒、苋菜、豌豆角以及柑橘类水果、芒果等。

各人群维生素 A 的参考摄入量详见附录 C 表 C8。

2. 维生素 D

（1）理化性质

维生素 D 是类固醇的衍生物，与人体钙的代谢密切相关，其中以维生素 D_2（麦角钙化醇）和维生素 D_3（胆钙化醇）最为重要。人体皮下存在 7-脱氢胆固醇，在日光或紫外线照射下可转变成维生素 D_3。

维生素 D_2 和维生素 D_3 皆为白色晶体，溶于脂肪和有机溶剂，化学性质较为稳定，在中性和碱性溶液中耐热，不易被氧化，但在酸性溶液中则会逐渐分解，故通常的烹调加工不会引起维生素 D 的损失，但脂肪酸败可以引起维生素 D 的破坏。

（2）生理功能

维生素 D 主要以 1, 25-$(OH)_2$-D_3 的形式作用于小肠、肾、骨骼等靶器官，维持细胞内外钙浓度，调节钙磷代谢。

① 促进肠道对钙、磷的吸收

1, 25-$(OH)_2$-D_3 可与肠黏膜细胞中特异的膜受体结合，促进肠黏膜细胞合成钙结合蛋白，从而使肠腔内的钙被主动转运到细胞内，同时增加肠黏膜细胞刷状缘碱性磷酸酶活性，促进磷酸酯键的水解和磷的吸收。

② 促进骨骼钙的动员和骨组织的钙化

与甲状旁腺协同，一方面使未成熟的破骨细胞前体转化为成熟的破骨细胞，促进骨质吸收，使旧骨中的骨盐溶解，释放钙、磷进入血液；另一方面可刺激成骨细胞，促进骨样组织成熟和骨盐沉着。

③ 促进肾脏对钙、磷的重吸收

维生素 D 可促进肾近曲小管对钙、磷的重吸收以提高血浆中钙和磷的水平。

（3）缺乏与过量

① 缺乏

膳食缺乏维生素 D、消化吸收障碍或人体缺乏日光照射均会导致体内维生素 D 的缺乏。儿童缺乏维生素 D，会导致骨骼钙化不良，易使骨骼变软和弯曲变形，从而形成 "X" 或 "O" 形腿，胸骨外凸和 "肋骨串珠" 等。在牙齿方面，表现为出牙推迟，易生龋齿。成人缺乏维生素 D 表现为骨质软化症，妊娠与哺乳期妇女最易发生，也可见于老年人。老年人由于肝肾功能降低、胃肠吸收减退、户外活动不足，体内维生素 D 水平常常低于年轻人，易患骨质疏松症。此外，缺乏维生素 D 也会产生因血清钙水平降低而引起的手足痉挛症。

② 过量

一般认为，由普通膳食提供的维生素 D 不会引起中毒，但摄入过量的维生素 D 补充剂和强化维生素 D 的食品可引起中毒。维生素 D 中毒的症状常见有厌食、恶心、头痛、嗜睡、腹泻、多尿、血清钙磷增高，可进一步发展成动脉、心肌、肺、肾、气管等软组织转移性钙化和肾结石，严重的维生素 D 中毒可导致死亡。

（4）食物来源与参考摄入量

维生素 D 既可由膳食提供，又可经暴露在日光之下的皮肤合成，而皮肤合成量的多少又受到纬度、暴露面积、阳光照射时间、紫外线强度、皮肤颜色等影响。对于婴幼儿、孕妇和乳母而言，由于其身体本身对维生素 D 需要量大为增加，因此在日常生活中除了保证充足的户外活动外，还应多吃一些含维生素 D 丰富的食物；此外，可酌情服用鱼肝油等维生素 D 制剂或注射维生素 D 针剂。

维生素 D 主要存在于动物性食物中，其中以海水鱼的肝脏含量最为丰富，其次为禽畜的肝脏、蛋、奶及其制品。

各人群维生素 D 的参考摄入量详见附录 C 表 C8。

3. 维生素 E

（1）理化性质

维生素 E 又称生育酚，是 6-羟基苯并二氢吡喃环的异戊二烯衍生物，包括 α、β、γ、δ 生育酚和 α-、β-、γ-、δ 生育三烯酚，其中以 α-生育酚的生物活性最高。

维生素 E 是黄色的油状液体，溶于酒精、脂肪和有机溶剂，对碱不稳定，对氧十分敏感。在碱性条件下加热食物，可以使生育酚完全遭到破坏。脂肪酸败会加速维生素 E 的破坏，在烹调中即使使用很少量的酸败油脂（酸败的程度甚至不能被品尝出来），也足以破坏油脂中或食物中大部分的维生素 E。

（2）生理功能

① 抗氧化作用

维生素 E 是人体非酶抗氧化系统中重要的抗氧化剂，能清除体内的自由基并阻断其引发的链反应，防止生物膜（包括细胞膜、细胞器膜）和脂蛋白中多不饱和脂肪酸、细胞骨架及其他蛋白质的巯基受自由基和氧化剂的攻击。

维生素 E 与维生素 C、β-胡萝卜素有抗氧化的协同互补作用。在氧分压较高时，生育酚自由基在生物膜表面与维生素 C 接触进行反应，使生育酚自由基还原为生育酚；在氧分压较低时，β-胡萝卜素可以使与自由基结合的维生素 E 得到恢复。另外，硒与维生素 E 也有相互配合进行协同的抗氧化作用。

② 对胚胎发育和生殖的作用

维生素 E 是哺乳动物维持生育必不可少的营养物质。动物实验证实，大鼠缺乏维生素 E 会造成胚胎死亡，引起动物不孕。关于人体正常的生殖功能与维生素 E 是否存在关系，长期以来尚无定论。

③ 对免疫功能的作用

维生素 E 对维持人体正常免疫功能，特别对于 T 淋巴细胞的功能尤为重要。

④ 其他

维生素 E 能调节血小板的黏附力和聚集作用；维生素 E 可抑制体内胆固醇合成限速酶的活性，从而降低血浆胆固醇水平；维生素 E 还能抑制肿瘤细胞的生长和增殖。

（3）影响维生素 E 吸收的主要因素

脂肪摄入量的多少和影响脂肪吸收的因素都会影响维生素 E 的吸收，如肝炎、胆囊炎等病症。

（4）缺乏与过量

① 缺乏

维生素 E 广泛存在于食物中，因而较少发生由于维生素 E 摄入量不足而出现的缺乏症。但可出现在低体重早产儿、脂肪吸收障碍的病人中。如果人体维生素 E 长期不足时会出现溶血性贫血、视网膜退行性病变、神经退行性病变、肌无力等。

② 过量

在脂溶性维生素中，维生素 E 的毒性相对较小。但摄入大剂量维生素 E（每天摄入 0.8 g～3.2 g）有可能出现中毒症状，如肌无力、视觉模糊、恶心、呕吐，以及维生素 K 的吸收和利用障碍。

（5）食物来源与参考摄入量

维生素 E 广泛分布于动、植物性食物中，几乎所有绿色植物中均含有维生素 E，主要来源于植物油脂、麦胚、坚果、种子类、豆类以及其他谷物胚芽；蛋类、肉类、鱼类、水果及蔬菜中含量甚少。维生素 E 的最好来源为谷物胚芽油。

各人群维生素 E 的参考摄入量详见附录 C 表 C8。

1.3.2.3　水溶性维生素

1. 维生素 B_1

（1）理化性质

维生素 B_1 又称硫胺素，是人类发现最早的维生素之一。因发现其与预防和治疗脚气病有关，所以维生素 B_1 又称抗脚气病因子、抗神经炎因子等。

维生素 B_1 为白色粉末状结晶，微带酵母气味，易溶于水，微溶于乙醇。酸性环境下较为稳定，在中性特别是碱性环境中易被氧化而失去活性。

（2）生理功能

① 辅酶功能

硫胺素多以辅酶或辅基的形式参与体内的重要生化反应，焦磷酸硫胺素（TPP）是维生素 B_1 的主要活性形式，参与 α-酮酸的氧化脱羧反应和磷酸戊糖途径的转酮醇酶反应。这两个反应是三大营养素分解代谢的关键环节，又是它们合成代谢的联结点，因此硫胺素严重缺乏可对人体造成伤害。

② 非辅酶功能

维生素 B_1 可抑制胆碱酯酶对乙酰胆碱的水解。乙酰胆碱可促进胃肠蠕动。维生素 B_1 缺乏时胆碱酯酶活性增强，乙酰胆碱水解加速，因而胃肠蠕动缓慢，腺体分泌减少，食欲减退。

（3）缺乏与过量

①缺乏

人类长期食用碾磨得过分精白的米面，而又缺乏其他杂粮和副食补充时，则容易造成维生素 B_1 的缺乏。此外，酒精中毒也可引起维生素 B_1 缺乏。

维生素 B_1 缺乏所导致的疾病为脚气病。脚气病主要影响心血管和神经系统。脚气病可分为以下三种：干性脚气病，其以多发性神经炎为主要症状，多表现为上行性周围神经炎，趾端麻木、肌肉压痛和酸痛，腓肠肌较为明显，继续发展会出现垂腕、垂足症状，后期表现为肌肉萎缩、共济失调等；湿性脚气病，多以水肿和心脏症状为主，常见心悸、气短、心动过速；混合型脚气病，其特征是既有神经炎又有心力衰竭和水肿。这三种为成人型脚气病。另外，还有婴儿型脚气病，多发于 2 ~ 5 月龄的婴儿，多是因为乳母维生素 B_1 缺乏。婴儿型脚气病发病急且重，初期表现为食欲下降、呕吐、兴奋、呼吸急促和困难，晚期有发绀、水肿、心力衰竭，常在症状出现后 1 ~ 2 天突然死亡。

② 过量

维生素 B_1 过量一般不会引起中毒，超过 RNI 100 倍的剂量会有毒性表现。

（4）食物来源及参考摄入量

维生素 B_1 广泛存在于天然食物中，含量丰富的食物有谷类、豆类、酵母、干果及硬果，动物的心、肝、肾、瘦猪肉及蛋类含量也很丰富。

人体对维生素 B_1 的需要量与能量代谢密切相关，一般维生素 B_1 的参考摄入量应按总能量需要量进行推算。各人群维生素 B_1 的参考摄入量详见附录 C 表 C9。

2. 维生素 B_2

（1）理化性质

维生素 B_2 是由核糖醇和异咯嗪构成的化合物，又名核黄素。核黄素为黄色粉末状结晶，水溶性较低，在干燥和酸性环境中较为稳定，对碱和光敏感，紫外光照射极易使其破坏。

（2）生理功能

① 参与体内生物氧化与能量代谢

维生素 B_2 在人体内是许多重要辅酶的组成成分，在细胞代谢呼吸链的重要反应中起控制作用，或参与更加复杂的电子传递系统。在碳水化合物、脂肪和蛋白质这三大营养素能量代谢中起非常重要的作用。

② 参与烟酸和维生素 B_6 的代谢

维生素 B_2 可激活维生素 B_6，还参与色氨酸转化为烟酸的过程。

③ 其他生理作用

维生素 B_2 还参与体内一些其他生化过程，如抗氧化、红细胞形成和药物代谢等。

（3）缺乏和过量

① 缺乏

主要表现在眼、口、唇、舌、皮肤和黏膜的炎症变化等。眼部症状主要为睑缘炎、畏光、视物模糊和流泪等；口腔症状主要为口角炎、唇炎、舌炎和地图舌等；皮肤症状主要为脂肪分泌旺盛的鼻翼两侧、眉间、耳后出现脂溢性皮炎。

② 过量

维生素 B_2 一般不会出现过量中毒。

（4）食物来源与参考摄入量

人类膳食中维生素 B_2 主要来源于各种动物性食物，尤其是动物内脏、蛋黄和奶类，其次为豆类和新鲜绿色蔬菜。

人体对维生素 B_2 的需要与蛋白质和能量供给量有关。能量消耗多时，维生素 B_2 需要增高，当蛋白质摄入减少时，维生素 B_2 从尿中排出的量增加，因此，要保证维生素 B_2 良好的营养状况，蛋白质供给量也必须足够。

各人群维生素 B_2 的参考摄入量详见附录 C 表 C9。

3. 烟　酸

（1）理化性质

烟酸又称尼克酸、维生素 PP、抗癞皮病因子。烟酸在体内以烟酰胺（尼克酰胺）形式存在，两者总称为维生素 PP。

烟酸为白色针状结晶，溶于水和乙醇，不溶于乙醚。烟酸是所有维生素中最稳定的一种，不易被空气中的氧、热、光、高压所破坏，对酸、碱也很稳定。一般烹调加工损失极小。

（2）生理功能

① 辅酶功能

烟酸在体内以烟酰胺的形式构成呼吸链中的辅酶 I 和辅酶 II，而辅酶 I 和辅酶 II 是组织中重要的递氢体，在物质代谢和生物氧化过程中起着重要作用。

② 调节血脂

有报告显示，服用烟酸可以降低血胆固醇和甘油三酯，其原理可能是其干扰胆固醇或脂蛋白的合成，或者是能促进脂蛋白酶的合成。

③ 葡萄糖耐量因子的组成成分

葡萄糖耐量因子是从酵母中分离出的一种有机铬复合物，具有加强胰岛素效能的作用。

（3）缺乏与过量

① 缺乏

人体缺乏烟酸，会出现癞皮病。癞皮病主要发生在以玉米或高粱为主食的人群中，主要损害皮肤、口、舌、胃肠道黏膜以及神经系统，其中以身体暴露部位的皮肤粗糙、脱屑、色素沉着等皮肤症状最为明显。其典型症状是皮炎、腹泻和痴呆（Dermatitis，Diarrhea，Dementia），简称"三 D 症"。

② 过量

过量摄入烟酸的毒性作用主要表现为皮肤红肿、颜面潮红、眼部不适、恶心、呕吐，甚至高尿酸血症和糖耐量异常等，长期大量摄入可对肝脏造成损害。

（4）食物来源与参考摄入量

烟酸广泛存在于动植物食物中，含量较高的是酵母、动物肝脏、全谷、种子及豆类。在一些植物（如玉米、高粱）中烟酸的含量并不低，但其中的烟酸呈结合态，不能被人体吸收和利用。因此，以玉米为主食的地区癞皮病的发生率往往较高，如在玉米中加入碳酸氢钠，可使烟酸游离出来，提高生物价值。

人体所需要的烟酸除了直接由食物供给外，还可以在体内由色氨酸转变而来，平均约 60 mg 色氨酸可转化为 1 mg 烟酸。因此，其参考摄入量以烟酸当量（NE）为单位，即

$$NE（mg）= 烟酸（mg）+ 1/60 色氨酸（mg） \tag{1-14}$$

各人群烟酸的参考摄入量详见附录 C 表 C9。

4. 叶　酸

（1）理化性质

叶酸因首先从菠菜叶中分离出来而得名，又称蝶酰谷氨酸，可以还原为四氢叶酸，只有四氢叶酸才具有生理意义。

叶酸为淡黄色结晶状粉末，微溶于水，不溶于乙醇和其他有机溶剂。叶酸在酸性溶液中

对光、热不稳定，而在中性和碱性溶液中非常稳定。食物中的叶酸经烹调加工后损失率可高达 50% ~ 90%。

（2）生理功能

叶酸的重要生理功能是作为一碳单位的载体参与代谢。它主要携带一碳基团参与嘌呤和嘧啶核苷酸的合成，在细胞分裂和增殖过程中发挥作用；参与氨基酸之间的相互转化，如甘氨酸与丝氨酸的相互转化、组氨酸向谷氨酸的转化以及同型半胱氨酸与蛋氨酸的相互转化等；参与血红蛋白和重要的甲基化合物的合成，如肾上腺素、胆碱等。

（3）缺乏与过量

① 缺乏

孕妇、老人、酗酒者和服用药物（如避孕药、抗肿瘤药物）者都是叶酸缺乏的高危人群。叶酸缺乏对细胞增殖速度较快的组织影响较明显，导致巨幼红细胞贫血。孕妇早期叶酸缺乏可引起胎儿神经管畸形，出现脊柱裂、脑膨出、无脑等中枢神经发育异常。叶酸缺乏造成蛋氨酸合成受阻，血中同型半胱氨酸增高，对血管内皮细胞产生损害，并可激活血小板的黏附和聚集，成为心血管疾病的危险因素。大量流行病学调查表明人类患结肠癌、前列腺癌及宫颈癌与膳食中叶酸摄入不足有关。

② 过量

大剂量服用叶酸可影响锌的吸收；掩盖维生素 B_{12} 缺乏的症状，干扰其诊断等。

（4）食物来源与参考摄入量

叶酸广泛存在于动植物食品中，其良好来源为动物肝脏、豆类、绿叶蔬菜、水果、坚果及酵母等。

叶酸的摄入量一般以叶酸当量（DFE）表示。由于食物中叶酸的生物利用率为 50%，而叶酸补充剂与膳食混合时的生物利用率为 85%，比单纯来源于食物的叶酸的生物利用率高 1.7 倍，因此膳食 DFE 由以下公式推算：

$$DFE（\mu g）= 膳食叶酸（\mu g）+叶酸补充剂（\mu g）\times 1.7 \qquad （1-15）$$

各人群叶酸的参考摄入量详见附录 C 表 C9。

5. 维生素 B_{12}

（1）理化性质

维生素 B_{12} 分子中含金属元素钴，又称钴胺素，是唯一含金属元素的维生素。

维生素 B_{12} 为红色结晶，溶于水和乙醇，不溶于氯仿和乙醚，在弱酸性条件下稳定，在强酸、强碱环境中易被破坏，日光、氧化剂和还原剂均能使其破坏。

（2）生理功能

维生素 B_{12} 在消化道内的吸收依赖于一种胃黏膜细胞分泌的糖蛋白内因子（IF）。当食物通过胃时，维生素 B_{12} 从食物蛋白复合物中释放出来，与 IF 结合成维生素 B_{12}-IF 复合物，进入肠道后在肠道酶的作用下，内因子释放出维生素 B_{12}，由肠黏膜吸收。吸收过程中的任何阶段出现故障，维生素 B_{12} 便无法被吸收。

维生素 B_{12} 主要以辅酶的形式即甲基钴胺素和 5-脱氧腺苷钴胺素参与体内的生化反应，如参与蛋氨酸的合成，参与脂肪酸代谢，此外，还对红细胞的成熟起着重要的作用。

（3）缺乏与过量

① 缺乏

维生素 B_{12} 缺乏使 5-甲基四氢叶酸脱甲基转变成四氢叶酸的反应不能进行，引起红细胞中 DNA 合成障碍，诱发巨幼红细胞贫血。缺乏维生素 B_{12} 使同型半胱氨酸不能转变为蛋氨酸，可造成高同型半胱氨酸血症从而增加了患心血管疾病的危险性。维生素 B_{12} 缺乏还会引起神经系统损害，出现精神抑郁、记忆力下降、四肢震颤等神经症状。

② 过量

维生素 B_{12} 毒性相对较低，未见明显不良反应报道。

（4）食物来源和参考摄入量

维生素 B_{12} 膳食来源主要为动物性食品，其中动物内脏、肉类、蛋类是维生素 B_{12} 的丰富来源。豆制品经发酵会产生一部分维生素 B_{12}。天然植物性食物基本上不含维生素 B_{12}。

各人群维生素 B_{12} 的参考摄入量详见附录 C 表 C9。

6. 维生素 C

（1）理化性质

维生素 C 即抗坏血酸，是最早被发现能造成人体缺乏病的维生素之一。维生素 C 对人体及动物体是十分重要的，如果严重缺乏，会引起全身性出血的坏血病。自然界存在的具有生理活性的是 L-抗坏血酸。

维生素 C 为无色无臭的片状晶体，易溶于水，微溶于丙酮与低级醇类，不溶于脂溶性溶剂。抗坏血酸的特殊结构决定了它本身性质的不稳定性。它对氧很敏感，温度、pH、氧化酶、金属离子特别是铜离子、紫外线等都会使它受到严重破坏。因此，食物在加碱处理、加水蒸煮、蔬菜长期在空气中放置等情况下维生素 C 损失较多，而在酸性、冷藏及避免暴露于空气中时损失较少。

（2）生理功能

① 促进胶原蛋白的形成

人体细胞是靠细胞间质连接起来的，而细胞间质主要成分为胶原蛋白。毛细血管、结缔组织和骨组织也都由胶原蛋白构成。胶原蛋白的三级结构是由羟脯氨酸和羟赖氨酸构成，而羟脯氨酸和羟赖氨酸是由脯氨酸和赖氨酸发生羟基化反应形成的，这一羟基化反应需要维生素 C 的参与。所以，维生素 C 缺乏时，胶原蛋白质无法正常合成，从而导致细胞连接障碍，使毛细血管脆性增加，出现皮下黏膜等多处出血（如紫癜和牙龈出血）、牙龈肿胀、伤口或溃疡不易愈合、骨骼及牙齿的脆性增加等坏血病症状。

② 抗氧化作用

谷胱甘肽在体内具有氧化还原作用，能保护细胞膜的完整性和代谢的正常进行，它有两种存在形式，即氧化型和还原型。还原型谷胱甘肽可清除过氧化物和自由基，保护细胞膜的完整性。维生素 C 可以使氧化型谷胱甘肽转化成还原型谷胱甘肽，本身则被氧化成氧化型抗坏血酸，从而发挥保护细胞膜的作用。

③ 改善铁、钙和叶酸的吸收利用

维生素 C 具有还原性，能将三价铁还原为二价铁，促进铁在肠道中的吸收，提高肝脏对铁的利用率，有助于治疗缺铁性贫血。维生素 C 可促进钙的吸收，能防止不溶性钙配合物的生成及发生沉淀。维生素 C 可将叶酸还原成具有生物活性四氢叶酸。

④ 促进类固醇的代谢

维生素 C 可参与类固醇的羟基化反应，促进胆固醇转变成胆酸，降低血清中胆固醇的含量，从而在预防心血管疾病上发挥作用。

⑤ 参与神经递质的合成

维生素 C 充足可促进大脑产生去甲肾上腺素和 5-羟色胺这两种神经递质。如果维生素 C 缺乏，则影响神经递质的形成。

⑥ 其他作用

维生素 C 还具有提高机体免疫力、维持皮肤健康、减少皮肤黑色素的生成、抗衰老等作用。

（3）缺乏与过量

① 缺乏

维生素 C 缺乏，胶原蛋白合成受阻可引起坏血病的发生。早期表现为疲劳、倦怠，由于毛细血管脆性增强而容易出现牙龈肿胀、出血、伤口愈合缓慢等，严重时可出现内脏出血而危及生命。

② 过量

维生素 C 毒性很低。但一次口服 2～3 g 时可能会出现腹泻、腹胀。患有结石的病人，长期过量摄入维生素 C 可能增加尿中草酸盐的排泄，从而加大尿路结石的风险。

（4）食物来源及参考摄入量

食物中的维生素 C 主要存在于新鲜的蔬菜、水果中。水果中鲜枣、酸枣、橘子、山楂、柠檬、猕猴桃、沙棘和刺梨等含有丰富的维生素 C。蔬菜中以绿叶蔬菜、青椒、西红柿、大白菜等含量较高。根茎类蔬菜如土豆等虽然维生素 C 的含量不高，但由于摄入量大，所以也是很好的来源。谷类及豆类食物中几乎不含维生素 C。

各人群维生素 C 的参考摄入量详见附表 9。

1.4　水

1.4.1　概　述

水是生命之源，是人类赖以生存的重要营养物质，为维持正常生命活动，人体必须每天摄入一定量的水。健康的机体可通过自我平衡机制来调节水分的摄入与排出，以维持组织中的水分处于最佳水平，人体如果缺水，生命只能维持几天，如果几天喝不上水，机体失水 6% 以上，就会感到乏力、无尿，失水达 20% 就会死亡。

1.4.2 水的生理功能

1.4.2.1 人体组织的主要组成部分

水在人体内的含量与性别、年龄有关，新生儿含水量占体重的 75%~80%，成年含水量占体重的 65%，血液内水含水量 90%，肌肉内含水量 70%，水还广泛分布于细胞组织外构成人体内环境。

1.4.2.2 参与人体的物质代谢

由于水的溶解性好，流动性强，又包含于体内各个组织器官。充当了人体内各种营养物质的载体，在营养物质的运输和吸收、气体的运输和交换、代谢产物的运输与排泄中起着重要的作用。

1.4.2.3 调节体温

呼吸和出汗时都会排出一些水分，如炎热季节，环境温度往往高于体温，人就靠出汗，使水分蒸发带走一部分热量来降低体温，免于中暑。在体温 37 ℃ 时，蒸发 1g 水可以带走 2.4 kJ 热量。而在天冷时，由于水储备热量的潜力很大，人体不会因外界温度低体温发生明显的波动。

1.4.2.4 润滑作用

水能滋润皮肤，皮肤缺水就会变得干燥失去弹性。体内一些关节囊液、浆膜液可使器官之间免于摩擦受损，且能转动灵活。眼泪、唾液也都是相应器官的润滑剂。

1.4.3 水的需要量及来源

1.4.3.1 水的需要量

水的需要量受代谢情况、性别、年龄、身体活动水平、温度和膳食等因素的影响，个体差异会较大，且同一个体在不同环境或生理条件下水的需要量也有不同。目前，根据我国的饮水量相关研究的结果，《中国居民膳食营养素参考摄入量》（2023 版）建议的我国居民的总水摄入和饮水量的适宜摄入量见表 1-18。

表 1-18　中国居民水适宜摄入量 [a]　　　　　　　　　单位：mL/d

年龄/阶段	饮水量			总摄入量 [b]	
0 岁 ~		—		700 [c]	
0.5 岁 ~		—		900	
1 岁 ~				1300	
4 岁 ~		800		1600	
7 岁 ~		1000		1800	
	男性		女性	男性	女性
12 岁 ~	1300		1100	2300	2000
15 岁 ~	1400		1200	2500	2200
18 岁 ~	1700		1500	3000	2700
65 岁 ~	1700		1500	3000	2700
孕妇（早）		+0			+0
孕妇（中）		+200			+300
孕妇（晚）		+200			+300
乳母		+600			+1100

引自：中国营养学会. 中国居民膳食营养素参考摄入量（2023）[M]. 北京：人民卫生出版社，2023：432.

注：a 温和气候条件下，低强度身体活动水平时的摄入量。在不同温湿度和/或不同强度身体活动水平时，应进行相应调整。

b 总摄入量包括食物中的水和饮水中的水。

c 纯母乳喂养的婴儿无需额外补充水分。

"+"表示在相应年龄阶段的成年女性需要量基础上增加的需要量。

1.4.3.2　影响水需要量的因素

一般情况下，人体的最低需水量是 1500 mL，在高温或强体力劳动的条件下，应适当增加饮水量。婴幼儿由于单位体重的体表面积相对较大，而且体内含水量较高、新陈代谢速度快、肾功能发育尚不完全，因此单位体重的需水量通常大于成人。某些膳食或疾病因素也可以影响人体对水的需要量，如高蛋白、低碳水化合物饮食可造成人体内水丢失增加，使人体对水的需要量相应增加。

1.4.3.3　水的来源

每日摄入的水来源于日常的饮水及食物中所含的水。其中，饮用水及各类饮料是水摄入的主要来源，提倡饮用白开水和茶水。虽然酒精饮料、咖啡也是水的来源之一，但这些饮料具有利尿的作用，会促进水从肾脏排出；果汁饮料这样的含糖饮料不仅会导致水分的流失，还会破坏机体血糖的平衡，而且所含能量也较高，所以建议不喝或少喝。食品中的水来自主食、菜、零食和汤，包括食物本身含的水分和烹调过程中的水，常见含水分较多的食物主要有液态奶、豆浆、蔬菜类、水果类等（表1-19），还有汤类和粥类。

人体水的主要来源分布为：①饮水获取水分约 1200 mL；②摄入食物（饭菜与水果）可获得水分约 1000 mL；③蛋白质、脂肪、碳水化合物分解代谢时产生的水约 300 mL。

表 1-19 部分食物中水的含量

食物名称	含水量/g·(100 g)$^{-1}$	食物名称	含水量/g·(100 g)$^{-1}$
小麦	10.0	苹果	85.9
稻米	13.3	西瓜	93.3
馒头	43.9	橙子	87.4
米饭	70.9	葡萄	88.7
马铃薯	79.8	香蕉	75.8
大豆（黄豆）	10.2	猪肉	46.8
豆腐	82.8	牛肉	72.8
茄子	93.4	鱼肉	74.1
柿子椒	93.0	鸡蛋	74.1
胡萝卜	90.0	液态奶	89.8
西红柿	94.4	酸奶	84.7
油菜	95.6	花生（鲜）	48.3
蘑菇（鲜）	92.4	花生仁（干）	6.9
蘑菇（干）	13.7		

引自：李增宁. 健康营养学[M]. 北京：人民卫生出版社，2019：36.

1.4.4 水的缺乏与过量

因为在细胞内液和外液中，除了水之外，还存在着 Na^+、Ca^{2+}、Cl^-，HCO_3^- 等这样的电解质，因此在失水过程中，根据水与电解质流失的比例不同，临床上常将脱水分为三种类型。

1.4.4.1　高渗性脱水

以水的流失为主，电解质流失较少，多见于多汗而饮水不足者，主要表现为口渴，尿少，脑细胞脱水等。

1.4.4.2　低渗性脱水

以电解质流失为主，水的流失较少。表现为细胞外液容积减少，且渗透压低于细胞内液，因此细胞外液的水进入细胞内，导致循环血量下降、血浆蛋白质浓度增加，也可引起脑细胞水肿等。常见于长期禁盐而又反复使用利尿剂的患者，如慢性肾炎、慢性充血性心力衰竭的患者。主要表现为休克，脑细胞水肿等。

1.4.4.3　等渗性脱水

此类脱水临床上较为常见，体液中水和电解质丢失基本平衡，细胞内、外渗透压无较大差异。其特点是细胞外液减少，细胞内液一般不减少，血浆 Na^+ 浓度正常。常见于婴幼儿腹泻、急性胃肠炎、胃肠减压等大量丢失消化液的患者，主要表现为口渴、尿少及休克等。

人体内水分过多会造成乏力、肌肉痉挛、细胞外液体积下降等表现。大脑细胞发生水中毒会因脑细胞肿胀、脑组织水肿、颅内压增高，而引起头痛、恶心、呕吐、记忆力减退等，严重者还会发生惊厥、昏迷等，还可能因呼吸衰竭而死亡。

任何原因造成的人体内水分增加超过正常水平的 10% 时，都会表现为水肿。某些特定组织的局部水肿会引起多种损伤和疾病，特别是会影响到血液循环和淋巴引流。

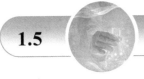

1.5　其他膳食成分

1.5.1　植物化学物

1.5.1.1　概　述

1. 植物化学物的分类及食物来源

植物中存在着许多化学物质，根据其代谢的产生过程可将代谢产物分为初级代谢产物（primary metabolites）和次级代谢产物（secondary metabolites）。植物中的初级代谢产物一般是植物的营养物质，主要包括蛋白质、脂肪和碳水化合物。次级代谢产物即为植物化学物（phytochemicals）。

植物化学物种类繁多，估计有 6 万 ~ 10 万种。按照化学结构或功能特点分类，常见的植物化学物有 10 类。其分类、食物来源及主要生理功能见表 1-20。

表 1-20 植物化学物的分类、常见食物来源及主要生理功能

分类	常见食物	主要生物学作用
类胡萝卜素	玉米、常见红、绿、黄色蔬菜及水果	抑制肿瘤、抗氧化、免疫调节、降胆固醇
多酚类化合物	蔬菜、水果、整粒谷物、茶、红酒及橄榄油	抑制肿瘤、抗微生物、抗氧化、抗血栓、免疫调节、抑制炎症、影响血压、调节血糖
皂苷类化合物	豆类、酸枣、枇杷	抑制肿瘤、抗微生物、免疫调节、降胆固醇
有机硫化物	大蒜及其他球根状植物	抑制肿瘤、抗微生物、抗氧化、抗血栓、免疫调节、抑制炎症、影响血压、调节血糖
植物固醇	植物种子及油料	抑制肿瘤、降胆固醇
蛋白酶抑制剂	几乎所有植物，尤其是豆类、谷类等种子	抑制肿瘤、抗氧化
植物雌激素	大豆及其制品、葛根、亚麻种子和粮食制品	抑制肿瘤、抗微生物
植酸	谷物和粮食作物	抑制肿瘤、抗氧化、免疫调节、调节血糖
芥子油苷	十字花科植物	抑制肿瘤、抗微生物、降胆固醇
单萜类	调料类植物，如薄荷、柑橘油、柑橘类水果	抑制肿瘤、抗微生物

引自：李增宁，健康营养学[M]. 北京：人民卫生出版社，2019：30-31.

2. 植物化学物的生物活性

（1）抑制肿瘤作用

蔬菜和水果中所富含的植物化学物有抑制人类肿瘤发生的潜在作用，癌症的发生是一个多阶段过程，植物化学物几乎可以在每一个阶段抑制肿瘤的发生。日常摄入植物化学物丰富的食物较多的人群比摄入量较少的人群发生率低 50% 左右。

（2）抗氧化作用

癌症和心血管疾病的发病机制与反应性氧分子及自由基的存在有关。已发现多种植物化学物，如类胡萝卜素、多酚、黄酮类、植物雌激素、蛋白酶抑制剂和有机硫化物等具有明显的抗氧化作用。在所有植物性食物中的抗氧化植物化学物中，多酚无论在含量上还是在自由基清除能力上都是最高的。饮茶可明显降低抽烟者的 DNA 氧化性损伤，这一效应与茶叶中富含的多酚类物质有关。

（3）免疫调节作用

免疫系统主要具有抵御病原体的作用，同时也在癌症及心血管疾病的病理过程中起到保护作用。目前进行的很多动物实验和干预性研究均表明类胡萝卜素对免疫功能有调节作用，部分研究表明类黄酮具有免疫抑制作用，而皂苷、硫化物和植酸具有增强免疫功能的作用。由于缺少人群研究，目前还不能准确对植物化学物影响人体免疫功能的作用进行评价，但可以肯定类胡萝卜素及类黄酮对人体具有免疫调节作用。

（4）抗微生物作用

研究已证实，球根状植物中的硫化物具有抗微生物作用。蒜素，也就是大蒜中的硫化物，

具有很强的抗微生物作用，在日常生活中可用一些浆果，如酸莓、黑莓等来预防和治疗感染性疾病。一项人群研究发现，每日摄入 300 mL 酸莓汁就能增加具有清除尿道上皮细菌作用的物质，可见经常食用这类水果可能同样会起到抗微生物作用。

（5）降胆固醇作用

动物实验和临床研究发现，以皂苷、硫化物、植物固醇和生育三烯酚为代表的植物化学物具有降低血清胆固醇水平的作用，血清胆固醇降低的程度与食物中的胆固醇和脂肪含量有关。植物化学物可抑制肝中胆固醇代谢的关键酶，其中最重要的是羟甲基戊二酸单酰辅酶 A（HMG-CoA）还原酶，其在动物体内可被生育三烯酚和硫化物所抑制。也有报道显示，在动物实验中，茄子中的茄色苷和十字花科蔬菜中的吲哚-3-甲醇也有降胆固醇作用。

1.5.1.2 类胡萝卜素

1. 类胡萝卜素的结构与分类

类胡萝卜素（Carotenoids）是一类重要的脂溶性色素，普遍存在于动物、植物、微生物及人体内，迄今被发现的天然类胡萝卜素已达 700 多种。

根据其分子组成，类胡萝卜素可分为两类，一类为不含有氧原子的碳氢族类胡萝卜素，称为胡萝卜素类，主要包括：α-胡萝卜素、β-胡萝卜素、γ-胡萝卜素、叶黄素、玉米黄素、β-隐黄素、番茄红素等。另一类为含氧原子的类胡萝卜素，称为叶黄素类。β-异构体的含量在胡萝卜素三种异构体中最高，α-异构体含量次之，γ-异构体含量最少。α-、β-、γ-胡萝卜素及β-隐黄素可分解形成维生素 A，也被称为维生素 A 原，而叶黄素、玉米黄素和番茄红素则不具有维生素 A 原的活性。

2. 类胡萝卜素的生物学作用

（1）对视觉系统的保护

叶黄素是视网膜黄斑的主要色素，增加其摄入可预防和改善老年性眼部退行性病变的作用。此外，类胡萝卜素还可以预防夜盲症、眼干燥症、角膜溃疡症以及角膜软化症。

（2）抗氧化作用

类胡萝卜素中的大量双键具有显著的抗氧化作用，可以减少自由基对细胞 DNA，蛋白质和细胞膜的损伤，预防多种疾病，如心血管疾病，肿瘤等。其中，番茄红素的抗氧化活性最强，有研究表明，番茄红素可以很好地预防动脉粥样硬化的发生。

（3）对免疫功能的影响

类胡萝卜素能增强机体免疫力，通过促进某些白细胞介素（IL）的产生来发挥免疫调节功能。

（4）抗癌作用

蔬果中所含的类胡萝卜素对降低癌症的发生率有重要作用。目前较多的研究集中在番茄红素和β-胡萝卜素中，其抗癌机制可能与其抗氧化、调控细胞信号传导、抑制癌细胞增殖、诱导细胞分化及凋亡、增强免疫功能等有关。

1.5.1.3　多酚类化合物

多酚类化合物主要指酚酸和黄酮类化合物（Flavonoids），本小节重点介绍黄酮类化合物。

1. 黄酮类化合物的结构与分类

黄酮类化合物是一类存在于植物界的，具有 2-苯基色原酮结构的化合物。其基本结构为苷元，绝大多数黄酮以糖苷的形式存在于植物体中。

根据其结构的特点，黄酮类化合物可分为下列几类：黄酮和黄酮醇、黄烷酮和二氢黄酮醇类、黄烷醇类、异黄酮和二氢异黄酮类、花青素类、双黄酮类、黄烷类、二氢查耳酮等。

2. 黄酮类化合物的生物学作用

（1）抗氧化作用

大多数黄酮类化合物因其结构中含有酚羟基，均有较强的清除自由基作用。黄酮类化合物既可以直接清除自由基链引发阶段以及反应链中的自由基，又可以间接清除体内自由基。

（2）抗肿瘤作用

黄酮类化合物的抗肿瘤机制多种多样，如槲皮素的抗肿瘤活性与其抗氧化作用、抑制相关酶的活性、降低肿瘤细胞耐药性、诱导肿瘤细胞凋亡及雌激素样作用等有关；染料木素可以选择性地抑制增殖的肿瘤细胞；茶多酚对肺癌、肝癌、白血病细胞等具有抑制作用。目前已开始进行多项黄酮类化合物对肿瘤化学防治的作用的人群研究。

（3）保护心血管作用

不少有效治疗冠心病的中成药均含黄酮类化合物，其保护机制有，降血脂、抑制低密度脂蛋白的氧化、促进血管内皮细胞一氧化氮的生成、抑制炎症反应等。研究发现芦丁、槲皮素、葛根素以及人工合成的乙氧黄酮等均有扩张心血管的作用，槲皮素、芦丁、金丝桃苷、葛根素、灯盏花素对缺血性脑损伤有保护作用，葛根素、大豆苷元等对心肌缺氧性损伤有明显保护作用。

1.5.1.4　皂苷类化合物

1. 皂苷类化合物的结构与分类

皂苷（Saponin）由皂苷元与糖、糖醛酸或其他有机酸构成。组成皂苷的糖常见的有葡萄糖、半乳糖、鼠李糖、阿拉伯糖、木糖、葡糖醛酸和半乳糖醛酸等。

皂苷按皂苷配基的结构分为两类：①甾体皂苷多存在于百合科和薯蓣科植物中；②三萜皂苷分为四环三萜和五环三萜，这类皂苷多存在于五加科、豆科、石竹科等植物中。

2. 皂苷类化合物的生物学作用

（1）抗氧化作用

大豆皂苷可抑制血清中脂类氧化，减少过氧化脂质的生成，从而防止过氧化脂质对细胞的损伤。大豆皂苷能通过自身调节增加 SOD 含量，消除自由基，来减轻自由基对机体的损伤。人参皂苷是通过减少自由基的生成来发挥抗氧化作用。

（2）抗病毒作用

大豆皂苷具有广谱抗病毒能力，不仅对单纯疱疹病毒和腺病毒等 DNA 病毒有作用，对脊髓灰质炎病毒等 RNA 病毒也有明显作用。国外有报道，大豆皂苷对人类艾滋病病毒也具有一定的抑制作用。

（3）对心脑血管作用

皂苷类化合物具有溶血的功能，说明它具有抗血栓作用。大豆皂苷可降低血清胆固醇含量，将大豆皂苷掺入高脂饲料同时喂饲大鼠，可使其血清总胆固醇及甘油三酯水平下降。此外，大豆皂苷还可降低冠状动脉和脑血管阻力、增加冠状动脉和脑的血流量。

1.5.1.5　有机硫化物

1. 有机硫化物的结构与分类

有机硫化物（Organic Sulfide Compounds，OSCs）是一类含有硫元素的有机化合物，主要分为存在于百合科植物中的烯丙基硫化物，和存在于十字花科植物中的芥子油苷及其水解产物异硫氰酸盐两类。

2. 有机硫化物的生物学作用

（1）抗氧化和延缓老作用

大蒜及其水溶性提取物对羟自由基、超氧阴离子自由基等活性氧有较强的清除能力，从而阻止体内的氧化反应和自由基的产生。大蒜素对化学性肝损伤具有保护作用，这与其具有抗氧化活性及抑制脂质过氧化产物有关。

（2）调节机体免疫

大蒜能够提高小鼠淋巴细胞的转化率，促进血清溶血素的形成，说明大蒜对小鼠具有提高细胞免疫、体液免疫、非特异性免疫功能的作用。

（3）抗癌作用

鲜蒜泥和蒜油均可抑制黄曲霉毒素 B_1 诱导的肿瘤发生并延长肿瘤生长的潜伏期。大蒜能抑制胃液中硝酸盐还原为亚硝酸盐，从而阻断亚硝胺的合成。实验证实，蒜叶、蒜瓣、蒜油，鲜蒜汁、蒜泥、蒜片以及蒜粉等均有抗癌效果。流行病学研究表明，十字花科蔬菜能降低多种癌症患病风险，主要通过影响细胞周期、减缓肿瘤细胞生长、促进凋亡、提高机体免疫功能实现。

（4）其他

大蒜硫化物还有调节脂代谢，抗突变，抗血栓，降血压，抗微生物等作用。

1.5.1.6　其他植物化学物

1. 植物固醇

植物固醇（Phytosterols）是一类甾体化合物，主要来源于植物油、坚果、种子、豆类等，也少量存在于蔬菜、水果等植物性食物中。虽然水果、蔬菜中植物固醇含量相对较低，但由于日常食用量较大，也为人类提供了不少植物固醇。

它的主要作用有：①降低胆固醇作用：是其主要的生物学作用，但植物固醇仅能降低血清胆固醇水平，对降低甘油三酯或升高高密度脂蛋白没有作用；②抗癌作用：其机制可能包括阻滞细胞周期、诱导细胞凋亡、阻止肿瘤细胞转移、激素样作用、调节免疫、影响细胞膜结构和功能等；③调节免疫功能：可选择性地促进辅助性 T 细胞 1 的细胞免疫功能，激活 NK 细胞，增加嗜酸性粒细胞、淋巴细胞和单核细胞的数量；④其他：植物固醇还有一定抗炎作用，还可能影响类胡萝卜素的吸收等。

2. 蛋白酶抑制剂

蛋白酶抑制剂（Protease Inhibitors，PI）存在于植物、动物和微生物中，可分为丝氨酸蛋白酶抑制剂、半胱氨酸蛋白酶抑制剂、金属蛋白酶抑制剂和酸性蛋白酶抑制剂。

它具有抑制某些蛋白酶活性和调控蛋白酶基因表达的作用，可以通过抑制炎症反应来降低自由基生成，还能够通过抑制蛋白质的水解而限制肿瘤生长所需的过量氨基酸。蛋白酶抑制剂也可以通过促进一氧化氮的释放，从而对心血管起到保护作用。

3. 植物雌激素

植物雌激素（Phytoestrogens）是植物中具有类似雌激素的结构和功能的多酚类化合物。其通过与甾体雌激素受体以低亲和度结合而发挥类雌激素或抗雌激素效应。含植物雌激素的植物主要有大豆（大豆异黄酮）、葛根及亚麻籽等。

它的主要作用有：预防骨质疏松，如大豆异黄酮；抗氧化作用，通过酚羟基清除机体内的自由基，以防止细胞过氧化损伤；保护心血管系统；抑制肿瘤；对中枢神经系统的损伤有保护作用等。

4. 植　酸

植酸（Phytic Acid）广泛存在于植物种子的胚层和谷皮内，被机体吸收后参与调节细胞的重要功能。它具有螯合、抗氧化、抗肿瘤、免疫调节等作用。

1.5.2　其他生物活性成分

1.5.2.1　辅酶 Q

辅酶 Q（Coenzyme Q，CoQ）是生物体内广泛存在的脂溶性醌类化合物。不同来源的辅酶 Q 其侧链异戊烯单位的数目不同，人类和哺乳动物是 10 个异戊烯单位，故也称辅酶 Q10。辅酶 Q 是呼吸链中的组分之一，在 ATP 的合成中具有重要作用，也是重要的抗氧化剂和非特异性的免疫增强剂。另外还有保护心血管，提高运动能力以及抗炎等作用。

1.5.2.2　硫辛酸

硫辛酸（Lipoic Acid，LA）是一类主要来源于肉类和动物内脏的天然二硫化合物，水果和蔬菜中也有少量存在。它可以调节糖代谢，改善糖尿病的并发症，增加胰岛素的敏感性，并且减少自由基对血管、神经的损伤，减轻多发性神经病变；它也可以直接清除自由基、螯合金属离子来抑制金属离子催化的自由基反应，促进其他内源性抗氧化剂来发挥抗氧化作用；还可以通过促进一氧化氮的合成来引起血管舒张，保护心血管系统；还有抗炎和保护神经损伤等作用。

1.5.2.3 褪黑素

褪黑素（Melatonin）主要是由哺乳动物和人类的松果体产生的一种胺类激素，植物性食物如玉米、苹果、萝卜及百合等高等植物也含有褪黑素。褪黑素可以改善睡眠质量，有较强的调节生物学节律的作用。国内外对褪黑激素的生物学功能，尤其是作为膳食补充剂的保健功能进行了广泛的研究，表明其还具有抗衰老、调节免疫、抗肿瘤等多项生理功能。研究显示，褪黑激素的保健功能包括调节内分泌作用、对脑炎病毒感染有保护作用（降低其感染后的死亡率）、艾滋病的治疗、心血管的保护作用等。

1.5.3 其他膳食成分成年人特定建议值和可耐受最高摄入量

中国营养学会修订的《中国居民膳食营养素参考摄入量（2023）》中对其他膳食成分的特定建议值和可耐受最高摄入量做了补充或调整，具体见表1-21。

表 1-21　其他膳食成分成年人特定建议值和可耐受最高摄入量

其他膳食成分	SPL	UL
原花青素/mg·d^{-1}	200	—
花色苷/mg·d^{-1}	50	—
大豆异黄酮/mg·d^{-1}	55[a]	120[c]
	75[b]	
绿原酸/mg·d^{-1}	200	—70
番茄红素/mg·d^{-1}	15	
叶黄素/mg·d^{-1}	10	60
植物甾醇/g·d^{-1}	0.8	2.4
植物甾醇酯/g·d^{-1}	1.3	3.9
异硫氰酸酯/mg·d^{-1}	30	—
辅酶 Q$_{10}$/mg·d^{-1}	100	
甜菜碱/g·d^{-1}	1.5	4.0
菊粉或低聚果糖/g·d^{-1}	10	
B-葡聚糖/g·d^{-1}	3.0	
硫酸/盐酸氨基葡萄糖/mg·d^{-1}	1500	
氨基葡萄糖/mg·d^{-1}	1000	

引自：中国营养学会. 中国居民膳食营养素参考摄入量（2023)[M]. 北京：人民卫生出版社，2023：639.

注：a 绝经前女性的 SPL；b 围绝经期和绝经后女性的 SPL；c 绝经后女性的 SPL。

"—"表示未制订。

思考与练习

1. 简述能量平衡的意义。

2. 阐述三大宏量营养素之间的相互关系。

3. 简述蛋白质互补的概念及应用原则。

4. 简述脂类对人体的生理功能。

5. 简述碳水化合物对人体的生理功能。

6. 中国人容易缺乏的矿物质有哪些？可采取哪些有效措施补充？

7. 设计一套适合中国人饮食习惯的补铁套餐。

8. 王某，女，23岁。近一个月感到眼部不适、发干，伴有烧灼感、畏光、流泪等症状，因此到医院就诊。医生通过询问相关信息、体格检查和生化临床检验判断为营养缺乏症，并给予其膳食改善建议。请根据上述案例回答以下问题。

（1）王某缺乏哪种营养素，有何依据？

（2）应给予王某怎样的膳食建议？

9. 某远航客轮在海上遇到风暴，没有按期返航。由于所带的蔬菜、水果已全部食用完，完全靠罐头食品维持日常饮食近4个月，结果成年人大多出现面色苍白、倦怠无力、食欲减退等症状，儿童则表现出易怒、低热、呕吐和腹泻等体征。请根据上述情景描述回答以下问题。

（1）此艘轮船上乘客的症状可能是由哪种营养素缺乏引起的？

（2）该种营养素缺乏的分析判定要点是什么？

10. 我国为什么要开展"三减"专项行动？居民在日常生活中有哪些方法保证实施效果？

第2章

食物营养基础

 学习目标

1. 掌握：食物营养价值评价的指标；各类食物的营养特点。
2. 熟悉：豆类的抗营养因素；各类食物的营养价值差异。
3. 了解：其他原料的营养特点

【导入案例】

《国民营养计划（2017—2030 年）》中指出，要加大力度推进营养型优质食用农产品生产。编制食用农产品营养品质提升指导意见，提升优质农产品的营养水平，将"三品一标"（无公害农产品、绿色食品、有机农产品和农产品地理标志）在同类农产品中总体占比提高至 80% 以上。创立营养型农产品推广体系，促进优质食用农产品的营养升级扩版，推动扩大贫困地区安全、营养的农产品走出去。研究与建设持续滚动的全国农产品营养品质数据库及食品营养供需平衡决策支持系统。

 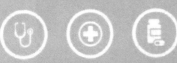

2.1　食物的营养价值评价

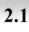

食物是人类获得能量和各种营养素的基本来源，是人类赖以生存、繁衍的物质基础。在食物加工过程中所使用的食材统称为原料，这也是烹饪的物质基础，是烹饪产品质量的物质基础。了解食物的营养价值，是合理配餐、平衡膳食的前提和基础。

食物的营养价值指的是食物中所含各类营养素和能量满足人体营养需要的程度，其营养价值的高低不仅取决于食物中所含营养素的种类、数量和比例，还与食物被消化利用的程度相关。因此营养价值高的原料含有人体必需的营养素和热能，营养素的种类、数量、组成比例等都符合人体的需要，且能被人体消化吸收的原料。用这一标准去衡量食物，可以发现，母乳对于刚出生的婴儿属于营养价值高的食物，除此之外，自然界还没有任何一种食物能达到这一要求。从原料营养素分析和研究的结果看，自然界中生长的各种烹饪原料，在营养素的含量和分布上有各自的特点；即使是同一种原料，不同的品系、产地、种植条件、使用肥料、收获时间、贮存条件以及不同的加工方法等，也会影响其营养素组成和含量。

烹饪原料种类繁多，按其来源和性质可分为三类：动物性原料，如畜禽肉类、内脏类、奶类、蛋类、水产品等；植物性原料，如粮谷类、豆类、薯类、坚果类、蔬菜水果等；加工性原料，以动物性、植物性天然原料为基础，通过加工制作的原料，如糖、油、酒、罐头、糕点等食品。随着工业化时代的到来，加工性原料呈现出蓬勃发展的趋势，越来越多地进入人们的餐桌。由于原料和加工工艺不同，烹饪原料的营养特点也会各不相同。

2.1.1　评价的意义

第一，全面描述各种常用原料中营养素的组成、含量以及营养问题，指出改进或创制新食品的方向，科学合理利用食物资源。

第二，了解原料在烹调加工、储藏过程中营养素的变化和损失，以便采取对应的措施，最大限度保存原料中的营养素，提高食物的营养价值。

第三，指导人们科学、合理配制营养平衡膳食，增进健康，预防疾病。

2.1.2　评价的指标

食物的营养价值（Nutritional Value）指食物中所含营养素和能量满足人体营养需要的程度。因此主要从营养素的组成、含量，以及所含营养素被人体消化吸收的程度两个方面进行评价。

2.1.2.1　营养素的组成

营养素的组成是指原料中所含营养素的种类。原料中营养素的种类越多，可以提供给人体的营养素品种就越多，营养价值就越高。例如，动物的肝脏，提供的营养素有蛋白质、脂类、碳水化合物、铁、锌、硒、维生素 A、维生素 B、维生素 D 等，营养素的种类较多；而食用油脂所含的营养素主要为甘油三酯，营养素的种类较少，属于纯热能性营养素，其营养价值低于动物肝脏。

2.1.2.2　营养素的含量

营养素的含量是评价食物营养价值的重要指标之一。可利用"中国食物成分表"来比较不同食物的营养素含量。食物成分表中营养素含量通常指的是 100 g 可食部食物的营养素含量。如果某种营养素含量较高，也称这种营养素的密度较高。营养素密度可用以下公式进行计算：

$$营养素密度 = \frac{原料中某营养素的含量}{该营养素的参考摄入量} \times 100\% \tag{2-1}$$

同样可以对能量密度进行计算：

$$能量密度 = \frac{原料中能量的含量}{能量的参考摄入量} \times 100\% \tag{2-2}$$

实际运用中，很多原料尤其是生鲜原料，有不可食部分，如莴苣、活鱼等，均需进行初加工处理。同理，如要测算市售原料的营养素含量，可根据可食部占市售原料的比例进行换算。

2.1.2.3　营养素质量

食物所含营养素的质量评价也是其营养价值评价的重要指标之一。营养素质量的优劣主要体现在营养素可被消化利用的程度上，如鱼翅中蛋白质的质量分数可高达 80%，但缺乏必需氨基酸色氨酸，单独来看，其蛋白质营养质量不高。

2.1.2.4　营养质量指数

营养质量指数（Index of Nutrition Quality，INQ）是在营养素密度的基础上提出来的，与能量密度的比例。INQ 可以进一步判断该食物营养质量的高低。

$$营养质量指数 = \frac{营养素密度}{能量密度} = \frac{原料中某营养素的含量 / 该营养素的参考摄入量}{原料提供的能量 / 能量推荐摄入量}$$

INQ = 1，代表被评价食物提供某营养素的能力与提供能量的能力相当，二者满足人体需要的程度相等，理想的食品应该是各种营养素的 INQ 值近似等于 1，即"吃饱了也吃好了"。

INQ > 1，表示该食物提供营养素的能力大于提供能量的能力，即虽然营养素的供给足够了，但能量的供给还不能满足需要，是减肥餐的标准之一。

INQ < 1，表示该食物提供营养素的能力小于提供能量的能力，长期摄入该食物会导致该

营养素的缺乏或能量的过剩，如摄入过量的精纯食品或油炸食品。

用此指标进行食物营养价值的评价，可以根据不同人群的需求分别计算。同一食物对成人适合，但对儿童不一定合适；同样，也可以对食物中的营养素进行全面评价。因此，INQ常用作评价食物营养价值的最直观的指标。

如以 100 g 鸡蛋为例，根据食物成分表查询营养素含量，按成年男性轻体力劳动者营养素推荐摄入量为标准，计算出鸡蛋的 INQ 值，结果如表 2-1 所示。

表 2-1　100 g 鸡蛋中主要营养素的 INQ

项目	能量/kcal	蛋白质/g	维生素 B_1/mg	维生素 B_2/mg	维生素 C/mg	钙/g	铁/mg
含量	139	13.1	0.09	0.20	0	56	1.6
推荐摄入量	2150	65	1.4	1.4	100	800	12
营养素密度/%	6.47	20.15	6.43	14.29	0	7	13.33
INQ		3.11	0.99	2.21	0	1.08	2.06

由表 2-1 可见，鸡蛋的几种主要营养素，特别是蛋白质、维生素 B_2 的 INQ 值比较高，而维生素 C 为 0。

2.1.2.5　食物血糖指数

血糖指数（Glycemic Index，GI）是 1981 年由 Jenkin 首先提出的一个用于衡量碳水化合物对血糖反应的有效指标。1998 年 FAO 和 WHO 专家会议上，建议将食物的血糖指数作为评价食物营养价值的指标之一（具体内容见本书第 1 章第 2 节）。

2.1.2.6　抗氧化能力

人体内不断地进行生物氧化反应会生成氧自由基，同时氧自由基也不断地被体内的防御系统清除，因此氧自由基在体内保持一种动态平衡。如果体内的氧自由基产生过多或清除能力下降，会损伤体内的生物大分子，从而破坏细胞的结构和功能，进而促进疾病的发生和发展。这种防止体内的氧自由基产生过多和清除氧自由基的能力，与食物中抗氧化能力的营养素的种类和含量有密切关系，因此目前也将其作为食物营养价值评价的指标之一。原料中具有抗氧化能力的物质主要包括：

（1）具有抗氧化功能的营养素　主要包括维生素 E、维生素 C、β-胡萝卜素等，可直接清除或还原体内的活性氧自由基。微量元素如硒、铜、铁、锌等则可增强这种抗氧化的能力。

（2）具有抗氧化能力的植物化学物　主要包括类胡萝卜素、多酚类、番茄红素等植物化学物，但它们具有重要的抗氧化作用（具体内容见本书第 1 章第 5 节）。

食物营养价值评价时，还需要考虑一些小分子化学物质，如动物性原料中的含氮浸出物、蔬菜和水果中的色素、有机酸等。这些物质对于改善食物的感官性状，增加食物的色、香、味，赋予食物特殊的风味，改善人体的食欲，提高人体对食物的消化吸收等都会起到一定的作用。

此外，有些小分子物质是一些天然存在的抗营养因子（Anti-Nutritional Factors）。如大豆蛋白中的抗胰蛋白酶因子、抗生物素因子，鸭蛋中的抗生物素因子，植物性原料中的草酸、植酸、单宁等，这些抗营养因子的存在会影响人体对食物中营养素的消化和吸收，在烹饪过程中应尽量除去，提高食物的营养价值。

2.2 各类食物的营养价值

2.2.1　谷薯类原料及制品

2.2.1.1　谷类及制品的营养特点

谷类是我国人民的主食，在膳食中具有重要的地位，是能量和蛋白质的主要来源，也是一些矿物质与 B 族维生素的重要来源。谷类主要包括小麦、稻谷以及一些杂粮，如高粱、玉米、大麦、燕麦、小米、荞麦等，在一些地区，还以高粱、玉米作为主食。

1. 谷类的结构

谷类（Grain）的结构因品种不同而有一定的差异，除荞麦外，基本结构相似，以小麦和稻谷为例，都是由谷皮、糊粉层、胚乳和胚芽四部分组成。

谷皮为谷类的外壳，占谷粒质量的 13%～15%，主要成分为纤维素、半纤维素和木质素，食用价值不高，这些成分在加工的过程中多被丢弃。

糊粉层位于谷皮与胚乳之间，除含较多的纤维素外，含有较多的磷和丰富的 B 族维生素及无机盐，还含有一定量的蛋白质和脂肪。在碾磨加工时，糊粉层常与谷皮同时脱落，而混入糠麸中。

胚乳是粮谷的主要部分，占谷粒质量的 83.5% 左右，含有大量的淀粉和较多的蛋白质。蛋白质主要分布在胚乳的外周部分，越到谷粒的中心，蛋白质含量越少。胚乳中的其他营养素含量比较少。

胚芽只占谷粒质量的 2%～3%，但含有丰富的脂肪、蛋白质、矿物质和一些维生素。谷粒不同部位营养素的含量见表 2-2。

表 2-2　谷粒不同部位营养素的分布　　　　　　　　单位：%

部位	蛋白质	维生素 B_1	维生素 B_2	烟酸	泛酸	维生素 B_6
谷皮	19	33	42	86	50	73
胚乳	70～75	3	32	12	43	4
胚芽	8	64	26	2	7	21

引自：彭景. 烹饪营养学[M]. 北京：中国纺织出版社，2008：172.

2. 谷类的营养价值

（1）蛋白质

谷类蛋白质的含量一般在 7%～15%。根据其溶解性的不同，谷类的蛋白质可分为四种：谷蛋白、醇溶蛋白、白蛋白和球蛋白。禾谷类种子中的蛋白质主要为醇溶蛋白和谷蛋白。其中以稻米中的谷蛋白和玉米中的醇溶蛋白最为突出。小麦中的醇溶蛋白和谷蛋白几乎相等，因此能加工成面筋。

赖氨酸是谷类的限制性氨基酸，而玉米蛋白中主要缺乏赖氨酸和色氨酸，麦胚和米胚中的蛋白质含有比较丰富的赖氨酸，营养价值较高，但由于在加工过程中大多被除去，因而加工的成品粮中赖氨酸的含量很低，为第一限制性氨基酸。谷类蛋白质的含量和营养价值不高，生物价分别为大米 77，小麦 67，大麦 64，高粱 56，小米 57，玉米 60，其蛋白营养价值低于动物性食物。

为提高谷类蛋白质的营养价值，常采用氨基酸强化和蛋白质互补的方法，可明显提高其蛋白质生物价。虽然谷类的营养价值不高，但作为主食，普通成年人每日的消耗量在 300～500 g，可占每日蛋白质需要量的 30%以上，因此，谷类在蛋白质的供给量上有着重要意义。

（2）碳水化合物

谷类籽粒中含碳水化合物 70%左右，其中含量最多的是淀粉，约占 90%，主要集中在胚乳（Blastopore）内，糊粉层深入胚乳细胞间也有少量的淀粉，其他部分一般不含淀粉。禾谷类淀粉中含有两种形式的淀粉：直链淀粉与支链淀粉，一般谷类中直链淀粉占 20%～25%，糯米中的淀粉几乎全是支链淀粉。同一种谷类中，这两种淀粉的比例也与品种和成熟的程度有关，可通过现代育种技术进行调整。

谷类除含有淀粉外，还有约 10%的碳水化合物为糊精（Dextrin）、戊聚糖（Pentosan）、葡萄糖（Glucose）、果糖（Fructose）、膳食纤维（Dietary Fiber）等。谷类淀粉是人类最理想、最经济的能量来源。

（3）脂类

脂类含量不高，只占 1%～2%，主要分布在糊粉层和胚芽部分，以甘油三酯为主，还含有少量的植物固醇和卵磷脂。小麦和玉米胚芽中的甘油三酯主要是不饱和脂肪酸，可达到 80%以上，其中亚油酸占 60%，具有较高的营养价值。

目前多从谷类加工副产品中提取脂类。如从米糠中可提取与机体健康有密切关系的米糠油、谷维素和谷固醇。从玉米和小麦胚芽中可提取胚芽油，其不饱和脂肪酸可达 80%，亚油酸就占 60%，具有降低血清胆固醇，防止动脉粥样硬化的作用。

（4）矿物质

粮谷类含有丰富的磷，此外钙、铁、锌、镁、铜、钼等元素的含量也较高。所有矿物质的分布与膳食纤维的分布基本一致，主要存在于谷皮与糊粉层，在加工过程中大多被丢弃。此外粮谷类含有一定量植酸，能与矿物质形成不溶性的植酸盐，一般不能被人体消化吸收。因此粮谷类的矿物质营养价值相对比较差。

（5）维生素

人体 B 族维生素的来源主要是谷类，B 族维生素中的维生素 B_1、维生素 B_2、烟酸、泛酸和维生素 B_6 等含量都高于其他食物。玉米和小米含有少量的胡萝卜素，玉米中的烟酸为结合型，不易被人体利用，须经过适当加工后，使烟酸由结合型变成游离型才能被吸收利用。小麦胚中含有较多的维生素 E，是提取维生素 E 的良好原料。这些维生素主要集中在谷类的糊粉层和胚芽部分，因而，加工的方法和加工的精制程度会影响谷类原料中 B 族维生素的含量（表 2-3）。

表 2-3　加工程度对常用粮食中维生素含量的影响（以每 100 g 可食部计）　单位：mg

品种	维生素 B$_1$	维生素 B$_2$	烟酸	维生素 E
小麦粉（标准粉）	0.28	0.08	2	1.8
小麦粉（特一粉）	0.17	0.06	2	0.73
小麦粉（特二粉）	0.15	0.11	2	1.25
小麦胚芽	3.5	0.79	3.7	23.2
麸皮	0.3	0.3	12.5	4.47
粳米（标一）	0.16	0.08	1.3	1.01
粳米（标二）	0.22	0.05	2.6	0.53
粳米（标三）	0.33	0.03	3.6	0.3
玉米（白，干）	0.16	0.11	1.8	16
玉米（黄，干）	0.27	0.07	2.5	3.89
小米	0.33	0.1	1.5	3.63
高粱米	0.29	0.1	1.6	1.88
荞麦（带皮）	0.24	0.06	1.3	—
荞麦	0.28	0.16	2.2	4.4
莜麦面	0.39	0.04	3.9	7.96

引自：彭景. 烹饪营养学[M]. 北京：中国纺织出版社，2008：173-174.
注：—表示未检出。

2.2.1.2　薯类的营养特点

薯类是我国仅次于谷类的碳水化合物的重要来源，常用的包括马铃薯、红薯、木薯等。由于薯类富含碳水化合物通常将其作为主食，又由于薯类含高水分、高维生素、高矿物质、高膳食纤维，有时又被视为蔬菜。

1. 马铃薯

马铃薯对栽培条件要求不高，产量大，欧美一些国家多用作主食，我国部分地区则粮菜兼用。每 100 g 马铃薯块茎含水分 75 ~ 82 g、淀粉 17.5 g、糖 1.0 g、粗蛋白 2.0 g，马铃薯还含有丰富的维生素 C、B 族维生素和胡萝卜素等，铁、磷等矿物质的质量分数也较高。虽然蛋白质的质量分数低，但其中赖氨酸和色氨酸的质量分数较高，消化吸收率较高，营养价值较高。淀粉的质量分数远高于一般的蔬菜，每 100 g 可产热量 334.4 ~ 376.2 kJ，具有主食原料的特点。

2. 红　薯

红薯又称为番薯、红苕、白薯等，在我国栽培面积大，常为山区人民主食。鲜薯中水分的质量分数为73%~82%，碳水化合物高于马铃薯，为15.2%~29.5%，蛋白质的质量分数比马铃薯低，为0.8%~1.8%，但含有丰富的β-胡萝卜素和维生素 C，及少量的 B 维生素和矿物质。

3. 山　药

山药又名大薯、薯蓣等，以块茎供食。块茎中水分的质量分数为76.7%~82.6%，碳水化合物14.4%~19.9%，蛋白质1.5%~1.9%。干制山药对慢性肠炎、糖尿病等有辅助疗效。

2.2.2　豆类及其制品

豆类包括大豆（Soy Bean）和其他豆类，为人类的重要食物之一，也是我国及广大发展中国家补充蛋白质数量、改进膳食蛋白质质量的重要途径。大豆单位质量所提供的能量与粮谷类近似，但其提供的蛋白质和脂类要比粮谷类高得多。20 世纪 60 年代以来，发展中国家为改善膳食蛋白质缺乏状况、发达国家为解决营养素过剩问题，均致力于大豆的生产和豆制品的开发，我国有种类丰富的豆类及其制品。

2.2.2.1　豆类的营养特点

豆类按食用部分主要营养成分可分为两大类：一类含较多的蛋白质（35%~40%）、较少碳水化合物（35%~40%）、中等脂肪（15%~20%），如大豆类（黄豆、黑豆和青豆）、花生、四棱豆等；另一类含较多的碳水化合物（55%~70%）、中等蛋白质（20%~30%）、少量脂肪（5%以下），如豌豆、蚕豆、绿豆、赤小豆、芸豆等。

大豆中含有丰富的蛋白质、脂类，B 族维生素的含量也多于粮谷类，含有较多的矿物质。

1. 蛋白质

大豆含有 35%~40%的蛋白质，是谷类的 3~5 倍，为植物性食品中含蛋白质最多的食品。黑豆的蛋白质甚至高达 50%，多于牛肉中的含量，含有 8 种人体必需氨基酸，除蛋氨酸含量略低外，其余与动物性蛋白质相似，是最好的植物性优质蛋白质，并含有丰富的赖氨酸，是与粮谷类蛋白质互补的理想食物。大豆价格低廉，其营养性价比高，是良好的蛋白质来源。每 100 g 大豆蛋白质中 8 种必需氨基酸的含量与人体蛋白及全蛋蛋白质氨基酸组成相比，只有蛋氨酸含量稍低，为大豆的第一限制氨基酸，其余都十分相近。

大豆蛋白消化率因烹调加工方式不同而有明显的差异。整粒大豆的蛋白质消化率为65%，加工成豆浆后上升为 85%，豆腐的蛋白质消化率为 92%~96%，这与大豆加工过程中去除了大豆中过多的膳食纤维有关。

2. 脂　类

大豆脂类含量平均约为 18%，其中不饱和脂肪酸约为 85%，饱和脂肪酸只占 15%左右；

脂肪酸中亚油酸占 55%，此外约有 21% 为油酸，9% 为棕榈酸，6% 为硬脂酸及少量的其他脂肪酸，磷脂约为 1.5%，其中主要为大豆磷脂，其含量高于鸡蛋。

3. 碳水化合物

大豆中碳水化合物含量不高，约占 25%，其中一半为淀粉、阿拉伯糖、半乳聚糖、蔗糖等；另一半则为棉籽糖、水苏糖等。后者存在于大豆细胞壁中，不能被人体消化吸收，在肠道中经细菌作用可发酵产生二氧化碳和氨，引起腹部胀气，因而，在计算大豆的碳水化合物含量时，应折半计算。

4. 矿物质与维生素

大豆含有丰富的磷、铁、钙，明显多于粮谷类，但由于膳食纤维的存在，直接食用钙与铁的消化吸收率并不高。大豆中维生素 B_1、维生素 B_2 和烟酸等 B 族维生素的含量也比粮谷多数倍，并含有一定量的胡萝卜素和维生素 E。

2.2.2.2　其他豆类的营养特点

豌豆、蚕豆、绿豆、赤小豆、芸豆、刀豆等豆类，营养素的组成和含量与大豆有较大的区别，主要为碳水化合物含量比较高，为 50%～60%；蛋白质质量和含量均低于大豆，但含量高于粮谷类，约为 25%；脂类的含量约为 1%。我国上述豆类的种植面积比较广，品种较多。

1. 豌　豆

豌豆中蛋白质含量为 20%～25%，以球蛋白为主，氨基酸组成中色氨酸含量较多，蛋氨酸相对比较缺乏；脂类含量低，只有 1% 左右；碳水化合物含量高，为 57%～60%，B 族维生素的含量比较丰富，钙、铁含量也较多，但其消化吸收率并不一定高。未成熟的豌豆含有一定量的蔗糖，有一定的甜味，并含有一定量的维生素 C。

2. 赤小豆

赤小豆中蛋白质含量为 19%～23%，以球蛋白为主，胱氨酸与蛋氨酸为其限制氨基酸；脂类含量也远低于大豆，为 1%～2%；碳水化合物含量为 55%～60%，其中一半为淀粉，其余为戊糖、半乳糖、蔗糖、糊精等；磷、铁、B 族维生素的含量与豌豆相似。

3. 绿　豆

绿豆营养素的组成和含量与赤小豆相似，但绿豆中的碳水化合物主要为戊聚糖、糊精和半纤维素，用它制成的粉丝韧性特别强，久煮不烂，因而常用于粉丝的制作。

2.2.2.3　豆类的抗营养因素

豆类含有一些干扰营养素消化吸收的抗营养因素，可影响人体对豆类中某些营养素的消化吸收，导致蛋白质的消化吸收率和生物价降低，矿物质的吸收受到影响。

1. 蛋白酶抑制剂

蛋白酶抑制剂（Protease Inhibitor，PI）是存在于大豆、棉籽、花生、油菜籽等植物中，能抑制胰蛋白酶、糜蛋白酶、胃蛋白酶活性的物质的统称。其中以抗胰蛋白酶因子（胰蛋白酶抑制剂）存在最普遍。蛋白酶抑制因子对人体蛋白酶的活性有部分抑制作用，妨碍蛋白质的消化吸收，对动物，尤其是幼小动物的生长不利。采用常压蒸汽加热 30 min 或 98 kPa 压力加热 10 ~ 25 min，即可破坏生大豆中的抗胰蛋白酶因子。

2. 胀气因子

豆类碳水化合物中的大豆低聚糖，如水苏糖和棉籽糖，不能被人体消化吸收，但能被肠道微生物发酵而产气，被称为肠道胀气因子。目前发现水苏糖和棉籽糖可不经消化吸收直接到达大肠内，为双歧杆菌利用，具有活化肠道内双歧杆菌并促进其生长繁殖的作用，被称为双歧因子。目前已利用大豆低聚糖作为功能性食品基料，可部分代替蔗糖应用于清凉饮料、酸奶、面包等多种食品中。大豆加工制成豆制品可去除胀气因子。

3. 植　　酸

大豆中存在的植酸可与锌、钙、镁、铁等螯合而影响其吸收利用。可通过发酵，将豆类的 pH 降至 4.5 ~ 5.5，此时植酸可溶解 35% ~ 75%，而蛋白质溶解性很低，由此可得到含植酸很少的大豆蛋白。另外在豆类生成豆芽时，植酸可被植酸酶分解，使钙、铁、锌等矿物质的利用率明显提高。

4. 皂苷和异黄酮

大豆中含有皂苷及其他苷类 1% ~ 3%。近年研究发现皂苷和异黄酮具有抗氧化、降低血脂和血胆固醇的作用，特别是大豆皂苷、大豆异黄酮还具有雌激素样作用和抗溶血、抗真菌、抗细菌及抑制肿瘤的作用。

5. 植物红细胞凝血素

植物红细胞凝血素是能凝集人和动物血液的一种蛋白质，可影响动物的生长，加热即被破坏。

2.2.2.4　豆制品的营养特点

大豆蛋白质含量高，脂肪的营养价值也比较高，是老年人及心血管系统疾病患者的较理想食物，对于蛋白质来源不足的人群也可以起到改善膳食营养结构的作用。但由于大豆中存在的一些干扰营养素消化吸收的因子，影响了大豆中各种营养素的消化与吸收，使蛋白质的消化吸收率、生物价降低，钙、铁、锌等矿物质的吸收受到很大的影响。而大豆在加工的过程中经过浸泡、加热、脱皮碾磨等多道工序，减少或消除了大豆中的这些因子的含量，使大豆中各种营养素的利用率都得到了很大提高。下面介绍几种常食用的大豆制品。

1. 豆　　腐

豆腐是我国人民发明并深受人民喜爱的豆制品，在东南亚、日本、朝鲜等国家和地区也广为流传。由于营养素过剩性疾病发病率的日益增加，豆腐以其独特的营养价值日益受到欧美国家的关注。

豆腐根据其加工方法不同可分为南豆腐与北豆腐两种。南豆腐的原料为大豆，制成的成品含水量约为90%，质地细嫩，蛋白质含量在4.7%~7%不等，脂肪含量一般在1%左右，另外还含有一些碳水化合物。北豆腐的原料一般是用提取脂肪后的大豆原料，北豆腐含水量相对较低，约为85%，蛋白质含量增加，一般在7%~10%，脂肪含量明显低于南豆腐，不到1%，质地比南豆腐硬。

豆腐在加工过程中除去了大量膳食纤维，各种营养素的利用率都有所增加，以蛋白质为例，整粒大豆蛋白质的消化率为65%左右，加工为豆腐后，蛋白质的消化率提高至92%~96%。此外，钙、铁、锌等矿物质的消化率也有所提高。

2. 豆浆（Soybean Milk）

豆浆也是我国常见的一种豆制饮品，含蛋白质2.5%~5%，主要与原料使用的量和加水量有关；脂肪含量不高，为0.5%~2.5%；碳水化合物含量在1.5%~3.7%。豆浆的这种营养素结构与含量比较适合于老年人及高血脂者饮用，因为豆浆中的脂肪含量低，可以避免牛奶中高含量的饱和脂肪酸对老年人及心血管系统疾病患者的不利影响。

3. 豆腐干（Dried Bean Curd）

与豆腐相比，豆腐干中水分含量明显降低，只有65%~78%，因而各种营养素的含量都有所增加。千张又称百叶，水分含量更低，蛋白质含量可达到20%~35%，其他各种营养素含量都有不同增加。

4. 发酵豆制品

发酵豆制品包括豆豉、豆瓣酱、豆腐乳、臭豆腐等。大豆经过发酵工艺后，蛋白质部分分解，较易消化吸收，某些营养素的含量增加，特别是维生素B_{12}明显高于其他豆制品。

5. 豆芽（Bean Sprouts）

大豆与绿豆都可以制作豆芽。豆芽除含有豆类的营养素外，其显著的特点是在发芽过程中能产生维生素C，虽然其含量受发芽情况的影响有很大不同，但在一些特殊气候与环境条件下，却是一种良好的维生素C来源。

2.2.3 蔬菜水果及其制品

蔬菜、水果是人们日常生活中的重要食材，它们的营养素组成与含量有一定的共性，都含有较多水分，蛋白质、脂肪含量很低，碳水化合物含量因品种而异，而一些矿物质、维生素，特别是水溶性维生素的含量很丰富，同时还是人体膳食纤维的重要来源。蔬菜、水果还含有一些非营养素的物质，如一些色素、有机酸、芳香物质等，赋予蔬菜水果良好的风味，对增加食欲、促进消化与吸收有着重要的意义。

2.2.3.1　蔬菜的营养特点

蔬菜的品种很多，按其食用部位和营养素组成分布，可分为鲜豆类、根茎类、嫩茎、叶、薹、花、瓜、茄果等。各品种间营养素组成和营养价值有比较大差别。

1. 碳水化合物

蔬菜中所含的碳水化合物包括淀粉、糖、纤维素和果胶。根茎类蔬菜中含有较多的淀粉，如马铃薯、山药、慈姑、藕、红薯等，碳水化合物含量可达到 10%～25%，薯类在一些地区人们的膳食中占有一定的比例，成为人体能量的重要来源之一；而一般蔬菜中淀粉的含量只有 2%～3%；一些有甜味的蔬菜含有少量的糖，如胡萝卜、番茄、甜薯等。

蔬菜是人体膳食纤维（纤维素、半纤维素、果胶）的重要来源。叶类和茎类的蔬菜中含有比较多的纤维素与半纤维素，而南瓜、胡萝卜、番茄等则含有一定量的果胶。

2. 矿物质

蔬菜中含有人体需要的一些矿物质，特别是钠、钾、钙、镁、铁、磷、氟等，可以补充人体需要。蔬菜中还含有一定量微量元素，如铜、锌、碘、钼等。其中含钙较多的蔬菜主要有豇豆、菠菜、蕹菜、冬苋菜、芫荽、马铃薯、苜蓿、芹菜、韭菜、嫩豌豆等；含铁量较高的蔬菜主要有黄花菜、荠菜、芹菜、芫荽、荸荠、小白菜等绿叶蔬菜；含钠较多的蔬菜主要有芹菜、马兰头、鲜榨菜、茼蒿等；含钾较多的蔬菜主要有鲜豆类蔬菜、辣椒、鲜榨菜、蘑菇、香菇等；含铜较多的蔬菜有芋头、菠菜、茄子、茴香、荠菜、葱、大白菜等；含锌较多的蔬菜有大白菜、萝卜、茄子、南瓜、马铃薯等。

虽然大多数蔬菜中含有较多的矿物质，却由于这些蔬菜中也含有很高的草酸及膳食纤维，影响了矿物质特别是一些微量元素的消化吸收，如铁、锌等的消化吸收，因此其营养价值不高。草酸含量高的蔬菜主要有菠菜、牛皮菜、蕹菜、鲜竹笋、洋葱等。

3. 维生素

蔬菜中含有丰富的维生素，其中最重要的是维生素 C、胡萝卜素等。维生素 C 主要存在于代谢旺盛的叶、花、茎等组织器官中，以青椒、菜花、雪里蕻等含量为高。以 100 g 可食部蔬菜为例，维生素 C 含量红辣椒 144 mg，柿子椒 72 mg，苦瓜 56 mg，菜花 61 mg，雪里蕻 52 mg，油菜 36 mg，水萝卜 45 mg 等。与叶菜类相比，大多数瓜类和根茎类蔬菜中的维生素 C 含量并不高，如黄瓜 9 mg，番茄 19 mg，冬瓜 18 mg。但由于黄瓜、番茄等可生食，不会因烹饪过程而破坏维生素 C，因而其利用率比较高。

胡萝卜素与蔬菜中其他色素共存，凡绿色、红色、橙色、紫色蔬菜中都含有胡萝卜素，深色叶类蔬菜中胡萝卜素的含量相对较高，而淡色蔬菜中胡萝卜素的含量相对较低。

蔬菜中含有黄酮类物质，其中生物类黄酮属于类维生素物质，与维生素 C 有类似作用，具有抗氧化作用，能保护蔬菜中的维生素 C 免受破坏，维生素 E、视黄醇等也有抗氧化作用。生物类黄酮在青椒、甘蓝、大蒜、洋葱、番茄中的含量丰富。

4. 蛋白质、脂肪

蔬菜中除鲜豆类外，蛋白质的含量均很低，为 1%～3%，且氨基酸的组成不符合人体需要，因此不是人体食物蛋白质的主要来源；脂肪的含量更低，除鲜豆外，一般不超过 2%。

5. 芳香物质、色素及酶类

蔬菜中含有多种芳香物质，其油状挥发性化合物称为精油，主要成分为醇酯、醛、酮、烃等，有些芳香物质是以糖或氨基酸状态存在的，需要经过酶的作用，分解成精油（如蒜油）。芳香物质赋予食物香味，能刺激食欲，有利于人体的消化吸收。

蔬菜中含有许多色素，如胡萝卜素、叶绿素、花青素、番茄红素等，使得蔬菜的色泽五彩缤纷，可提升食欲，在烹饪中还用于配菜。

一些蔬菜中还含有酶类、杀菌物质和一些具有特殊功能的物质。例如萝卜中含有淀粉酶，生食萝卜能助消化；大蒜中含有植物杀菌素和含硫的香精油，生食大蒜可以预防肠道传染病，并有刺激食欲作用；大蒜和洋葱能降低胆固醇；苦瓜有降低血糖的作用。

2.2.3.2 水果的营养特点

水果的营养价值与蔬菜有许多相似之处，但也有许多特点。

1. 碳水化合物

水果中的碳水化合物以糖、淀粉为主，纤维素和果胶的含量也很高。水果的品种很多，不同品种的水果中碳水化合物的种类和含量有一定区别。

苹果、梨等仁果类水果的碳水化合物以单糖为主，因而口感比较甜，葡萄糖和蔗糖的含量相对较少；浆果类水果（如葡萄、草莓、猕猴桃等）以葡萄糖和糖为主；桃、杏等核果类水果以及柑橘类水果蔗糖的含量比较高。由于单糖和双糖的甜味不同，因而水果中单糖和双糖的含量和比例直接影响到水果的甜度以及风味，使水果各具特色。

未成熟的水果中含有一定量的淀粉，随着水果的成熟，淀粉逐步转化为单糖或双糖。例如，香蕉未成熟时淀粉的含量为 26%，成熟的香蕉淀粉含量只有 1%，而糖的含量则从 1% 上升到 20%。因此水果的风味与成熟度有一定关系。

水果中的膳食纤维主要以果胶类物质为主，是由原果胶、果胶和果酸组成。山楂、苹果、柑橘含果胶类物质比较多，具有很强的凝胶性，加适量的糖和酸就可以加工制成果冻和果浆、果酱产品。

2. 维生素

水果中含有丰富的维生素，特别是维生素 C，在鲜枣中的含量特别高，每 100 g 可食部达到 300 ~ 900 mg；其他水果（如山楂、柑橘）中含量也较高；但不是所有水果中维生素 C 含量都很高，仁果类水果中的维生素 C 含量就不高，苹果、梨、桃、李、杏等水果中的维生素 C 含量也不高。

水果特别是枣类中含有较多的生物类黄酮，对维生素 C 具有保护作用，这也是枣类中维生素 C 含量高的一个重要因素。黄色水果中胡萝卜素含量很高，例如芒果、杏、枇杷中胡萝卜素含量分别可达 3 800 μg、1 300 μg、1 500 μg；水果中也含有丰富的矿物质，特别是钙、钾、钠、镁、铜等。

3. 色素与有机酸

富含色素是水果的一大特色，它赋予水果各种不同的颜色。使水果呈紫红色的色素是花青素，是水果中的重要色素，这种色素能溶解于水，在果皮中的含量高，果肉中也含有一定的量。使水果呈黄色的色素主要是胡萝卜素，其中 β 胡萝卜素可部分转化为视黄醇。一些研究表明，水果的许多色素成分对人体具有一定的保健功能，如抗氧化作用等。

水果中酸味与富含有机酸相关，有机酸主要有苹果酸、柠檬酸、酒石酸等，此外还含有微量的琥珀酸、苯甲酸、醋酸等。柑橘类、浆果类水果中柠檬酸的含量最多，常与苹果酸共存；仁果类水果中苹果酸的含量最高；葡萄中主要含有酒石酸；琥珀酸、延胡索酸有明显的涩味，主要存在于未成熟的水果中，特别是葡萄、柿子、香蕉。

由于有丰富的有机酸的存在，水果大多呈酸味，具有增加食欲，同时还具有保护维生素 C 的作用。

2.2.3.3　野菜、野果的营养特点

我国蕴藏着十分丰富的野菜、野果资源，亟待开发利用，因为野菜、野果中含有十分丰富的胡萝卜素、维生素与生物类黄酮，下面介绍几种重要的野菜和野果。

（1）苜蓿，又名草头、金花菜，胡萝卜素含量十分丰富，每 100 g 中约含有 5490 μg，维生素 C 的含量可达 102 mg；蛋白质含量可达 5 g，高于其他人工培植的蔬菜。

（2）苦苣菜，又名苦菜，胡萝卜素的含量高，每 100 g 中含量可达 54 330 μg；钙的含量也很高，为 230 mg。

（3）沙棘又名醋柳，果实含油脂 6.8%，种子含脂肪 12%，同时含有较多的维生素 C、β-胡萝卜素和维生素 E。

（4）金樱子又名野蔷薇果，盛产于山区，每 100 g 含维生素 C 1500～3700 mg。

（5）猕猴桃原为野生水果，现已人工培植成功。野生猕猴桃每 100 g 含维生素 C 可达 700～1300 mg，最高可达到 2000 mg，并含有生物类黄酮和其他未知的还原性物质。人工培植的猕猴桃维生素 C 的含量有所下降。

（6）刺梨盛产于我国西南地区，每 100 g 果实中含有维生素 C 2500～3000 mg，比柑橘和枣类都高，被称为"维 C 之王"，同时生物类黄酮的含量也很高。

（7）番石榴含有丰富的维生素 C，同时还含有胡萝卜素和维生素 B_2。

2.2.4　肉　类

肉类通常指畜类、禽类、鱼类、两栖爬行类及低等动物的肌肉、内脏、头、蹄、骨、血及其制品，是膳食的重要组成部分。

肉类经过适当的加工、烹调，味道鲜美，有很强的饱腹感，易于被人体消化吸收，能供给人体优质蛋白质、脂肪、矿物质和维生素，有很高的营养价值。肉类食物的营养素分布，因动物的种类、年龄、季节、培育方式等存在较大差异。

2.2.4.1 畜禽肉类的营养特点

1. 蛋白质

畜禽肉的蛋白质，大部分存在于肌肉组织和部分内脏组织中，质量分数为 10%~20%，含有较充足的人体必需氨基酸，在种类和比例上接近人体需要，大多易被消化吸收，因此具有较高的营养价值，是优质蛋白质的良好食物来源。

结缔组织中的蛋白质，主要为胶原蛋白和弹性蛋白，为不完全蛋白质。因其含有的必需氨基酸组成不平衡，如色氨酸、酪氨酸、蛋氨酸的质量分数很小，因此蛋白质的利用率低，对于正常人来说，其营养价值不高。

此外畜禽肉中含有一些肌凝蛋白原、肌肽、肌酸、肌酐、嘌呤碱、尿素和氨基酸等非蛋白含氮浸出物，是肉汤汤鲜味美的物质来源，一般而言，禽肉较畜肉中含氮化合物的质量分数高，且成年动物较幼年动物含量高。

2. 脂 肪

畜肉的脂肪含量因牲畜的肥瘦程度及使用部位不同，存在较大差异。育肥的畜肉脂肪含量有些可达 30%以上。如肥羊肉可达 35%~45.7%，而正常的瘦羊肉中脂肪的含量仅为 18.9%。同一畜肉不同部位，含量存在较大差异，如猪肥肉脂肪含量可达 90%，而猪里脊为 7.9%，猪前肘为 31.5%，猪五花肉为 35.3%；牛五花肉为 5.4%，瘦牛肉为 2.3%。畜肉类的脂肪大多为饱和脂肪酸，主要成分是甘油三酯，少量卵磷脂、胆固醇和游离脂肪酸。胆固醇多存在于动物内脏，如猪瘦肉中胆固醇的含量仅为 0.81 mg/g，而猪脑为 23.71 mg/g，猪肝为 2.88 mg/g，猪肾 3.54 mg/g；同理，牛瘦肉 0.58 mg/g，而牛肝 2.97 mg/g，牛脑 2.45 mg/g，动物内脏是胆固醇的主要食物来源。当畜类脂肪摄入数量和频率较高时，可使血液中的胆固醇明显增高，会提高心血管类疾病的发病率。因此畜类脂肪虽可提供较多热量，但不宜摄入过多，应尽量减少此类脂肪的摄入数量和频率。

禽肉脂肪熔点低（33~40 ℃），易消化吸收，含有 20%的亚油酸，营养价值比畜类高。禽肉脂肪的含量因种类、饲养方式不同而有差异。如野生禽的脂肪低于家禽，育肥家禽的脂肪则很高；也有一些种类的禽类脂肪含量比较低，如鹌鹑仅为 3.1%，乌骨鸡为 2.3%，火鸡为 0.2%，而鸽、鸭脂肪较多，如鸭含量为 19.7%，鹅的含量为 19.9%，而肉鸡脂肪含量高达 35.4%，鸭的脂肪含量高达 41.3%。

3. 碳水化合物

畜禽肉中碳水化合物的含量很低，一般以游离或结合的形式广泛存在于动物组织或组织液中。以糖原的形式存在，肌肉和肝脏是糖原的主要储存部位。宰杀后的动物肉类，在保存过程中，由于酶的分解作用，糖原会逐渐分解，含量下降。

4. 矿物质

畜禽肉矿物质含量为 0.8%~1.2%，各种类之间差异较小。矿物质含量主要与肉的水分含量及蛋白质部分有关，因此瘦肉要比脂肪丰富的肉类含更多的矿物质。肉类是磷、铁等矿物质的良好食物来源。如畜禽的肝脏、肾脏、血液、红色肌肉中含丰富的血色素铁，生物利用率高，是膳食铁的良好食物来源；畜禽肉中钙主要集中在骨骼中，利用率不高，而肌肉组织中钙含量较低。畜禽肉中的锌、硒、镁等微量元素比较丰富，其他微量元素的质量分数则与畜禽饲料中的质量分数相关。

5. 维生素

畜禽肉中维生素多集中在肝脏、肾脏等内脏中，以 B 族维生素、维生素 A 为主。相比而言，禽肉的维生素含量为畜类的 1~6 倍，且含较多的维生素 A 和维生素 E。

2.2.4.2　水产品的营养特点

1. 鱼类的营养特点

（1）蛋白质

鱼类肌肉蛋白质的含量一般为 15%~25%。鱼肉肌纤维细短，间质蛋白少，组织软而细嫩，较畜禽肉更易消化，营养价值与畜禽肉近似。鱼肉蛋白属于完全蛋白质，含有人体所需的各种氨基酸，尤其是亮氨酸和赖氨酸的含量较高，利用率可达 85%~95%。组氨酸在鱼肉中含量较多，有利于婴幼儿对组氨酸的需求。

鱼类的外骨骼发达，鱼鳞、软骨中的结缔组织的主要成分是胶原蛋白，是鱼汤形成凝胶的主要物质，但结缔组织中缺乏色氨酸。

（2）脂肪

鱼的种类不同，脂肪含量差别较大，一般在 0.5%~11%，冷水性洄游鱼中脂肪含量较高，如鲑鱼、金枪鱼，脂肪可达 10%以上，鳗鱼中脂肪可高达 28.4%。同一种鱼，鱼龄越大，脂肪含量越高；产卵前比产卵后脂肪含量高。同一条鱼脂肪分布也不均匀，一般在肌肉组织中含量低，为 1%~3%，脂肪主要分布在皮下、肝脏、脑腔和内脏的周围。

鱼类脂肪多由不饱和脂肪酸组成（占 70%~80%），熔点低，常温下为液态，消化吸收率可达 95%。部分海产鱼（如沙丁鱼、金枪鱼、鲣鱼）含有长链多不饱和脂肪酸，如二十碳五烯酸（EPA）和二十二碳六烯酸（DHA），具有降低血脂和胆固醇、防治动脉粥样硬化的作用。

鱼类的胆固醇含量不高，一般为 0.60~114 mg/g；但鱼籽中含量较高，一般为 3.54~9.34 mg/g，鲳鱼子的胆固醇含量可达 10.70 mg/g。

（3）矿物质

鱼类（尤其是海产鱼）中矿物质质量分数较高，为 1%~2%。其中磷含量最高，钙、钠、氯、钾，镁也较高。钙含量较畜禽肉高，为钙的良好食物来源。海产鱼类中碘的含量可达 5.0~10.0 μg/g，而淡水鱼的含碘量只有 0.5~4.0 μg/g，因此海产品也是碘的良好食物来源。

（4）维生素

鱼类是维生素 B_2 和烟酸的良好食物来源，如黄鳝中维生素 B_2 的含量为 20.8 μg/g，河蟹为 2.8 μg/g、海蟹为 3.9 μg/g，海鱼肝脏是维生素 A 和维生素 D 富集的食材。鱼类还含有一定量的氨基乙磺酸，具有促进胎儿和新生儿的大脑和眼睛正常发育，维持成人血压，降低胆固醇，防止视力衰退等功能。

2. 两栖爬行类及低等动物类原料肉的营养特点

随着人工饲养的进步，两栖爬行类及低等动物的肉类出现在餐桌上的比例越来越大，也成为主要蛋白质来源之一。

（1）虾、蟹的营养特点

常见虾、蟹的营养特点与鱼类相似。其蛋白质的质量分数为 15%~20%。与常见鱼肉相比，缬氨酸、赖氨酸含量相对较低。脂肪含量为 1%~5%。如虾中脂肪含量很低，大闸蟹在繁殖期脂肪含量增加，主要存在蟹黄、蟹膏中。虾、蟹脂肪的不饱和脂肪酸含量较高，且易于消化吸收，胆固醇含量不高，是优质蛋白食物来源，但虾子和蟹黄的胆固醇含量较高，分别可达 9.4 mg/g 和 4.66 mg/g。虾、蟹的碳水化合物的为 1%左右，部分蟹可达 6%。虾、蟹中钙、铁的含量较高，尤其是虾皮中钙的质量分数特别高，可达体质量的 2%，但不太容易消化吸收，非优质的食物来源。

（2）两栖爬行类原料的营养特点

两栖爬行类动物除蛇外，大都为水产品，常见原料为龟、鳖、蛇以及各种蛙类（牛蛙、青蛙、蛤士蟆、棘胸蛙等）。一般以皮肤、肌肉、内脏、卵等部位供人们食用。肌肉中蛋白质的含量为 12%~20%，龟、鳖的肉类中，胶原蛋白比例较大，胶质丰富，但缺乏色氨酸，大多为不完全蛋白质。两栖爬行类动物原料的脂肪组织不明显，如甲鱼脂肪含量较高，也只有 1.1 g/100 g。两栖爬行类动物肉含较丰富的钙、磷、铁、B 族维生素，尤其是烟酸含量相对较高。

（3）软体动物的营养特点

软体动物主要包括鱿鱼、墨鱼、章鱼以及田螺、牡蛎等，贝类的主要营养成分与鱼肉相似，蛋白质含量为 10%~20%，脂肪 1%~5%。由于贝类以糖原代替脂肪而成为能量储存物质，因而贝类含有一些碳水化合物，约 5%，个别可达 10%以上。另外，贝类蛋白质中的精氨酸比其他水产品高，而蛋氨酸、苯丙氨酸、组氨酸的含量比鱼类低。软体动物肉含较多的甜菜碱、琥珀酸，是形成肌肉甜味和鲜味的呈味基础。贝类中矿物质的含量为 1.0%~1.5%，其中钙和铁的含量最高，同样海产软体动物中碘的含量也较高。其中牡蛎中锌的含量较高，为 1.28 mg/g，是人类锌的良好食物来源。软体动物的维生素以维生素 A、维生素 B_2 较丰富。干制的墨鱼、鱿鱼中的蛋白质含量可达 65%。干贝中蛋白质可达 63.7%，脂肪达 3.0%，碳水化合物为 15%左右。

2.2.4.3 其他动物性原料的营养特点

（1）海参

海参的蛋白质含量为 21.45%，脂肪含量为 0.27%，碳水化合物含量为 1.31%，矿物质含量为 1.13%，其中钙、磷、铁等矿物质含量较高。蛋白质中的赖氨酸的含量较高，为完全蛋白质。

（2）鱼翅、鱼唇

鱼翅是以鲨鱼、鳐鱼等鱼类的鱼鳍干制而成，自古为海珍原料。从蛋白质的质量看，缺乏色氨酸，所以蛋白质的质量分数虽高，但为不完全蛋白质，生物价较低。鱼唇的可食部分仅占 44%。与鱼翅相似，鱼唇的蛋白质中缺乏色氨酸，为不完全蛋白质。

（3）燕窝

燕窝含较高的蛋白质和碳水化合物，蛋白质的含量约为 49.85%，脂肪为 0，碳水化合物含量约为 30.55%。其蛋白质为不完全蛋白质，质量分数虽高，但生物价低。

（4）蹄筋、响皮等

蹄筋、响皮、熊掌、鹿筋等都是以动物的结缔组织经干燥而成的制品。可食部主要成分为不完全蛋白质——胶原蛋白，含量可达 70% ~ 80%。胶原蛋白由于缺乏色氨酸，营养价值不高。蹄筋等含有一定的矿物质，除了响皮外，其余原料中脂肪、碳水化合物的含量甚微，几乎不含维生素。

2.2.5　乳及乳制品

人乳是婴幼儿最好的天然食物，能满足婴幼儿迅速生长发育的营养需要。人乳中营养成分齐全，必需氨基酸组成比例合适，且易于消化吸收，营养价值很高。日常生活中，乳类以牛奶最为普遍。除牛奶外，羊奶和马奶也有一些食用人群分布。

2.2.5.1　鲜乳的营养特点

牛奶中各种营养成分比较稳定，但会随着乳牛品种、饲料、季节、泌乳期等不同而略有差异，其中以泌乳期对牛奶的营养成分影响最大。

初乳是母畜产仔一周内所产的乳汁，蛋白质的含量较高，色黄而浓厚，有特殊气味。含有能增强人体免疫力的球蛋白 IgG、多肽 PRP 等，可对体弱人群（如新生儿、老人等）在建立免疫的过程中发挥重要作用，常用于制作保健食品。常乳是母畜产仔一周后至断乳前期所产乳汁，成分稳定，是饮用和加工乳制品的主要原料，奶味温和，稍有甜味，具有由低分子化合物如丙酮、乙醛、二甲硫短链脂肪酸和内酯形成的特有香味。末乳为断乳前几周所产乳汁，味苦咸，并带有脂肪氧化的气味，不适合食用。

牛奶中含有约 17% 的总固形物，由脂肪、蛋白质乳糖、矿物质、维生素等组成，是提供优质蛋白质、维生素 A、核黄素和钙的良好食物来源，其余成分为水。

1. 蛋白质

牛奶中蛋白质的含量 3% ~ 4%，主要由 79.6% 的酪蛋白、11.5% 的乳清（白）蛋白和 3.3% 的乳球蛋白组成，另有少量的其他蛋白质，如免疫球蛋白和酶等。人乳中蛋白质含量为 1.3% 左右，但其中 85% 以上为乳清蛋白，酪蛋白的含量少，是人体婴幼儿最好的优质蛋白来源，利用率极高。牛奶的蛋白质消化吸收率为 87% ~ 89%，生物价为 85，生物利用率虽低于人奶，但仍为优质蛋白。

2. 脂　肪

乳类脂肪的含量为 3.0% ~ 4.0%，以微粒状的脂肪球分散在乳液中，吸收率可达 97%。乳脂肪中脂肪酸组成复杂，低级饱和脂肪酸如油酸占 30%，必需脂肪酸如亚油酸和亚麻酸分别占 5.3% 和 2.1%，水溶性挥发性脂肪酸（如丁酸、己酸、辛酸）质量分数较高，约为 9%，是乳脂肪具有良好风味及易于消化的原因。此外乳汁中还有少量的卵磷脂、胆固醇。

3. 碳水化合物

乳类碳水化合物主要为乳糖。牛奶中乳糖的质量分数为 3.4% ~ 5.4%，人乳中乳糖的质量分数为 7.0% ~ 8.0%。乳糖有调节胃酸、促进胃肠道蠕动和消化液分泌的作用，还能促进人体对钙的吸收和肠道乳酸杆菌繁殖，抑制肠道腐败菌的生长。

一些人由于体内先天缺乏乳糖酶，或因长期不食用乳类而导致乳糖酶产生机制缺乏，当食用乳及乳制品时，机体不能分解乳糖，最后乳糖在肠道末端被微生物分解、发酵，产生胀气、腹泻等症状，称为乳糖不耐症。

4. 矿物质

牛奶中矿物质含量为 0.7% ~ 0.75%，富含钙、磷、钾、硫、镁等常量元素及铜、锌、锰等微量元素。100 mL 牛乳中含钙 110 mg，为人乳的 3 倍，且吸收率高，是钙的良好食物来源。牛奶中铁的含量很低，用牛奶作为婴儿主食时，应注意补铁。

5. 维生素

牛奶中含有人体所需的多种维生素，含量与饲养方式、季节、加工方式等相关。在夏秋季青饲料丰富时，牛奶中含维生素 A、维生素 D、胡萝卜素、维生素 C 相对较高，冬春季在棚内饲养则较少，同样，日照时间长时，牛奶中维生素 D 会明显增加。牛奶中烟酸的含量较低，但牛奶蛋白质中含丰富的色氨酸，所以烟酸当量仍很高。

不同奶的营养成分比较如表 2-4 所示。

表 2-4　不同奶的营养成分比较

成分	人乳	牛乳（代表值）	羊乳
水分/%	87.6	87.6	88.9
蛋白质/%	1.3	3.3	1.5
脂肪/%	3.4	3.6	3.5
碳水化合物/%	7.4	4.9	5.4
热能/kJ·g^{-1}	2.74	2.71	2.47
钙/mg·g^{-1}	0.30	1.07	0.82
磷/mg·g^{-1}	0.13	0.9	0.98
铁/μg·g^{-1}	1.0	3.0	5.0
视黄醇当量/μg·g^{-1}	0.11	0.54	0.84
硫胺素/μg·g^{-1}	0.10	0.30	0.40
核黄素/μg·g^{-1}	0.50	1.2	1.2
尼克酸/μg·g^{-1}	2.0	1.0	2.1
抗坏血酸/μg·g^{-1}	50	Tr	—

引自：杨月欣. 中国食物成分表[M]. 6 版. 北京：北京大学医学出版社，2019.

注：Tr 为低于目前应用的检测方法的检出限或未检出。

2.2.5.2　奶制品的营养特点

奶制品包括消毒鲜奶、奶粉、炼乳、酸奶、奶油、奶酪等。

1. 消毒鲜奶

消毒鲜奶是将新鲜生牛奶经过过滤、加热杀菌后分装的饮用奶。消毒鲜奶采用巴氏消毒（63 ℃，30 min）或高温瞬时灭菌（120～140 ℃，1～2 s），由于温度不高或在高温下持续时间极短，除部分 B 族维生素和维生素 C 有些许损失，营养价值与新鲜生牛奶差别不大。

2. 奶　粉

根据加工处理不同，将奶粉分为全脂奶粉、脱脂奶粉、加糖奶粉、调制奶粉等。

（1）全脂奶粉

全脂奶粉是鲜奶消毒后，经浓缩除去 70%～80%的水分，采用喷雾干燥法将浓缩奶喷射形成雾状微粒，在热风下脱水干燥而成。奶粉中水的质量分数仅为 2%～3%，蛋白质的质量分数约为 20%，脂肪为 19%～28%，碳水化合物约为 39%。奶粉的溶解性好，色香味及其他营养成分与鲜奶相比变化不大。

（2）脱脂奶粉

脱脂奶粉是原料奶脱去绝大部分的脂肪，再经浓缩喷雾干燥而成。脂肪的含量约为 1.3%，脂溶性维生素随着脂肪脱除而损失。此类奶粉适合于腹泻的婴儿及要求低脂肪、低热量膳食需求的人群。

（3）调制奶粉

调制奶粉又称母乳化奶粉，是以牛奶为基础，按照母乳组成的模式和特点经过调制而成，各种营养成分的质量分数、种类和比例接近母乳。常改变牛奶中酪蛋白的质量分数和酪蛋白与乳清蛋白的比例，补充乳糖的不足，以适当比例强化维生素 A、维生素 D、维生素 B_1、维生素 B_2、维生素 C、叶酸和微量元素等。经过调制，提高了牛奶蛋白质的消化率，更适合婴幼儿吸收。

3. 酸　奶

酸奶是以新鲜奶、脱脂奶、全脂奶粉、脱脂奶粉或炼乳等为原料，接种纯种的乳酸菌种，如保加利亚乳酸杆菌、嗜酸乳杆菌等，经过发酵而成。其中酸牛奶最为常见。酸奶经过乳酸菌发酵后，牛奶中的乳糖变成乳酸，另有 20%左右的乳糖发生异构，乳糖不耐症患者因此不会因喝酸奶产生胃肠不适。牛奶中的酪蛋白等在乳酸的作用下凝固，产生细小均匀的乳状凝块，易于消化吸收。脂肪也有不同程度的水解，形成独特的酸奶风味，同时牛奶中原为结合型的 B 族维生素转化为游离型，提高了其吸收率，因此酸奶适合于消化功能不良的婴幼儿、老年人，并能减轻原发性乳糖酶缺乏者的乳糖不耐受症状。乳酸菌中的乳酸杆菌和双歧杆菌为肠道益生菌，在肠道生长繁殖，可抑制肠道腐败菌的生长繁殖，调整肠道菌群的平衡状态，促进肠道蠕动，有利于排便。

4. 炼　乳

炼乳可分为甜炼乳、淡炼乳、全脂炼乳、脱脂炼乳，若添加维生素 D 等营养物质可制成各种强化炼乳。目前市场上炼乳的主要品种为甜炼乳和淡炼乳。

（1）甜炼乳

甜炼乳是牛奶经巴氏灭菌和均质后，加入约 16% 的蔗糖，经减压浓缩到原体积 40% 的一种乳制品。由于浓缩，炼乳中蛋白质、脂肪的含量均相应提高，成品中蔗糖的质量分数达 40% ~ 55%。可以直接作为蘸料与其他原料拌匀食用，也可在食用前加入 3 倍水稀释饮用。

（2）淡炼乳

淡炼乳又称无糖炼乳，是将牛奶经巴氏消毒和均质后，浓缩到原体积 1/3 后装罐密封，经加热灭菌制成具有保存性的乳制品。淡炼乳经高温灭菌后，维生素 B_1 受到损失，其他营养价值与鲜奶几乎相同，高温处理后形成的软凝乳块经均质处理后脂肪球微细化，有利于消化吸收。

5. 奶　油

奶油是由牛奶中分离出的脂肪制成的一种产品。天然奶油依其水含量的高低可分为鲜奶油和脱水奶油。

将牛乳用油脂分离器或静置等方法分离出含脂肪成分较多的部分，即为鲜奶油。将搜集的鲜奶油经发酵（或不发酵）、搅拌、凝集、压制即成黄色半固体状的脱水奶油，又称白脱油、黄油。黄油中脂肪的含量为 80% ~ 82%，水分为 15% ~ 18%，非脂乳固体（Milk Solid）为 2% ~ 5%。鲜奶油中脂肪的质量分数一般在 18% 以上，其余部分为水和少量乳糖、蛋白质、维生素、矿物质与色素等。奶油在西餐中被广泛运用，是西式菜肴常用的油脂之一，也用于佐餐和面包、糕点制作。

6. 奶　酪

奶酪（Cheese），是脱脂后的乳清经凝乳酶凝固并脱去部分水分、发酵并加入各种调味品而成，可用于佐餐和调味。其中的蛋白质和维生素 B_1、无机盐的含量较高。

2.2.6　蛋及蛋制品

蛋主要指鸡、鸭、鹅、鹌鹑、鸽、火鸡等的卵，其结构和营养价值基本相似，以鸡蛋最为普遍，主要提供高质量的蛋白质。蛋制品有皮蛋、咸蛋、糟蛋、冰蛋、干全蛋粉、干蛋白粉、干蛋黄粉等。

2.2.6.1　蛋的营养特点

蛋由蛋壳、蛋清、蛋黄三部分组成。以鸡蛋为例，每只鸡蛋平均质量约 50 g，其中蛋清占全蛋质量的 55% ~ 60%，蛋黄占全蛋的 30% ~ 35%。蛋各部分的主要营养组成见表 2-5。

蛋清中蛋白质由卵白蛋白、卵胶黏蛋白、卵球蛋白等五种蛋白质组成。蛋黄中蛋白质主要是卵黄磷蛋白和卵黄球蛋白。蛋黄中蛋白质的含量高于蛋清。鸡蛋蛋白中含有人体所需的各种氨基酸，而且氨基酸组成模式与人体组织蛋白所需模式相近，且易消化吸收，因此在营养学上把它的利用率看作 100%，其生物价达 95，是成人理想的优质蛋白质来源。在评价食物蛋白质营养质量时，常以鸡蛋蛋白作为参考蛋白。

表 2-5 蛋的主要营养成分　　　　　　　　　　　　单位：%

营养素	水分	蛋白质	脂肪	碳水化合物	矿物质
蛋清	84.4	11.6	0.1	3.1	0.8
蛋黄	51.5	15.2	28.2	3.4	1.7
全蛋（代表值）	75.2	13.1	8.6	2.4	0.9

其中蛋黄的营养成分最齐全。脂肪约占蛋黄的 30%，大部分为不饱和脂肪酸，在室温下脂肪分散成细小颗粒，以半固体状态存在，易被人体消化吸收。蛋黄中还有一定量的卵磷脂和胆固醇。铁、磷、钙等矿物质和维生素 A、维生素 D、维生素 B_1 及维生素 B_2，大多集中在蛋黄内。蛋黄中含有较多的铁元素，但由于铁与卵黄磷蛋白结合形成大分子结合物大大降低了铁的吸收率，但也是人体铁的食物来源。蛋黄中的卵磷脂在体内吸收后可释放出胆碱，对增强人的记忆思维能力有一定促进作用。

2.2.6.2 蛋制品的营养特点

常见的蛋制品主要有皮蛋、咸蛋、糟蛋等。这些产品具有独特的风味，在烹饪中常用。蛋制品的营养价值与鲜蛋相似，经过加工，部分蛋白质降解为更易被人体吸收的氨基酸，消化吸收率提高，但 B 族维生素的损失较大。

2.2.7 其他原料

2.2.7.1 食用油脂和调味品的营养特点

1. 油脂的营养特点

油脂是膳食的重要组成部分，也是热能的重要来源之一。可供给人体一些必需脂肪酸，并提供一定量的脂溶性维生素。

天然食用油脂是由多种物质组成的混合物，其中最主要的成分是脂肪。目前大多食用精炼油，其脂肪的质量分数均在 99% 以上。植物油精制脂肪为 100%，还含有维生素 E。粗制油含有少量非脂肪类化合物，如磷脂、甾醇、蜡、黏蛋白、色素及维生素等，在油脂中含量较低。

油脂经高温加热后，脂肪酸、维生素 A、胡萝卜素、维生素 E 等均会遭到不同程度破坏，热能供给只有生油脂的 1/3 左右。经过高温加热的油脂，尤其是反复加热，不但不易被机体消化，而且还会妨碍同时进食的食物中其他营养素的吸收，对人类健康不利。

2. 调味品的营养特点

调味品含有特殊的成分，有确定食品风味特征的作用，但在烹调中用量很少，占膳食比例小，除钠等成分外，对膳食营养只起辅助作用。目前有部分调味品进行了营养强化，如食盐中强化了碘，有的地区对酱油进行了铁的强化等，可作为人体碘、铁的重要来源和补充。

（1）食盐

食盐的主要化学成分为氯化钠，同时还含有少量的钾、钙、镁等元素，海盐中有少量的碘。钠和钾对维持人体体液平衡和物质交换起重要作用，过多或过少都会影响细胞正常功能。氯为胃酸的成分之一，若缺少，会导致胃酸分泌减少，食欲不振。由于排汗、排尿的原因，每日都需要补充一定的食盐。健康人群每日食盐的推荐摄入量为 5 g，当人体出汗过多或腹泻、呕吐后，可适当增加食盐的摄入。对患有高血压、心脏病、肾脏病的人，则应适当限制食盐的摄入。

（2）发酵性咸味调味品

发酵性咸味调味品是以大豆、鱼虾、小麦、面粉、蚕豆、食盐等为原料，经发酵使原料蛋白质、淀粉水解，从而产生氨基酸、糖类、有机酸等风味物质、色素物质及成分复杂的香气物质，包括酱油、豆豉、豆瓣酱、鱼露、虾酱等。发酵性咸味调料含有食盐 18%～20%，除具有咸味外，还具有鲜味、独特的酱香或其他发酵香，色泽酱红或浅褐，在烹调中有调味、着色、提鲜、增香的作用，用于增进菜肴的色、香、味。一般适用于味浓色深的菜肴。

以大豆等为主要发酵原料的调味品，发酵性咸味调味品中蛋白质的质量分数可达 3%～12%，其中较大部分为氨基酸态氮；碳水化合物为 6%～27%；脂肪的质量分数与原料初始脂肪质量分数有关，若使用脱脂的大豆饼粕制作，脂肪的质量分数近乎为 0，而鱼露、虾酱等则有 0.6%；还含有少量的维生素和矿物质。

（3）醋

醋是以谷类或其他含糖量较高的水果、废糖蜜等为原料发酵而成的调味品，西餐中还常使用酒醋、果醋。醋的主要成分为醋酸（3%～8%），另有少量蛋白质（0.1%～3.8%）、脂肪（0.1%～0.7%）、碳水化合物（1%～18%）、矿物质 1%～5%，其中以钙和铁含量最为丰富。醋在烹调中可使食物中的钙溶出，对维生素 C 和 B 族维生素有保护作用。

（4）味精

味精的主要成分为谷氨酸钠，可用小麦、大豆等含蛋白质较多的原料，经水解法制得，或用淀粉为原料，经微生物发酵制得。

普通味精中谷氨酸钠的质量分数为 75%～99.9%，其余为食盐。鲜味随谷氨酸钠的浓度增加而增强，鲜味值可达 100。强力味精是谷氨酸钠与肌苷酸、鸟苷酸的钠盐混合而成，鲜味值可达 150～160。复合味精是在强力味精的基础上添加油脂、水解蛋白、牛肉粉（鸡肉粉、香菇粉）、香辛粉料等风味成分，有牛肉精、鸡精、香菇精等多个品种。

（5）芝麻酱

芝麻酱是用芝麻磨碎脱油的产品，为常用香味调料。芝麻酱的营养成分丰富，蛋白质的质量分数高达 20%，脂肪 53%，碳水化合物 18%，粗纤维 6.9%，矿物质以钙和铁含量较高，可高达 10.5 mg/g 和 0.10 mg/g，钙的质量分数相当于牛奶的 10 倍，B 族维生素（硫胺素、核黄素、烟酸）丰富。

（6）糖

主要有白糖、冰糖、红糖、饴糖、蜂蜜等。

白糖（包括白砂糖、绵白糖）、冰糖属于精制糖，蔗糖纯度高于 99.65%，几乎不含其他营养素。

土红糖有赤红、红褐、青褐、黄褐等多种颜色。蔗糖纯度较低（大约为 96.6%），含有糖蜜及钙（0.90 ~ 1.60 mg/g）、铁（20 ~ 40 pg/g）、镁（0.54 mg/g）等矿物质，易吸水潮解。常用于蒸、炖补品。

饴糖又称糖稀、麦芽糖，是将大米、小麦等粮食经发酵糖化而制成的浓稠的糖浆，色黄褐，主要成分为麦芽糖、葡萄糖、糊精等，甜度只有白糖的 1/3，有软、硬两种。主要用于增加菜肴色泽。饴糖的吸湿力强，在糕点中使用可使糕点松软，不翻硬，也是制作烤鸭、烧鹅的上色调料。

蜂蜜是由蜜蜂采集花蜜酿成，为透明至半透明状的浅黄色黏性液体，带有花香味，回味微酸。除含有呈甜味的葡萄糖、果糖外，还含有多种蛋白质、有机酸、维生素、矿质元素及生理活性物质。主要用于制作营养滋补品、蜜饯食品及酿造蜜酒，在制作糕点和一些风味菜肴中充当甜味剂。

2.2.7.2 饮料的营养特点

1. 酒精饮料的营养特点

酒精饮料根据原料不同可分为粮食酒、果酒；根据制造方法分为蒸馏酒、发酵酒和配制酒；根据酒精质量分数不同又分为高度酒和低度酒等。

酒精饮料都含有酒精。酒精不需消化，可直接在胃和小肠被吸收，大多在肝脏被氧化分解为乙醛、乙酸，最终被氧化为 CO_2 和水。每克酒精被彻底氧化可放出 21 kJ 热量。

（1）酿造酒

酿造酒是在含糖丰富的原料（水果或谷类）中加入酵母发酵，再经过压榨、澄清、过滤而成的酒精饮料。此时酒精的含量低，且含有原汁的各种营养成分，包括啤酒、葡萄酒、黄酒等。

① 啤酒

啤酒是以大麦等为原料，加入麦芽使其糖化过滤后加啤酒花煮沸，加入酵母发酵，再经过滤、杀菌而成的含二氧化碳的酒精饮料。酒精的体积分数为 2% ~ 5.6%，含有 4% 以上的总浸出物。含有 17 种氨基酸和 12 种维生素，维生素以核黄素、烟酸较丰富。由于蛋白质、氨基酸、糖类、脂肪等营养素丰富，有"液体面包"之称。一瓶 640 mL 的啤酒可提供极轻体力劳动者每日所需热量的 1/3。

② 葡萄酒

葡萄酒是以葡萄为原料，经破碎、压榨、发酵、成熟等工序制成。有红葡萄酒和白葡萄酒两种。

葡萄酒中酒精的体积分数一般为 11% ~ 15%，每 100 g 葡萄酒可提供 150 ~ 380 kJ 热量，含有易被人体吸收的葡萄糖、果糖、氨基酸、维生素、矿物质等，营养较为丰富。按含糖量分为干葡萄酒（糖的质量浓度为 1 ~ 4 g/L）、甜葡萄酒（糖的质量浓度为 4 ~ 14 g/L）。

③ 黄酒

黄酒以糯米等为原料发酵而成，酒精度为 15%左右。黄酒含有糊精、有机酸、氨基酸、酯类、维生素等，是一种营养价值较高的饮料。

（2）蒸馏酒

利用谷类、果实等原料经发酵、蒸馏而成的产品。其酒精的含量很高，经过调制，可制成 38%～65%的酒，每 100 g 可提供能量 1000～1600 kJ。蒸馏酒除含有乙醇外，还有部分与风味有关的醇类、醛类、酮类、酸类、酯类等物质。

2. 软饮料的营养特点

每日每人大约排出 2.5 L 水，其中一半以上需要通过饮用水或饮料补充。

软饮料中的纯净水、矿泉水、白开水、苏打水等含有纯净的水，是良好的补水剂。矿泉水还含有人体需要的微量元素，如锶、锂、偏硅酸、溴、锌等，可补充人体易缺乏而又不易获得的微量元素，对健康有益。

碳酸型饮料在饮料中充入了二氧化碳气体，清凉感突出，可增进食欲，促进消化。但饮料配方中经常加入了大量的糖、香料等食品添加剂，除了提供热量（0.80～2.4 kJ/g）外，营养价值不高，常因频繁饮用而摄入过量的精制糖。

纯果汁或蔬菜汁由天然的果蔬榨汁加工而成，含有较丰富的维生素、矿物质和纤维素等，营养价值较高。

果汁型饮料由于加入了一定量的原果汁，含有一定的碳水化合物、少量的蛋白质、维生素、矿物质，营养价值有所增高。

花生、大豆和含乳饮料的蛋白质的质量分数较高，可作为蛋白质来源的补充。

冷饮包括冰淇淋、雪糕、冰棍等，是以奶、蛋、砂糖、奶油等原料加工制成的，含有上述各种原料的营养物质，其蛋白质的质量分数大约为 3.7%，脂肪为 7%～14%，碳水化合物 24%，还含有较少量的维生素、矿物质，但其热量极高。

思考与练习

1. 什么是营养质量指数？如何利用该指标判断食物营养质量的高低？
2. 简述蔬菜与水果营养价值的差异。
3. 简述不同豆类品种营养价值的差异。
4. 简述不同乳制品营养价值的差异。

第3章

食品加工与营养

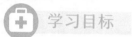 学习目标

1. 掌握：烹饪方法对营养素的影响；减少烹调过程中营养素破坏与损失的措施。

2. 熟悉：加工对食物营养价值的影响。烹饪过程中营养素的损失途径。

3. 了解：保藏对食物营养价值的影响；烹饪过程中营养素损失的影响因素。

【导入案例】

《国民营养计划（2017—2030年）》中指出，加快食品加工营养化转型。优先研究加工食品中油、盐、糖用量及其与健康的相关性，适时出台加工食品中油、盐、糖的控制措施。提出食品加工工艺营养化改造路径，集成降低营养损耗和避免有毒有害物质产生的技术体系。研究不同贮运条件对食物营养物质等的影响，控制食物贮运过程中的营养损失。

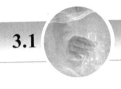

3.1　加工对食物营养价值的影响

3.1.1　加工对谷类营养价值的影响

3.1.1.1　谷类加工

谷类加工主要有制米、制粉两种。对谷类原料的营养价值都有一定的影响。由于谷类结构的特点，其所含的各种营养素分布极不均匀。加工精度越高，糊粉层和胚芽损失越多，营养素损失也越多，尤以 B 族维生素损失显著。

全谷物是指未经精细化加工，或虽经碾磨、粉碎、压片等加工处理后，仍保留了完整的谷粒所具备的谷皮、糊粉层、胚乳、谷胚及其天然营养成分的谷物。全谷物含有谷物全部的天然营养成分，如膳食纤维、B 族维生素、维生素 E、矿物质、不饱和脂肪酸、植物甾醇、植酸和酚类等植物化学物。

稻谷经碾磨加工后，谷皮糊粉层和大部分的米胚都被磨去，即米糠，含量为 8%～10%，余下的占 90%～92%，为白米粒。谷粒所含的维生素、矿物质以及含赖氨酸比较高的蛋白质都集中在谷粒的周围部分和胚芽中。因此，稻谷的碾磨程度越高，大米的淀粉含量越高，粗纤维的含量越低，口感越好，越易消化，但其他营养素（如蛋白质、脂肪、维生素等）损失也越多。

同理，生产面粉时，出粉率越高，面粉的化学组成越接近全麦粒；出粉率越低，则面粉的组成成分越接近纯胚乳。小麦加工中，随着出粉率的降低，谷胚、谷皮连同胚乳周围的糊粉层转入副产品中，使赖氨酸、B 族维生素、一些矿物质遭受严重损失。因而，不同的加工程度与方法，和营养素的保存有密切的关系。

不同的加工方法，也会影响到谷类食物的血糖生成指数，从而对谷类食物的消化、吸收、利用以及血糖浓度的变化等都会产生影响。

3.1.1.2　豆类加工

多数大豆制品的加工需经浸泡、磨浆、加热、凝固等多道工序，去除或减少了纤维素、抗营养因子，同时还使蛋白质的结构从密集变成疏松状态，蛋白质的消化率提高（具体内容见本书第 2 章第 2 节）。

大豆经发酵工艺可制成豆腐乳、豆酱、豆豉等，发酵过程中酶的水解作用可提高营养素的消化吸收利用率，并且某些营养素和其他有益成分含量也会增加。

大豆经浸泡和保温发芽后制成豆芽，在发芽的过程中维生素 C 含量从 0 增至 5～10 mg/100 g。在发芽的过程中，酶的作用还促使大豆中的植酸降解，更多的钙、磷、铁等矿物元素被释放出来，增加矿物质的吸收率和利用率。

3.1.1.3 蔬菜、水果的深加工

首先需要清洗和整理，如摘去老叶及去皮等，可造成不同程度的营养素丢失。果蔬是否去皮，需视具体情况区别对待，要考虑果蔬表皮的农药残留、口感、个人肠胃情况、果蔬的口感可接受度等，一般安全性排在首位。蔬菜水果经加工可制成罐头食品、果脯、菜干等，加工过程中损失的主要是水溶性维生素和矿物质，特别是维生素 C。

3.1.1.4 畜、禽、鱼类加工

畜、禽、鱼类食物可加工制成罐头食品、熏制食品、干制品、熟食制品等，比新鲜食物更易保藏且具有独特风味。

在加工过程中对蛋白质、脂肪、矿物质影响不大，高温制作时会损失部分 B 族维生素。

3.1.2 保藏对食物营养价值的影响

食物在保藏过程中营养素含量可以发生变化，这种变化与保藏条件如温度、湿度、氧气、光照、保藏方法及时间长短相关，主要是防止微生物在食物表面的繁殖导致食物腐败和食物在环境中的自我分解，导致食物营养价值的降低。

3.1.2.1 低温保藏对食物营养价值的影响

利用低温条件保藏食品的过程，通过降低食品的温度，维持食品的低温水平或冰冻状态，以阻止或延缓其腐败变质的速度，从而达到食品贮藏的目的。因为微生物在其适宜的温度范围内，才能正常生长与繁殖，温度越低，微生物的活动能力越弱，因而，降低温度能延缓微生物生长繁殖的速度，当温度降低到微生物最低生长温度以下时，则微生物停止生长并出现死亡。食品低温保藏根据其温度可分为食品的冷藏和冷冻。

1. 食品的冷藏

食品的冷藏是将预冷后的食品存放在近冰点或高于冰点温度中的一种贮存方法。冷藏的温度一般为 $-2 \sim 15\ ℃$，常用的冷藏温度是 $4 \sim 8\ ℃$。预冷是让易腐败的食品本身的热量传递给温度低于食品的介质，并在尽可能短的时间内使食品的温度降低到预定温度，及时地延缓和抑制食品的生物化学变化和微生物的繁殖活动。贮藏温度是冷藏工艺之中最重要的因素，不同的食品所需要的冷藏温度不同，对于大多数食品来说，冷藏温度越接近冰点，贮藏期越长。但有些鲜活食品对温度特别敏感，温度不适宜时，会有冷藏病害发生。如香蕉在冷藏时温度低于 $12\ ℃$，果皮受到冷害而发生褐变；黄瓜、茄子、甜椒等贮存的温度低于 $7\ ℃$ 时，表面会出现水浸状凹斑等。所以冷藏食品时应严格控制冷藏温度。

2. 食品的冷冻

食品的冷冻是先将食品冻结，然后在保持食品冻结状态的温度条件下贮藏的一种方法。常用的冷冻贮藏的温度是 $-18\ ℃$。冻藏的食品适用于长期贮藏。合理的冷冻贮藏食品的外观、质地、色泽和风味等方面不发生变化，可保持食品原有的状态。但经冷冻的食品一旦解冻后，须立即食用。

冷冻常被认为是保持食品的感官性状、营养价值及长期保藏食品的最好方法。冷冻、冻藏加工工艺的全过程主要包括：预冻结处理、冻结、冻藏和解冻。预冻结处理主要是对蔬菜冻结前的烫漂，因而水溶性维生素、矿物质会大量地损失，部分水溶性蛋白质流失，脂溶性维生素几乎不受损失，碳水化合物、脂肪受影响较小。预冻结处理过程中营养素的损失与食品原料单位质量的面积有关，与水接触的面积越大，烫漂时水溶性维生素的损失越多；还与原料的成熟程度、烫漂的温度和持续时间及烫漂的类型等都有着重要的关系。成熟度越高，且高温短时烫漂，其维生素的损失越少。

食物在冻藏期间，蛋白质、碳水化合物、脂肪和矿物质等几乎没有损失，而维生素损失较多，尤其是维生素 C。

解冻期间对动物组织蛋白质的含量影响较小，而 B 族维生素和矿物质损失较多，主要是因为汁液流失，损失的程度与其水溶性大小有关。

3.1.2.2　辐射保藏对食物营养价值的影响

辐射保藏主要是利用原子能射线的辐射能量，对新鲜肉类及其制品、水产类及其制品、蛋、菜、果、调味料等食品进行杀菌、杀虫、酶活性钝化等处理，在一定时期内使之不发生腐败变质，而延长食品的保质期。

辐射对食物中营养素的含量有着一定的影响。食物经辐射后可引起蛋白质的变性，部分蛋白质发生降解，生成氨基酸，而使蛋白质的消化吸收利用率增加。食物中的脂肪经照射后发生氧化、脱羧、氢化等作用，同时产生氧化物、过氧化物等，不饱和脂肪酸容易被氧化，而饱和脂肪酸比较稳定。辐射过程对维生素的影响较大，维生素 C、维生素 B_1、维生素 B_2，均有不同程度的损失，脂溶性维生素对辐射也较为敏感，其损失大小的顺序为维生素 E > 胡萝卜素 > 维生素 A > 维生素 D。辐射对矿物质的影响不大，碳水化合物在辐射过程中相对也比较稳定。

3.1.2.3　化学保藏对食物营养价值的影响

化学保藏是在食品的加工过程中，为了防止食品的腐败变质，在食品中加入一定数量的食品添加剂，其中有些添加剂的成分对营养素有一定的影响。如氧化剂使食物中的维生素被破坏损失。亚硝酸盐在烹饪过程中常用于肉类的发色与防腐，但亚硝酸可使维生素 C、胡萝卜素、维生素 B_1 及叶酸等被破坏。

3.1.2.4　高温保藏对食物营养价值的影响

高温保藏是通过加热来杀死食品中污染的各种微生物，食品加热杀菌的方法很多，常见的有巴氏杀菌、常压杀菌、加压杀菌等。但其高强度的加热对食物中营养素有着非常显著的影响。

食物中碳水化合物在加热过程中，淀粉可发生糊化作用而容易消化。蛋白质由于受热变性，使其蛋白质的消化吸收率增加，提高了蛋白质的营养价值，但过度的加热可引起不耐热的氨基酸含量下降及利用率降低，从而使蛋白质的营养价值降低。油脂类在高温时氧化速度增加，而易于发生氧化酸败，影响食品的感官性状，使食品的食用价值与营养价值降低。加热过程中由于食物的种类不同，加热的方式、温度及持续的时间不同，维生素的损失也不完全一样，食物中的维生素 C 和维生素 B$_1$ 损失最多，维生素 B$_2$、烟酸、维生素 B$_6$ 等有一定的损失，而维生素 A 和维生素 D 在一般情况下损失较小。

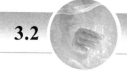

3.2　烹饪对食物营养价值的影响

烹饪是人类进化进程中的重要节点。烹而后食，不仅可以杀菌消毒，保障健康，而且大大提高了食物的消化吸收率，改善了人体的营养状况，为人类体力和智力的进一步发展创造了有利的条件。人类掌握了用火的技能后，结束了茹毛饮血的野蛮生活方式，逐渐扩大了食物的范围。

烹饪是一个复杂的过程，从原料的选择方面看，其范围广，品种多，粮食蔬菜、家畜野兽、禽虫鳞介、果蔬菌藻，几乎无所不包。合理选择烹饪原料可以使各种食物的营养素在数量和种类上互补，提高食物营养价值。烹饪原料在烹调加工过程中，由于受温度、渗透压、酸碱度、空气中的氧以及酶活力改变等因素的影响，可发生一系列物理、化学变化。这些变化可以提高食物的消化、吸收率及营养价值；破坏杀灭原料中的有毒成分、微生物和寄生虫卵，有利于人体的健康；但同时，部分原料中的营养素可受到破坏和损失，导致原料营养价值降低；某些原料在特殊的烹调加工过程中，还可产生对人体健康有害的物质。

经烹饪加工后食物的色香味形的变化还可改变就餐者的食欲，间接影响人体对营养素的消化和吸收。因此从现代营养科学的角度分析传统烹饪工艺对食物营养价值的影响，对继承和发扬我国传统烹饪工艺、推广科学烹饪加工方法，具有十分重要的意义。

3.2.1　烹饪方法对营养素的影响

3.2.1.1　炸

炸是旺火加热，以大量食用油为传热介质的烹调方法，原料挂糊与否及油温高低可使炸制品获得多种不同质感。如果原料初步处理后不经挂糊就投入油锅，在炸制过程中原料的水分由于吸收大量的热量而迅速汽化，成品具有酥、脆、稍硬的特点，如干炸鱼、炸麻花。

在此过程中，所有营养素都有不同程度的损失，蛋白质因高温炸焦而严重变性，脂肪也因炸发生一系列反应，使营养价值降低。对于蔬菜来说，油炸要比沸煮损失的维生素多一些，炸熟的肉会损失 B 族维生素。如果原料初步处理后经挂糊或上浆，再下油锅，糊、浆在热油中很快形成一层脆性的保护层，使原料不与热油直接接触，原料中的蛋白质、维生素损失减少，同时防止了内部水的气化，而原料所含的汁液、鲜味不容易外溢，形成外层酥脆，内部软嫩的质感，如软炸鸡块、香酥鸭子。

3.2.1.2 炒、爆、熘

采用炒、爆、熘制作的菜肴，都是以油为传热介质，除植物性原料外，一般事先都进行挂糊或上浆，然后用旺火热油，使菜肴速成，保持菜肴滑嫩香脆的特点。由于操作迅速，加热时间很短，水分及其他营养素不易流失，所以营养素的损失较少。有的在制作时用淀粉勾芡，使汤汁浓稠，而淀粉对维生素C具有保护作用。此外，绿叶蔬菜中含有大量的胡萝卜素，直接食用吸收率低，但用油烹制后能增加吸收。

3.2.1.3 煎、贴

煎、贴都是以少油作为传热介质的烹调方法。制作时火力不大，不易使表面迅速吸收从锅底面传来的大量热量而使其中的水分汽化。原料大多要经过挂糊，营养素损失不多。

3.2.1.4 蒸

蒸制菜是以水蒸气为传热介质的，由于原料与水蒸气基本上处于一个密闭的环境中，原料在饱和水蒸气下成熟，所以可溶性物质的损失较少；但由于需要较长烹调时间，因加热而引起维生素C分解的量增加了。

3.2.1.5 炖、焖、煨

炖、焖、煨均以水为传热介质，原料体积均较大，为了调味料能更好地进入原料内部，汤与菜的比例小于涮或汆，采用的火力一般都是小火或微火，烹制所需的时间比较长，因而大量可溶性物质溶解于汤中。此外因温度较低，原料中蛋白质的变性温和，处于容易消化的状态，不溶的、坚韧的胶原蛋白在与热水的长时间接触中转变成可溶性的白明胶。如果把炖、焖、煨熟后的汤液用来做调味剂或汤，就可避免营养素的损失，且汁液保留了炖、焖、煨食物的香味。脂肪组织中的脂肪酸与其他化学成分反应，可生成多种香味物质，如酯、醇等。淀粉在这种烹调环境下可产生糊化作用，其产物更易被人体吸收。因原料在烹调过程中受热发生变性、失水收缩现象，溶于水的矿物质随原料内部的水分一起溢出、流失。而加热时间的长短，又可影响原料中维生素的含量，其中维生素C、维生素B_1等最容易受到破坏而损失。

3.2.1.6 煮与烧

煮与烧都是采用较多的汤汁作为传热介质，原料一般都要经过初步熟处理，先用大火烧开，再用小火煮熟。所以汤液中存在相当多的水溶性物质（如维生素B_1、维生素C及矿物质等），碳水化合物及蛋白质在加热过程中部分水解，而脂肪则无显著变化。但煮沸时间的长短，煮沸前原料的处理方法对营养素的损失也有影响。

3.2.1.7 涮与汆

涮与汆以水为传热介质，所用原料体积较小，前者加工为薄片，后者加工为片、丝、条或丸子。汤或水均用大火烧开，汤菜比例是汤多菜少，因此在单位时间里原料能获得较多的热量而成熟。如涮羊肉时，肉片在沸水中停留的时间很短，因而肉中的一些可溶性营养物质损失较少。

3.2.1.8　烤与熏

烤制菜是利用热辐射和热空气的对流传热，把热源产生的热量传递给原料，除了微波加热外，热量传递的顺序是由表及里，因此在原料表面首先获得热量的同时，表面的水分会蒸发，导致表面失水，使原料内部和表面水分子密度不同。所以内部水分尚未传至表面，表层因蛋白质变性已形成一层薄膜，或淀粉糊化后又失水形成一层硬壳（如烤面包），这样原料中的水分就难以向外蒸发了，从而形成烤制品的表皮水分含量低、内部水分含量高的特点。但若以柴、炭、煤或煤气为燃料的明火上直接烤原料，因火力分散，烤制时间较长，使维生素 A、B 族维生素及维生素 C 受到很大的损失，也可使脂肪受损失，另外还会产生 3,4-苯并芘等致癌物质。

熏制品也有类似特点，熏制食物表面有适度的焦皮，具有独特的风味，但鱼、肉等经熏制后，会产生一些对人有害的物质，其中脂肪的不完全燃烧、淀粉受热的不完全分解，都可产生 3，4-苯并芘。维生素 C 损失也较大。

3.2.2　烹饪过程中营养素损失途径及影响因素

烹饪可以使食物产生令人愉快的味道，外观也更加诱人，从而提高人们的食欲。但是由于食物的种类不同，在烹饪过程中所采用的方法也有一定的差异，如火候强弱、烹饪时间长短、调味品用量，以及挂糊、勾芡等，从而使食物各具独特的色、香、味、形。但与此同时，食物中各种营养素的组成和含量也会产生不同程度的破坏损失。就一般烹调方法而言，食物中维生素最易损失，特别是水溶性维生素，其次是各种矿物质，蛋白质、脂肪和碳水化合物在一般情况下损失较少。

3.2.2.1　流失

在某些物理因素，如日光、盐渍、淘洗等作用下，食物可失去其完整性，营养素也因此通过蒸发、渗出或溶解于水中而被抛弃，致使营养素丢失。

1. 蒸　发

蒸发主要是通过日晒或热空气的作用，使食物中的水分蒸发、脂肪外溢而干枯。环境温度越高，提供的汽化热就越多，水分蒸发就越快。食物在炸、煎、炒、爆过程中，原料中的水吸收大量的热能以沸腾的形式迅速汽化，使原料失水。在此过程中，维生素 C 损失较大。

2. 渗　出

渗出是指由于食物的完整性受到损伤，或加入食盐改变了食物内部渗透压，使其水分渗出，某些营养物质也随之外溢，从而使营养素如维生素、矿物质等受到不同程度损失。由于细胞内外溶液浓度不同，如肉、鱼、蔬菜细胞内溶液的盐浓度低于外界盐液的浓度时，水就从细胞内低浓度溶液通过细胞膜向细胞外高浓度溶液渗透。动、植物体的细胞不仅能让水分子从细胞膜渗透过去，而且还能让部分矿物质和非离子化有机小分子通过。尤其在死亡的细胞中，由于细胞膜的渗透性增强，矿物质的进出比较容易。

3. 溶　解

溶解是指食物原料在进行初加工、调配烹制过程时，由于不恰当的切洗、搓洗、漂洗、涨发等，使水溶性营养素（如水溶性蛋白质、维生素和矿物质等）溶于水中或汤汁中而造成丢失。例如，做米饭时经淘洗，维生素可损失 30%～40%，矿物质约损失 25%，蛋白质约损失 10%，碳水化合物约损失 2%。一般搓洗次数越多，淘米前后浸泡的时间越长，淘米用水温度越高，各种营养素损失也就越多。不合理的洗菜方法也可使这些营养素过多地损失，蔬菜先切后洗，一些水溶性的物质（如维生素和矿物质）可通过刀的切口溶解到洗菜的水里而损失，菜切得越碎，冲洗或揉洗的次数越多，用水浸泡的时间越长，营养素的损失就越多。另外，涨发干货原料或漂洗肉食原料也同样如此，用水浸泡的时间越长，用水量越多，水溶性营养素丢失也就越多。

煮、煨、炖等烹调方法以水传热烹调时，原料中的一些水溶性营养素会逐渐溶出，因受热分解而损失。如果用水量过多，则因加热时间延长和营养素溶出量增多，会增大其热分解的损失，如果汤不被食用则损失更大。所以米汤、面汤和菜汤应尽量加以利用。

3.2.2.2　破坏

食物中营养素的破坏，是指因受物理、化学或生物因素的作用，营养素分解、氧化等，失去了对人体的生理功能。引起营养素破坏的原因很多，食物的保管或加工方法不当，霉变、腐烂、生芽，烹调时的高温、加碱，煮沸时间过长及菜肴烹制后放置过久，不及时食用等，都可使营养素受到破坏。

1. 高温作用

高温环境烹调时，如油炸、油煎、熏烤或长时间炖煮等，原料受热面积大、时间较长，某些营养素破坏损失程度会增大。所以严格掌握火候是合理烹调的重要原则。有研究表明，高温短时间加热比低温长时间加热时营养素损失少。

2. 氧化与光照

某些营养素特别是维生素 C，在遇到空气时容易被氧化分解。原料切碎（片、条、丝、丁）放置时，营养素通过刀的切口与空气中的氧接触的机会增多，氧化而破坏的程度也增高。如果烹调后不及时食用，放置过久也能增大氧化损失。据实验表明，将黄瓜切成薄片，放置 1 h，维生素 C 就损失 33%～35%，放置 3 h 损失 41%～49%，如果保温存放则营养素损失更大。

许多维生素（如 B 族维生素、维生素 C 和脂溶性维生素）对光敏感，受日光直接照射时会发生破坏损失。在室内光线的条件下也会慢慢地受到破坏，其破坏程度取决于光波的种类及照射时间与面积。如脂肪在日光照射下会加速其酸败过程，有些原料在日光照射下则引起褪色、变色，营养素受损或滋味改变，所以应避光贮存于低温或阴凉处。

3. 化学因素

大部分维生素在碱性条件下不稳定，制作某些食物时加碱能造成维生素 C 及部分 B 族维生素大量损失。如煮稀饭、煮豆子时加碱，维生素 B$_1$ 可损失 75%，炸油条时加碱和高温油炸，

维生素 B_1 可被全部破坏，维生素 B_2 被破坏 50%左右。

有些原料中含有的一些抗营养因子，如含鞣酸、草酸、植酸多的原料与含蛋白质、钙类高的原料一起烹制或同食，则可形成鞣酸蛋白、草酸钙、植酸钙等不能被人体吸收的物质，而降低了食物的营养价值，在加工时应尽量去除。

4. 生物因素

生物因素主要是指微生物（如霉菌、某些细菌和酵母菌）和原料中一些酶对营养素的分解、破坏作用。微生物污染原料后，利用原料中的各种营养素生长、繁殖，使原料的营养素含量下降，同时还可产生有毒的代谢产物，造成原料食用价值下降或完全丧失。这些微生物的生长繁殖与温度、湿度、酸碱度有很大关系。霉菌喜湿热环境，原料受潮后常会发生霉变，细菌侵入后会引起腐败变质。如牛奶被乳酸杆菌及其他杂菌污染后，可变酸而不能食用；马铃薯等蔬菜因温度过高使呼吸旺盛而引起发芽等，都会造成食物食用价值的降低。

有些蔬菜中含有抗坏血酸氧化酶，当蔬菜被采摘存放时，特别是经过切碎放置，这些氧化酶会促使维生素 C 被氧化破坏。少数鱼体中含有硫胺素酶，当鱼死后若不及时烹制，硫胺素酶可使维生素 B_1 分解。

3.2.3 减少烹调过程中营养素破坏与损失的措施

3.2.3.1 合理的初加工

各种食物原料在烹饪前都要清洗，洗涤能减少微生物，除去寄生虫卵和泥沙杂物，有利于食物的卫生。对未被霉菌污染的粮食或没有农药残留的粮食，在淘洗时，应尽量减少淘洗次数，一般为 2～3 次，不要用流水冲洗或用热水淘洗，不宜用力搓洗。各种副食原料（如蔬菜等）在改刀前清洗，不要在水中浸泡，洗的次数不宜过多，洗去泥沙即可。这样可减少原料中某些水溶性营养素（如水溶性维生素、矿物质、蛋白质等）的流失。

3.2.3.2 科学切配

各种原料原则上应洗涤后再切配，以减少水溶性营养素的流失。原料切块要稍大，若切得过碎，则原料中易氧化的营养素损失更多，如蔬菜切得过碎，很多细胞膜被破坏，增加了与水、氧气的接触，从而加速营养素的氧化破坏。切成片、丝、条、块后不要再用水冲洗或在水中浸泡，也不应放置较长时间或切后加盐弃汁，这样可避免维生素及矿物质随水流失并减少氧气对维生素的氧化。如小白菜，切段炒后维生素 C 的损失率为 31%，而切成丝炒后损失率为 51%。另外应现切现烹，现做现吃，保护维生素少受氧化而损失。

3.2.3.3 焯水

为了除去食物原料的异味、辛辣味、苦涩味等，增加食物的色香味形或调整各种原料的烹调成熟时间，许多原料要经过焯水处理后再烹调。操作时，一定要大火沸水，加热时间宜短，这样不仅能减轻原料色泽的改变，同时可减少营养素损失。如蔬菜中含有某些氧化酶易使维生素 C 被氧化破坏，而这些酶在 60～80 ℃时活性最强，温度达到 90 ℃以上则酶活性减弱或被破坏。

蔬菜经沸水烫后,虽然会损失一部分维生素,但也能除去较多的草酸,有利于钙、铁和其他矿物质的吸收。原料焯水后,不要挤去汁水,否则会使大量水溶性营养素流失。如白菜切后煮 2 min 捞出,挤去汁水,可使水溶性维生素损失 77%。动物性原料焯水,如腥味不是很重,也需旺火沸水,原料(一般是大块原料)在投入水中时,蛋白质因骤受高温而凝固,从而保护内部营养素不外溢。

粮食类原料在蒸煮时,因烹饪方法不同,营养素损失的多少不一。如捞饭(把米放在水中煮到半熟后将米捞出蒸熟,剩下的米汤大部分弃掉)是一种不科学的烹调方法。因为米汤中含有大量的维生素、矿物质、蛋白质和碳水化合物。一般捞米饭可损失维生素 B_1 约 67%,维生素 B_2 约 50%,烟酸约 76%。所以应该提倡用焖或煮的方法做米饭,若吃捞饭,米汤不应弃掉;熬粥时要盖上锅盖,开锅后改用小火,以免水溶性维生素和其他营养素随水蒸气挥发。

面食的种类也很多,有面条、馒头、面包、烧饼等,不同的制作方法营养素的损失差别很大。发酵面团用碱量要合适,加碱过多,维生素的破坏较多,同时影响外观和口味。面条、水饺的汤汁应尽量利用,以减少营养素的损失。

3.2.3.4 上浆、挂糊和勾芡

上浆、挂糊是将经过刀工处理的原料表面裹上一层黏性浆糊(蛋清、淀粉),经过加热后,淀粉糊化,且蛋清中蛋白质受热后形成一层有一定强度的保护膜。这种工艺可以改变原料的形态,保护原料中的水分和营养素不外溢,使原料不直接与高温的油脂接触,油也不易浸入原料内部,因间接传热,原料中的蛋白质不会过度变性,维生素不易受高温分解破坏,还可减少营养素与空气接触而被氧化,原料本身也不易因断裂、卷缩、干瘪而变形。这样烹制出来的菜肴不仅色泽好味道鲜嫩,营养素保存多,而且易被消化吸收。

勾芡就是在菜肴即将出锅时,将已经提前调好的水淀粉淋入锅中,使菜肴中的汤汁达到一定的稠度,增加汤汁对原料的附着力。勾芡后汤汁变稠并包裹在原料的表面,与菜肴融合,既保护了营养素且味美可口,特别是淀粉中含有的谷胱甘肽可保护维生素 C。动物性原料如肉类等也含有谷胱甘肽,所以肉类和蔬菜一起烹调有同样的效果。

3.2.3.5 适当加醋、适时加盐

很多维生素在碱性条件下易被破坏,而在酸性环境中比较稳定。凉拌蔬菜可适当加醋,动物性原料的菜肴(如红烧鱼、糖醋排骨)在烹饪过程中也可适当加醋,促使原料中的钙游离,有利于人体吸收。此外加醋还利于改进菜肴的感官性状,增加风味。

食盐溶于汤汁中能使汤汁具有较高的渗透压,使细胞内水分大量渗出,原料发生皱缩、组织发紧,这样又使食盐不易渗入内部,不仅影响菜肴外观,且风味欠佳;且晚放盐因盐在食物表面,相较早放盐更容易让人品尝到食物的咸味,有利于烹饪减盐。但在调制肉末、肉馅时,则先加入适量的盐可使肉馅越搅黏度越大,馅料成团而不散,加热后的菜肴质地松软鲜嫩。

3.2.3.6　酵母发酵

在面团中添加发酵剂，经过反应，可形成具有海绵状空洞结构的面团，成品具有蓬松柔软的特点。主要有生物蓬松面团和化学蓬松面团两大类。

在面团中引进酵母，使之发酵蓬松的面团，叫发酵面团。面团的发酵有老酵发酵与鲜酵母发酵两种方法。在酵母发酵过程中，淀粉在淀粉酶的作用下水解成麦芽糖。酵母本身可以分泌麦芽糖酶和蔗糖酶，将麦芽糖和蔗糖水解成单糖。老酵发酵方法是中国传统的点心发酵方法，即将含有酵母的面团引入大块面团中，引发成大块发酵面团的方法。老酵发酵需加碱中和。在发酵过程中，由于加碱而破坏了面团中大量维生素，所以要尽量使用优质鲜酵母发酵面团，微生物发酵面团使酵母菌大量繁殖，致 B 族维生素的含量增加，同时可分解面团中所含的植酸盐配合物，有利于人体对矿物质（如钙、铁）的吸收。

玉米中烟酸的含量较大米高，但主要为结合型，不能被吸收利用。如加碱（小苏打等）处理，可有大量游离烟酸从结合型中释放出来被机体利用。所以以玉米为主食的地区，在食用前，应加碱处理，以提高烟酸的利用率。

3.2.3.7　急火快炒

急火快炒是中国传统烹饪技艺的要求。如果原料没有保护层，或保护层脱落、不完整，原料在烹制过程中，营养素的流失将随着烹制时间的延长而增多。原料表面水分的流失是蒸发引起的，而原料内部水分的流失则是水分子向原料外部渗透、扩散的结果。扩散是需要时间的，减慢水分的扩散速度或缩短烹制时间，均可减少原料中营养素的流失。如猪肉切成丝急火快炒，其维生素 B_1 的损失率为 13%，维生素 B_2 为 21%，烟酸为 45%；而切成块用文火炖，则维生素 B_1 损失率为 65%，维生素 B_2 为 41%，烟酸为 75%。据一些实验数据，叶菜类用急火快炒的方法，可使维生素 C 的平均保存率达 60%～70%，而胡萝卜素的保存率可达76%～90%。旺火加热能使原料迅速成熟，因成熟的速度取决于原料的蛋白质变性及其他的化学变化速度。温度每升高 10 ℃，化学反应速率为原来的 2～4 倍，蛋白质在等电点附近时其变性速率可达原来的 600 倍，所以高温烹制可使原料迅速成熟，水分扩散时间明显缩短。因此对蔬菜和其他体积小、切片薄、传热快的原料，在烹饪中采用急火快炒是减少食物营养素流失的重要手段之一。

思考与练习

1. 简述什么是全谷物以及加工对谷类营养价值的影响。
2. 阐述食品保藏对食品营养价值的影响。
3. 阐述烹饪过程中如何最大限度地保留食物的营养价值。

第 4 章

膳食营养与健康

 学习目标

1. 掌握：膳食结构的概念；中国居民膳食结构；膳食模式的分类及特点；中国居民膳食指南（2022）八大准则；食谱的概念；食谱编制的基本原则及方法；食谱评价的内容。

2. 熟悉：中国东方健康膳食模式；中国居民平衡膳食宝塔（2022）；计算法的基本步骤。

3. 了解：世界代表性地区膳食结构；中国居民平衡膳食餐盘及中国儿童平衡膳食算盘；食物交换份法的基本步骤。

【导入案例】

2022 年 4 月 26 日上午 9：30，《中国居民膳食指南（2022）》发布会在京举行。我国于 1989 年首次发布《中国居民膳食指南》，并已于 1997 年、2007 年、2016 年进行了三次修订。为了提高全民健康意识，减少营养不良和预防慢性病的发生，同时保证指南的时效性和科学性，使其真正契合不断发展变化的我国居民营养健康新需求，中国营养学会决定每 5 年修订一次。

 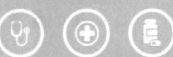

4.1  膳食结构与膳食模式

4.1.1　膳食结构

4.1.1.1　概念及发展

膳食结构（Dietary Structure）是指膳食中各类食物的数量及其在膳食中所占的比重。可根据各类食物所能提供能量及各种营养素的数量、比例来衡量膳食结构的组成是否合理。膳食结构的形成与人类自然进化、生产力发展水平、文化、科学知识水平以及自然环境条件等多方面因素有关。不同的历史时期、不同国家或地区、不同社会阶层、不同风俗习惯的人们，膳食结构一般存在非常大的差异。

膳食结构是研究一个国家或一个人群饮食特点和营养状况的基础，通过分析比较膳食结构的差异和变化，了解发现饮食文化和习惯的变化规律，以及可能存在的健康风险，并为制定相应的膳食指南提供科学依据。

根据考古及史料记载的信息，可以将人类的膳食结构变化划分为四个阶段。

1. 自然食物获取阶段（狩猎、采集阶段）

本阶段在人类历史发展中延续的时间最长，从远古时代一直到 1.5 万年前或 1 万年前（旧石器时代晚期或新石器时代早期）。生活在旧石器时代的古人得到什么吃什么，多是草木果实和鸟兽的肉，饮自然界的水或饮鸟兽之血，就是人类的"茹毛饮血"时代。在农耕开始前的 1.5 万年左右，人类开始从水中获取食物，学会了原始的捕捞。这一阶段膳食特点是食物种类广杂，包括动物性食物和植物性食物，但是食物来源不固定，饥饱不定，难以形成规律。

2. 动物驯养和植物栽培阶段

本阶段从旧石器时代晚期或新石器时代早期一直延续到 4000 年前。根据考古证据，从最早控制野生动物到农业的出现持续了超过 1 万年。季节性饥荒迫使人类由被动地适应环境转向主动采取措施求得生存，主要措施就是驯化驯养动物和栽培植物。经过长期的尝试，人们将驯养的重点集中在易于利用（如狗）或性情温顺的几种动物（如猪、马、牛、羊、鸡）身上；同时将种植的植物确定在少数几种植物上，使之脱离野生状态称为栽培植物，如籽粒丰硕易于保存的植物。人类开始逐渐脱离采集、渔猎的生活，进入农业社会。因此食物的构成也发生了相应变化，食物来源有了一定保障，既有谷类为主的植物性食物，又有驯养动物及狩猎、捕捞所得，逐步形成了规律的饮食。

3. 农业社会阶段

本阶段经历了数千年至上万年。原始农业的出现在人类历史上具有划时代意义，标志着

人类由只能以天然产物作为食物的时代跨入了食物生产的时代，为社会转入文明时代奠定了物质基础，同时为原始畜牧业的发展提供了基地和饲料，而原始畜牧业的发展反过来改善了人类食物构成和身体素质。

距今 3000~4000 年前，随着冶炼业出现及铁制工具在农业中的应用，原始农业转入农业社会阶段。金属农具、木制农具代替了原始石器农具，畜力成为主要生产动力。这一阶段的膳食结构主要由农业生产的粮食和饲养的动物构成，以及少量蔬菜和水果。

4. 工业社会阶段

18 世纪开始的工业革命开创了以机器代替手工劳动的时代。随着大工业的发展、科学研究的不断深入，以及计算机的运用，发达国家在工业现代化基础上，逐步实现了农业和食品加工业的现代化。这一阶段的膳食结构更加丰富，谷类、肉类、蛋类、蔬菜、水果、奶类等都是日常食物来源。

进入 21 世纪，人类的食物种类和获取方式随着食品科技的发展和信息化水平的提高已发生了翻天覆地的变化。除了天然食物外，各种食品加工工艺生产出的食品种类更加丰富；网购、外卖送餐等都改变了人们的就餐方式，对人类的膳食结构也产生了重大影响。

4.1.1.2　世界代表性地区膳食结构

1. 亚洲国家的膳食结构

亚洲是人口最多的一个洲，包括中国、日本、印度等国家。不同国家的膳食结构相差较大，总体上是以植物性食物为主，动物性食物为辅。以动植物性食物相对均衡的日本为例，膳食特点是主食量较少，海产品较多，食材新鲜，烹饪方式以蒸煮为主，蔬菜和鱼虾类生食居多；少量煎炸，如牛排、天妇罗等。在晚餐或晚餐后有饮酒的习惯，主要是啤酒和清酒。

2. 欧洲国家的膳食结构

欧洲是世界第六大洲，包括德国、英国、法国、意大利等国家。以营养较均衡的意大利膳食为例，面食为主，多为通心面，常用番茄酱作为配料。通心面有些加上番茄、菠菜等，呈现黄、红、绿等颜色；并配有适量的鸡蛋、火腿、乳酪，增加蛋白质含量，摄入脂肪含量较低，且普遍食用橄榄油，此外多采用有叶蔬菜制作色拉。但意大利人多饮酒过量。

3. 大洋洲国家的膳食结构

大洋洲是最小的一个洲，包括澳大利亚、新西兰等国家。以澳大利亚的膳食为例，由于是移民国家，饮食习惯保留了英国、意大利以西餐为主的特点，如意大利面、通心粉等。大多数澳大利亚人口味清淡，不喜油腻，忌食辣味，较喜欢甜或酸的食物，大都爱吃牛肉、羊肉，也比较喜欢鸡肉、鱼肉、禽蛋类。主食是面包，饮料主要是牛奶、咖啡。

4. 美洲国家的膳食结构

美洲包括美国、加拿大、巴西等国家，膳食存在较大的南北差异。以美国为代表的北美洲国家，最常吃的食物有煎牛排、汉堡包、三明治、面包、牛奶、咖啡等。饮食构成属于高能量、高脂肪、高蛋白的"营养过剩型"。美国人很多依赖方便食品，且消费量大，典型的方便食品是一大袋炸薯条、一个大汉堡、一大杯可乐，再加一份甜食如甜点或冰淇淋。

5. 非洲国家的膳食结构

非洲大陆高原面积广阔，拥有广袤的高原、沙漠及热带平原、灌木丛林、赤道雨林等地带，包括埃及、南非、肯尼亚等国家。非洲人的主食各不相同，主要依气候而定，最广泛种植的主食作物是高粱、木薯和玉米。非洲有浓厚的素食传统，以游牧生活方式为主的人群尤为如此。另外非洲很多国家曾是英国、法国、德国等欧洲国家的殖民地，饮食习惯还受到欧洲国家的影响。

4.1.1.3 · 中国居民的膳食结构

中国居民的膳食结构有自身特点，也在随着社会经济发展、食物资源丰富和国际交流扩大不断发生着变化。

1. 中国居民传统膳食的结构特点

20 世纪 80 年代以前，中国居民的传统膳食以植物性食物为主，谷类、薯类和蔬菜的摄入量较高，肉类的摄入量较低，豆制品总量不高且地区间有一定差异，奶类消费在大多数地区均较低。

（1）高碳水化合物

我国南方居民多以大米为主食，北方以小麦粉为主，谷类食物的供能比占 70% 以上。

（2）高膳食纤维

谷类食物和蔬菜中膳食纤维丰富，因此我国居民膳食纤维的摄入量也较高，能够满足人体对膳食纤维的生理需要。这是我国传统膳食的优势之一。

（3）低动物脂肪

我国居民传统的膳食中动物性食物的摄入量很少，动物脂肪的供能比一般在 10% 以下。

2. 中国居民膳食结构现状及变化趋势

当前中国居民的膳食仍然以植物性食物为主，动物性食品为辅。由于我国幅员辽阔，各地区、各民族以及城乡之间的膳食构成差别较大，但是随着社会经济发展，我国居民的膳食结构逐渐向"富裕型"膳食结构的方向转变。

从新中国成立至今，随着经济的发展，中国居民的膳食发生了明显的变化。国家食物消费调查显示，谷类食物的消费在 1985—1995 年处于高峰阶段。食用油于 1975 年前一直处于较低水平，1980 年后迅速增长。与 1985 年相比，2016 年中国人均动物性食物和食糖的消费量分别增加了 4 倍和 42%（具体见表 4-1）。

表 4-1　中国平均每年人均消费食物模式变化趋势　　　　单位：kg

年份	谷类	动物性食物	食用油	食糖
1952	197.67	10.96	2.10	0.91
1957	203.06	12.29	2.42	1.51
1962	164.63	7.12	1.09	1.6
1965	182.84	12.41	1.72	1.68

年份	谷类	动物性食物	食用油	食糖
1970	187.22	11.42	1.61	2.06
1975	190.52	13.59	1.73	2.26
1980	213.81	18.47	2.3	3.83
1985	251.69	26.48	5.08	5.57
1990	238.80	32.90	5.67	4.98
1995	256.23	20.74	5.8	1.28
2000	249.49	26.37	7.06	1.28
2005	208.85	30.40	6.01	1.13
2010	181.44	35.97	6.31	1.03
2015	134.50	72.40	11.10	1.3
2016	132.8	68.30	10.6	1.3
2017	130.1	69.20	10.4	1.3
2018	127.2	71.80	9.6	1.3
2019	130.1	74.50	9.5	1.3
2020	141.2	77.2	10.4	1.3

引自：中国统计年鉴（2021），中国统计出版社。

2010—2013 年中国居民营养与健康状况监测与前四次调查比较，平均每标准人日摄入谷类、薯类逐渐减少，动物性食物增加，奶类、水果、植物油增加，但奶类摄入仍低于中国居民膳食指南推荐量，食盐摄入量有所减少，但仍高于膳食指南推荐量。

由于经济水平和食物资源的不同，中国居民的膳食结构还存在较大的地区差异，但总的趋势是正在从高碳水化合物、高膳食纤维、低脂肪的传统膳食结构向高脂肪、高能量、低膳食纤维的方向改变。

3. 中国居民膳食结构存在的主要问题

中国地域辽阔，人口众多，各地区生产力发展水平和经济状况不均衡，城市与农村地区膳食结构存在较大差异，因此存在的问题各不相同，需要有针对性地进行合理调整和改善。

按照《中国居民膳食指南（2022）》和中国居民平衡膳食宝塔（2022）的推荐，我国成年居民膳食的主要问题是畜肉类食物、烹调油和食盐摄入过多，而蔬菜、水产品、大豆及坚果类、奶及奶制品摄入过少，尤其是奶及奶制品摄入远低于推荐量。

因此，中国居民的膳食结构应在以植物性食物为主的膳食结构基础上，增加蔬菜、水产品、奶和大豆及其制品的消费。在欠富裕地区，应努力提高肉、禽、蛋等动物性食品的消费。此外要逐步降低食盐的摄入量，最好降到每人每日 5 g 以下。

4.1.2　膳食模式

4.1.2.1　概念及发展

膳食模式是指以整体膳食成分而不是以单一食物和营养物质的方式对膳食评估的描述。根据膳食模式中所能提供的能量、营养素的数量以及能够满足人体健康需要的程度可评价该膳食模式的合理程度。

膳食模式一般是基于不同国家、地区、民族或不同饮食习惯的人群提出来的。因此其有很强的地域特色，受该地区环境、文化、伦理等因素的影响。

20 世纪 60 年代起，西方开始关注整体膳食与慢性病关系，开展了地区的膳食特点、生活习惯、膳食组成与慢性病关联的观察性研究。由明尼苏达大学生理学家 Ancel Keys 等人发起的膳食模式和健康的研究，于 1958 年开始在美国、芬兰、荷兰、意大利、南斯拉夫、希腊、日本七个国家同时进行。在长达 15 年的随访观察后发现，欧洲南部（尤其是希腊的克里特岛）冠心病死亡率比欧洲北部和美国低 2 ~ 3 倍，与日本接近，导致这一明显差异的原因就是饮食结构的不同。地中海沿岸居民摄入大量全谷类、新鲜蔬果、海产品、豆类、坚果和橄榄油，而摄入很少的红肉、动物油脂及甜食，并有适量饮用红酒的习惯。人们将这一膳食模式称为"地中海膳食"。

20 世纪 90 年代，美国营养学家在总结了食物和膳食组分与高血压的关联性研究及其干预研究的成果后，推荐了降低高血压的 DASH 膳食模式（Dietary Approaches to Stop Hypertension，DASH）。

近 30 年来，膳食模式的评价、膳食模式与慢性病的关联，以及膳食模式对慢性病风险的预测、干预研究在不断深入，也取得了一系列研究成果，如膳食模式与心血管疾病、糖尿病、肥胖和肿瘤的关系等，并可预测这类疾病的风险。而健康的膳食模式干预可降低这类疾病的风险。

4.1.2.2　分类

1. 以动物性食物为主的膳食模式

以动物性食物为主的膳食模式，即西方膳食模式，属于营养过剩型的膳食模式，以美国、西欧、北欧等欧美发达国家为代表地区。这类膳食模式的特点是摄入较多的红肉、加工肉制品、黄油、油炸食品、高脂肪乳制品、甜食、精制谷物、土豆和高糖饮料。粮谷类食物数量相对较少，动物性食物比例较大，具有高能量、高脂肪（供能比 > 40%）、高蛋白（供能比 > 25%）和低膳食纤维的特点，即"三高一低"。该膳食模式优点是优质蛋白质充足；缺点是能量过剩，容易引起肥胖、高脂血症、糖尿病、心血管疾病、肿瘤等慢性病。

2. 以植物性食物为主的膳食模式

以植物性食物为主的膳食模式，常见于亚洲、非洲部分国家和地区，如印度、巴基斯坦和孟加拉国等，也称温饱模式。这类膳食模式的特点是富含蔬菜、水果、坚果和全谷物食品，较少摄入精加工谷类、高糖食品、红肉和加工肉制品；能量可基本满足需要，蛋白质和脂肪摄入较少，植物性食物提供的能量占接近总能量 90%；某些矿物质和维生素摄入不足，导致机体免疫力下降，感染疾病风险增加。营养缺乏症是该膳食模式的主要营养问题。

3. 动植物性食物平衡的膳食模式

动植物性食物平衡的膳食模式多以日本居民的典型膳食模式为代表，又称为营养均衡型模式或日本模式。日本传统膳食模式的特点是以鱼虾等海产品、大米、蔬菜、豆类、绿茶摄入较多，能量摄入适中。该模式介于典型的东、西方膳食模式之间，既能避免东方膳食模式中三低一高（低能量、低蛋白、低脂肪、高碳水化合物），又能避免西方膳食模式中三高一低（高能量、高蛋白、高脂肪、低碳水化合物）饮食的弊端。近年来，水果、奶制品、蛋类和肉类的摄入量有所增加，蔬菜、豆制品和鱼类的消费与传统膳食模式保持一致，能量能够满足需要，但不过剩。该膳食模式中三大营养素供给能量比例合适，膳食纤维较丰富，有利于预防营养缺乏和营养过剩导致的疾病，促进健康，已成为世界各国调整膳食结构的参考。

4. 地中海膳食模式

地中海膳食模式泛指希腊、西班牙、法国和意大利南部等处于地中海沿岸的南欧各国的饮食模式，他们以蔬菜、水果、鱼类、五谷杂粮、豆类和橄榄油为主。其特点是蔬菜、水果、全谷类、豆类和坚果摄入量较高；适量奶制品，且主要为奶酪和酸奶；适量红酒和鱼类；红肉及其制品摄入量较少；食物加工程度低而新鲜程度高；橄榄油为主要的食用油，且是脂肪的主要来源。具有高膳食纤维、高维生素、高单不饱和脂肪酸和低饱和脂肪酸的营养特点。该模式引起了世界广泛关注，被认为是一种健康的膳食模式，也被许多国家采用和推荐。

5. 素食模式

素食模式是一种不包含动物性食物的膳食模式。国际素食者联合会（International Vegetarian Union，IVU）将素食定义为一种"不食用肉、家禽、鱼及其制品，食用或不食用奶制品和蛋类"的生活习惯。与食用动物性食物的杂食膳食相比，素食膳食含有更多的膳食纤维、镁、叶酸、维生素 C、维生素 E、n-6 多不饱和脂肪酸、植物化学物和较低的胆固醇、较少的饱和脂肪酸。但因血红蛋白铁较少，素食人群易出现缺铁性贫血；此外还容易缺乏维生素 B_{12}、钙、锌、优质蛋白等。

6. 干预性/治疗膳食模式

该类膳食模式以 DASH 膳食最具有代表性，它是第一次突出全面营养而非某一种营养素或单一食物对血压的影响的膳食模式，具有高钾、高镁、高钙、高蛋白及高膳食纤维的营养特点。该膳食最初是由美国于 1994 年启动的一项大型高血压防治计划所发展起来的一种饮食，结果发现饮食中如果能够保证充足的蔬菜、水果、低脂（或脱脂）奶，以维持足够的钾钙镁等矿物质的摄入，可有效降低血压。该膳食将食物分为八类，分别为谷类及其制品、蔬菜、水果、低脂或脱脂奶制品、畜禽鱼类、大豆坚果类、油脂、甜食和添加糖，其中前五类食物含量丰富，后三类食物含量低于美国典型饮食。此外 DASH 膳食还适量增加蛋白质，减少饱和脂肪酸、总脂肪酸和胆固醇的摄入。目前常以 DASH 膳食作为预防和控制高血压的膳食模式，在许多国家的高血压防治指南中，也将其纳入预防和控制高血压的重要生活方式干预措施。研究发现 DASH 模式不仅可以降低血压，还可以降低心血管疾病、癌症、胰岛素抵抗和血脂异常的发生风险。

4.1.2.3　中国东方健康膳食模式

根据我国人群不同膳食模式对健康影响的研究显示,在以南方膳食模式特点为主的浙江、上海、江苏、广东、福建等地的人群中发生超重、肥胖、2 型糖尿病、代谢综合征和脑卒中等疾病的风险均较低。同时这些地区心血管疾病和慢性病的死亡率也较低,居民期望寿命较长。我国东南沿海地区社会经济发展综合水平较高,居民膳食营养状况相对较好,形成了东方传统膳食模式向东方健康膳食模式转变的良好范例。为便于描述和推广,把我国东南沿海一带的代表性饮食统称为东方健康膳食模式,其主要特点是:清淡少盐,食物多样,谷类为主,蔬菜水果充足,鱼虾等水产品丰富,奶类豆类丰富,并具有较高的身体活动量。

中国居民平衡膳食模式的设计和修订依据有:①符合营养科学原理和中国居民膳食营养素参考摄入量;②结合最新的中国居民营养与健康研究,特别是营养与慢性病状况报告数据;③参考食物与健康关系证据研究;④考虑我国食物资源、饮食文化特点和食物系统的可持续发展等。

中国居民平衡膳食模式具有食物多样、植物性食物为主、动物性食物为辅、少油盐糖的特点。

1. 食物多样

中国居民平衡膳食模式包括五大类人体必需的食物:谷薯类、蔬菜水果类、禽畜鱼蛋奶类、大豆坚果类以及烹饪用的油盐等。推荐的食物种类丰富,每周 25 种以上,传承和发扬了"五谷为养、五果为助、五畜为益、五菜为充"的膳食搭配原则。

2. 植物性食物为主

在中国居民平衡膳食模式,谷薯类提供的能量占总能量的 50% 左右,是能量的最主要来源,体现了"谷类为主"的理念。这是我国的膳食传统,实践证明对健康有益。此外,蔬菜、水果、大豆、坚果都是被鼓励多摄入的食物,在整体膳食中的占比较高。

3. 动物性食物为辅

动物性食物在整体膳食模式中比例较低,属于辅助性食物。膳食指南强调动物性食物摄入适量,既能保障优质蛋白质的摄入,还能弥补植物性食物中脂溶性维生素、维生素 B_{12}、锌、硒等微量营养素的不足,又可预防因动物性食物摄入过量所引起的心脑血管疾病及某些癌症发生风险的增加;既实践了我国传统膳食"植物为主"的原则,又体现了现代关于食物与健康科学研究的重要成果。

4. 少油盐糖

少油少盐是各国膳食指南的共识。在国际组织和各国膳食指南的推荐中,2013 年起建议食盐的摄入量为 5 g,我国也在 DRIs(2013)中建议了成年人钠的适宜摄入量为 1500 mg,预防非传染性慢性病的建议摄入量(PI-NCD)为 2000 mg(相当于 5 g 盐)。DRIs(2023)中继续沿用了钠的这些数据。膳食指南中建议添加糖的摄入量每天最好控制在 25 g 以下,油的每天摄入量 25 ~ 30 g。油、盐、糖的控制是膳食指南中特别强调的三点。

中国居民平衡膳食模式中动物性和植物性食物摄入量合理,既能满足能量和营养素需求,同时食物来源主要以植物性食物为主，还积极倡导低能耗、绿色生态、食物新鲜、保护资源等良性循环的消费行为，限制过度消费油盐糖和深加工食物等，是一种比较经济且有利于可持续发展的膳食模式。

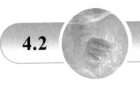

4.2　膳食指南

4.2.1　概念、意义和发展

膳食指南（Dietary Guideline， DG）是政府部门或学术团体为引导国民合理饮食、维持健康而提出的饮食建议。它根据营养学原则，结合国情，教育人民群众采用平衡膳食，以达到合理营养促进健康的目的。

膳食指南的应用和推广有助于人们了解和运用膳食指南指导日常生活，提高自我保护意识和能力，从而促进健康。膳食指南的实施需要制定政策，普及宣传，指导消费及提供食品。同时要运用各种宣传工具向人民群众广泛宣传，以提高大众的营养知识水平，从而主动遵循膳食指南的指导，使其更快地为促进人民健康发挥作用。

膳食指南不是营养学或公共卫生的新事物，其作为卫生政策的一部分已有百年以上历史，是由早期的食物目标，经膳食供给量、膳食阶段目标演变而来的。1918 年英国推荐儿童膳食必须包含一定量牛乳；20 世纪 30 年代国际联盟向大众推荐膳食应包含牛乳、叶菜、鱼、肉、蛋等食物；美国农业部提出的为组成营养充足膳食所选择的食物指南，实际上就是 21 世纪美国公众采用的膳食指南，由 Hertzler 与 Anderson 在 1947 年发表。1968 年瑞典出版了第一部膳食指标。1977 年美国提出了膳食目标，成为膳食指南发展的雏形，这是一个里程碑式的事件，1980 年改为膳食指南，由政府颁布，每 5 年修订一次。全球有 100 多个国家制定了以食物为基础的膳食指南（表 4-2）。

表 4-2　部分国家第一版膳食指南制定时间

时 间	国 家	时 间	国 家
1976 年	加拿大	1985 年	德国
1981 年	法国、瑞典、挪威	1987 年	韩国、芬兰
1982 年	新西兰	1988 年	印度
1983 年	丹麦、英国	1989 年	中国、新加坡、匈牙利
1984 年	日本	随后其他若干国家制定了膳食指南	

随着营养科学研究的进展，膳食指南的版本也在不断更新，内容也在不断扩展。我国至今已发布 5 版膳食指南，最新一版为 2022 年发布。

4.2.2　《中国居民膳食指南（2022）》

《中国居民膳食指南（2022）》由一般人群膳食指南、特定人群膳食指南、平衡膳食模式和膳食指南编写说明四部分组成。本章主要介绍一般人群膳食指南，本指南是以食物为基础的膳食指南，适用于 2 岁以上的健康人群，提供有关食物、食物类别和平衡膳食模式的建议，健康/合理的膳食指导，以促进全民健康和慢性疾病预防。一般人群膳食指南共有 8 条指导准则，其他人群膳食指南参见本书第 5 章。

平衡膳食模式是指一段时间内，膳食组成中的食物种类和比例可以最大限度地满足不同年龄、不同能量水平的健康人群的营养和健康需求，是根据营养科学原理、中国居民膳食营养素参考摄入量及科学研究成果而设计的。

4.2.2.1　准则一：食物多样，合理搭配

食物多样是平衡膳食的基础，不同类别的食物中含有的营养素及其他有益成分的种类和数量是不同的。合理搭配是指食物种类和重量的合理化，是平衡膳食的保障，膳食的营养价值通过合理搭配而提高。

本准则核心推荐：坚持谷类为主的平衡膳食模式。每天的膳食应包括谷薯类、蔬菜水果、畜禽鱼蛋奶和豆类食物。平均每天摄入 12 种以上食物，每周 25 种以上，合理搭配。每天摄入谷类食物 200～300 g，其中包含全谷物和杂豆类 50～150 g、薯类 50～100 g（表 4-3）。

表 4-3　建议摄入的主要食物种类数　　　　　　　　　　　单位：种

食物类别	平均每天摄入的种类数	每周至少摄入的种类数
谷类、薯类、杂豆类	3	5
蔬菜、水果类	4	10
畜、禽、鱼、蛋类	3	5
奶、大豆、坚果类	2	5
合计	12	25

引自：中国营养学会. 中国居民膳食指南（2022）[M]. 北京：人民卫生出版社，2022.

4.2.2.2　准则二：吃动平衡，健康体重

食物摄入量和身体活动量是保持能量平衡、维持健康体重的两个关键因素。体重过重和过轻都是不健康的表现，易患多种疾病，影响寿命。

本准则核心推荐：各年龄段人群都应天天进行身体活动，保持健康体重。食不过量，保持能量平衡。坚持日常身体活动，每周至少进行 5 d 中等强度身体活动，累计 150 min 以上；主动身体活动最好每天 6000 步。鼓励适当进行高强度有氧运动，加强抗阻运动，每周 2～3 d。减少久坐时间，每小时起来动一动（表 4-4）。

表 4-4　成年人每天身体活动量相当于 6000 步的活动时间

活动名称	时间/min
太极拳	50
快走、骑自行车、乒乓球、跳舞	40
健身操、高尔夫球	30～35
网球、篮球、羽毛球	30
慢跑、游泳	25

引自：中国营养学会. 中国居民膳食指南（2022）[M]. 北京：人民卫生出版社，2022.

4.2.2.3　准则三：多吃蔬果、奶类、全谷、大豆

蔬菜水果、全谷物、奶类、大豆及其制品是平衡膳食的重要组成部分，坚果是平衡膳食的有益补充。蔬菜水果是维生素、矿物质、膳食纤维和植物化学物的重要来源，对提高膳食质量起到关键作用。全谷物是经过清理但未经进一步加工，保留了完整的谷物籽粒，或虽经碾磨、粉碎、挤压等方式加工，但皮层、胚乳、胚芽的相对比例仍与完整颖果保持一致的谷物制品，可提供更多的 B 族维生素、矿物质、膳食纤维等营养成分及有益健康的植物化学物。奶类和大豆制品是钙和优质蛋白质的良好来源。适量食用坚果有助于降低血脂水平和全因死亡的发生风险。

本准则核心推荐：每餐有蔬菜，保证每天摄入不少于 300 g 的新鲜蔬菜，深色蔬菜应占 1/2。天天吃水果，保证每天摄入 200～350 g 的新鲜水果，果汁不能代替鲜果。吃各种各样的奶制品，摄入量相当于每天 300 mL 以上液态奶。经常吃全谷物、大豆制品，适量吃坚果（表 4-5）。

表 4-5　不同人群蔬菜水果、全谷物、奶类、大豆、坚果类食物建议摄入量

食物类别	单位	幼儿		儿童、青少年			成人	
		2 岁～	4 岁～	7 岁～	11 岁～	14 岁～	18 岁～	65 岁～
蔬菜	g/d	150～250	200～300	300	400～450	450～500	300～500	300～450
	份/日	1.5～2.5	2～3	3	4～4.5	4.5～5	3～5	3～4.5
水果	g/d	100～200	150～200	150～200	200～300	300～350	200～350	200～300
	份/日	1～2	1.5～2	1.5～2	2～3	3～3.5	2～3.5	2～3
奶类	g/d	500	350～500	300	300	300	300	300
	份/日	2.5	2～2.5	1.5	1.5	1.5	1.5	1.5
全谷物和杂豆类	g/d	适量			30～70	50～100	50～150	
	份/日				—	—	—	
大豆	g/周	35～105	105	105	105	105～175	105～175	105
	份/周	1.5～4	4	4	4	4～7	4～7	4
坚果	g/周	—	—	—	—	50～70		
	份/周	—	—	—	—	5～7		

引自：中国营养学会. 中国居民膳食指南（2022）[M]. 北京：人民卫生出版社，2022.

注：能量需要量水平按照 2 岁～（1000～1200 kcal/d），4 岁～（1200～1400 kcal/d），7 岁～（1400～1600 kcal/d），11 岁～（1800～2000 kcal/d），14 岁～（2000～2400 kcal/d），18 岁～（1600～2400 kcal/d），65 岁～（1600～2000 kcal/d）。

4.2.2.4 准则四：适量吃鱼、禽、蛋、瘦肉

鱼、禽、蛋和瘦肉均属于动物性食物，富含优质蛋白质、脂类、脂溶性维生素、B 族维生素和矿物质等，是平衡膳食的重要组成部分。鱼虾等水产类食物脂肪含量相对较低，且含有较多的不饱和脂肪酸，对预防血脂异常和脑卒中等疾病有一定作用，每周最好吃两次鱼。禽类脂肪含量也相对较低，其脂肪酸组成也优于畜类脂肪。蛋类各种营养成分较齐全，营养价值高，胆固醇含量也较高，但对一般人群，每天吃一个鸡蛋不会增加心血管疾病风险。畜肉类脂肪含量较多，吃畜肉应当选瘦肉，每人每周畜肉摄入不宜超过 500 g。烟熏和腌制肉类在加工过程中易产生致癌物，过多食用可增加肿瘤发生风险，应当少吃或不吃。

本准则核心推荐：鱼、禽、蛋类和瘦肉摄入要适量，平均每天 120 ~ 200 g。每周最好吃鱼 2 次或 300 ~ 500 g，蛋类 300 ~ 350 g，畜禽肉 300 ~ 500 g。少吃深加工肉制品。鸡蛋营养丰富，吃鸡蛋不弃蛋黄。优先选择鱼，少吃肥肉、烟熏和腌制肉制品（表 4-6）。

表 4-6 不同人群动物性食物建议摄入量

食物类别	单位	幼儿		儿童青少年			成人	
		2 岁 ~	4 岁 ~	7 岁 ~	11 岁 ~	14 岁 ~	18 岁 ~	65 岁 ~
总量	g/d	50 ~ 70	70 ~ 105	105 ~ 120	140 ~ 150	150 ~ 200	120 ~ 200	120 ~ 150
畜禽肉	g/周	105 ~ 175	175 ~ 280	280	350	350 ~ 525	280 ~ 525	280 ~ 350
	份/周	2 ~ 3.5	3.5 ~ 5.5	5.5	7	7 ~ 10.5	7 ~ 10.5	5.5 ~ 7
蛋类	g/周	140 ~ 175	175	175 ~ 280	280 ~ 350	350	280 ~ 350	280 ~ 350
	份/周	2 ~ 3.5	3.5 ~ 5.5	3.5 ~ 5.5	5.5 ~ 7	7	5.5 ~ 7	5.5 ~ 7
水产品	g/周	105 ~ 140	140 ~ 280	280	350	350 ~ 525	280 ~ 525	280 ~ 350
	份/周	2 ~ 3	3 ~ 5.5	5.5	7	7 ~ 10.5	7 ~ 10.5	5.5 ~ 7

引自：中国营养学会. 中国居民膳食指南（2022）[M]. 北京：人民卫生出版社，2022.
注：能量需要量水平按照 2 岁 ~（1000 ~ 1200 kcal/d），4 岁 ~（1200 ~ 1400 kcal/d），7 岁 ~（1400 ~ 1600 kcal/d），11 岁 ~（1800 ~ 2000 kcal/d），14 岁 ~（2000 ~ 2400 kcal/d），18 岁 ~（1600 ~ 2400 kcal/d），65 岁 ~（1600 ~ 2000 kcal/d）。

4.2.2.5 准则五：少盐少油，控糖限酒

高盐（钠）摄入可增加高血压、脑卒中和胃癌的发生风险，过多的烹调油会增加脂肪的摄入，过多的反式脂肪酸增加冠心病发生风险，过量摄入添加糖/含糖饮料，可增加龋齿、超重和肥胖的发生风险，过量饮酒会增加肝脏损伤、胎儿酒精综合征、痛风、心血管疾病和某些癌症的发生风险。

本准则核心推荐：培养清淡饮食习惯，少吃高盐和油炸食品。成年人每天摄入食盐不超过 5 g，烹调油 25 ~ 30 g。控制添加糖的摄入量，每天不超过 50 g，最好控制在 25 g 以下。反式脂肪酸每天摄入量不超过 2 g。不喝或少喝含糖饮料。儿童青少年、孕妇、乳母以及慢性病患者不应饮酒。成年人如饮酒，一天饮用的酒精量不超过 15 g（表 4-7）。

表 4-7　不同人群食盐、烹调油、添加糖的推荐摄入量和酒精的控制摄入量　单位：g/d

项目	幼儿		儿童青少年			成人	
	2 岁～	4 岁～	7 岁～	11 岁～	14 岁～	18 岁～	65 岁～
食盐	<2	<3	<4	<5	<5	<5	<5
烹调油	15～20	20～25	20～25	25～30		25～30*	
添加糖	—		<50，最好<25，不喝或少喝含糖饮料				
酒精	0					如饮酒，不超过 15	

引自：中国营养学会. 中国居民膳食指南（2022）[M]. 北京：人民卫生出版社，2022.

注：*表示低身体活动水平。

4.2.2.6　准则六：规律进餐，足量饮水

规律进餐是实现平衡膳食、合理营养的前提。一日三餐、定时定量、饮食有度是健康生活方式的重要组成部分，不仅可以保障营养素全面还有益健康。水是构成人体的重要物质并发挥重要生理作用。水的摄入和排出要平衡，以维持适宜的水合状态和正常的生理功能。

本准则核心推荐：合理安排一日三餐，定时定量，不漏餐，每天吃早餐。规律进餐、饮食适度，不暴饮暴食、不偏食挑食、不过度节食。足量饮水，少量多次。在温和气候条件下，低身体活动水平成年男性每天喝水 1700 mL，成年女性每天喝水 1500 mL。推荐喝白水或茶水，少喝或不喝含糖饮料，不用饮料代替白水。

4.2.2.7　准则七：会烹会选，会看标签

食物是人类获取营养、赖以生存和发展的物质基础。每人或每个家庭应有每天的膳食设计和规划，按需选购备餐，按类挑选优质蛋白质来源和营养素密度高的食物。学习烹饪，做好一日三餐，既可最大程度保留食物营养价值、控制食品安全风险，又可享受食物天然风味，实践平衡膳食。经常在外就餐或购买外卖食品的人，油、盐、糖的摄入量相对较高，长期高频率情况下，发生超重、肥胖的风险增加，应根据就餐人数确定适宜份量，做到荤素搭配，并主动提出健康诉求。加工食品在膳食中的比例日渐增大，学会读懂预包装食品标签和营养标签，了解原料组成、能量和核心营养成分含量水平，慎选高盐、高油、高糖食品。

本准则核心推荐：在生命的各个阶段都应做好健康膳食规划。认识食物，选择新鲜的、营养素密度高的食物。学会阅读食品标签，合理选择预包装食品。学习烹饪、传承传统饮食，享受食物天然美味。在外就餐，不忘适量与平衡。

4.2.2.8　准则八：公筷分餐，杜绝浪费

加强饮食卫生安全，是通过饮食获取全面营养、增强体质、防止食物中毒和其他食源性疾病的重要措施。勤俭节约是中华民族的传统美德，食物资源宝贵，来之不易。

本准则核心推荐：选择新鲜卫生的食物，不食用野生动物。食物制备生熟分开，熟食二次加热要热透。讲究卫生，从分餐公筷做起。珍惜食物，按需备餐，提倡分餐不浪费，做可持续食物系统发展的践行者。

4.2.3 中国居民平衡膳食宝塔与算盘（2022）

为了便于记忆、理解和实践，制作了膳食指南的宣传图形，包括中国居民平衡膳食宝塔、中国居民平衡膳食餐盘和中国儿童平衡膳食算盘，以阐释平衡膳食的主旨思想和食物组成结构。

4.2.3.1 中国居民平衡膳食宝塔

中国居民平衡膳食宝塔（Chinese Food Guide Pagoda，以下简称"宝塔"）是根据《中国居民膳食指南（2022）》的准则和核心推荐，把平衡膳食原则转化为各类食物的数量和所占比例的图形化表示，如图 4-1 所示。

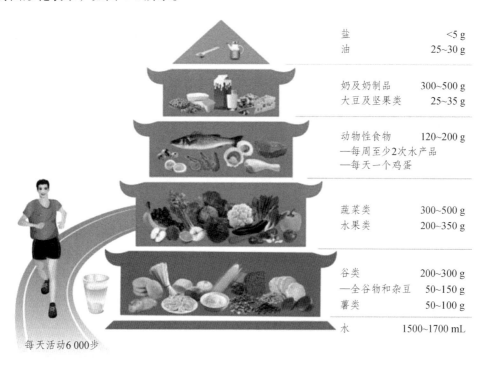

图 4-1 中国居民平衡膳食宝塔（2022）

引自：中国营养学会. 中国居民膳食指南（2022）[M]. 北京：人民卫生出版社，2022.

中国居民平衡膳食宝塔形象化的组合，遵循了平衡膳食的原则，体现了在营养上比较理想的基本食物构成。宝塔共分为 5 层，各层面积大小不同，体现了 5 大类食物和食物量的多少。5 大类食物包括谷薯类、蔬菜水果、畜禽鱼蛋奶类、大豆和坚果类以及烹调用油盐。食物量是根据不同能量需要量水平设计，宝塔旁边的文字注释，标明的是 1600 ~ 2400 kcal 能量需要量水平时，一段时间内成年人每人每天各类食物摄入量的建议值范围。

1. 第一层：谷薯类食物

谷薯类是膳食能量的主要来源（碳水化合物提供总能量的 50% ~ 65%），也是多种微量营养素和膳食纤维的良好来源。膳食指南中推荐 2 岁以上健康人群的膳食应做到食物多样、合理搭配。谷类为主是合理膳食的重要特征。在 1600～2400 kcal 能量需要量水平下，建议成年人每人每天摄入谷类 200～300 g，其中包含全谷物和杂豆类 50～150 g、薯类 50～100 g。

谷类、薯类和杂豆类是碳水化合物的主要来源。谷类包括小麦、稻米、玉米、高粱等及其制品。杂豆类包括除大豆外的其他干豆类，如红小豆、绿豆、芸豆等。薯类包括马铃薯、红薯等，可替代部分主食。

2. 第二层：蔬菜水果

蔬菜水果是膳食指南中鼓励多摄入的两类食物。蔬菜水果是膳食纤维、微量营养素和植物化学物的良好来源。在 1600～2400 kcal 能量需要量水平下，推荐成年人每天蔬菜摄入量至少达到 300 g，水果 200～350 g。蔬菜包括嫩茎、叶、花菜类、根菜类、鲜豆类、茄果瓜菜类、葱蒜类、菌藻类及水生蔬菜。绿色蔬菜是指的深绿色、深黄色、紫色、红色等有颜色的蔬菜，深色蔬菜一般富含维生素、植物化学物和膳食纤维，推荐每天摄入量占蔬菜总摄入量的 1/2 以上。

水果多种多样，包括仁果、浆果、核果、柑橘类、瓜果、热带及亚热带水果等。推荐吃新鲜水果，在鲜果供应不足时可选择一些含糖量低的干果制品和纯果汁。

3. 第三层：鱼、禽、肉、蛋等动物性食物

鱼、禽、肉、蛋等动物性食物是膳食指南推荐适量食用的食物。新鲜的动物性食物是优质蛋白质、脂肪和脂溶性维生素的良好来源，在 1600～2400 kcal 能量需要量水平下，推荐每天鱼、禽、肉、蛋摄入量共计 120～200 g。

目前我国汉族居民的肉类以猪肉为主，且增长趋势明显。猪肉含脂肪较高，应尽量选择瘦肉或禽肉。常见的水产品包括鱼、虾、蟹、贝类等，含有丰富的优质蛋白质、不饱和脂肪酸、维生素和矿物质，推荐每周至少食用 2 次，或每天摄入 40～75 g。蛋类包括鸡蛋、鸭蛋、鹅蛋、鹌鹑蛋、鸽子蛋及其加工制品，推荐每天 1 个鸡蛋（相当于 50 g 左右），吃鸡蛋不弃蛋黄，蛋黄富含胆碱、卵磷脂、胆固醇、维生素 A、叶黄素、锌、B 族维生素等，具有较高的营养价值。

4. 第四层：奶类、大豆和坚果

奶类和豆类是鼓励多摄入的食物。奶类、大豆和坚果是蛋白质和钙的良好来源，营养素密度高。在 1600～2400 kcal 能量需要量水平下，推荐每天应摄入至少相当于鲜奶 300 g 的奶及奶制品。

大豆包括黄豆、黑豆和青豆，常见制品有豆腐、豆浆、豆腐干及千张等。坚果包括花生、葵花籽、核桃、杏仁、榛子等，部分坚果的营养价值与大豆相似，富含必需脂肪酸和必需氨基酸。推荐大豆和坚果每天的摄入量共为 25～35 g，其他豆制品需要按蛋白质含量与大豆进行折算。

5. 第五层：烹调油和盐

油盐在烹调时必不可少，但建议尽量少用。推荐成年人平均每天烹调油用量不超过 25～30 g，食盐摄入量不超过 5 g。烹调油包括各种动植物油，植物油如花生油、大豆油、菜籽油、葵花籽油等，动物油如猪油、牛油、黄油等。烹调油也要多样化，应经常更换种类，以满足

人体对各种脂肪酸的需要。

我国居民食盐用量普遍较高，限制食盐摄入量是我国长期的行动目标。除了食盐外，也需要控制隐形高盐食品的摄入量。

6. 身体活动和饮水

身体活动和水的图示仍包含在可视化图形中，强调增加身体活动和足量饮水的重要性。水的需要量主要受年龄、身体活动、环境温度等因素的影响。低身体活动水平的成年人每天至少饮水 1500～1700 mL（7～8 杯）。在高温或高身体活动水平时应适当增加饮水量。来自食物中的水分和膳食汤水大约占 1/2，因此推荐一天饮水和膳食来源水（食物中的水、汤、粥、奶等）摄入共计 2700～3000 mL。

身体活动是能量平衡和保持身体健康的重要手段。鼓励养成天天运动的习惯，坚持每天多做一些消耗能量的活动。推荐成年人每天进行至少相当于快步走 6000 步的身体活动，每周最好进行 150 min 中等强度的运动。加强和保持能量平衡，需要通过不断摸索，关注体重变化，维持食物摄入量和运动消耗量之间的平衡。

4.2.3.2　中国居民平衡膳食餐盘

中国居民平衡膳食餐盘（Food Guide Plate）是按照平衡膳食原则，描述一个人一餐中膳食的食物组成和大致比例。餐盘更加直观，一餐膳食的食物组合搭配轮廓更加清晰明了，如图 4-2 所示。

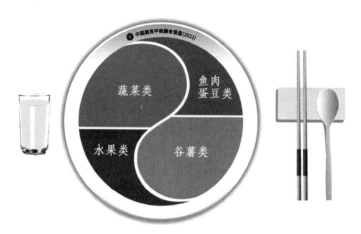

图 4-2　中国居民平衡膳食餐盘

引自：中国营养学会. 中国居民膳食指南（2022）[M]. 北京：人民卫生出版社，2022.

餐盘分为 4 部分，分别是谷薯类、动物性食物和富含蛋白质的大豆及其制品、蔬菜和水果，餐盘旁的一杯牛奶提示其重要性。此餐盘适用于 2 岁以上人群，是一餐中食物基本构成的描述。

平衡膳食餐盘用传统文化中的基本符号，表达阴阳形态和万物演变过程中的最基本平衡。2 岁以上人群可参照此结构计划膳食，即便是素食者，也可将肉类替换为豆类，获得充足的蛋白质。

4.2.3.3　中国儿童平衡膳食算盘

平衡膳食算盘（Food Guide Abacus）是面向儿童应用膳食指南时，根据平衡膳食原则转化成各类食物份量的图形。平衡膳食算盘简单勾画出的膳食结构图，给儿童一个大致的膳食模式认识。跑步的儿童身挎水壶，表达出鼓励喝白水、天天运动、积极活跃的生活和学习情景，如图 4-3 所示。

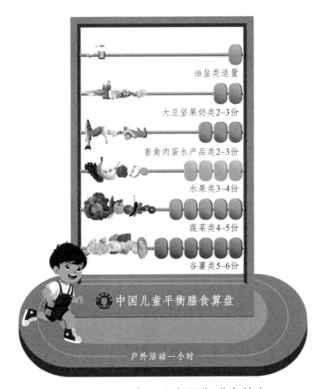

图 4-3　中国儿童平衡膳食算盘

引自：中国营养学会. 中国居民膳食指南（2022）[M]. 北京：人民卫生出版社，2022.

平衡膳食算盘在食物分类上，把蔬菜和水果分开表示，算盘共有 6 层，用不同的颜色的算珠表示各类食物，浅棕色代表谷薯，绿色代表蔬菜，黄色代表水果，橘红色代表动物性食物，蓝色代表大豆、坚果和奶类，橘黄色代表油和盐。算盘中的食物份量是按照 8～11 岁儿童能量需要量平均值大致估算的。在开展儿童青少年膳食指南宣传和知识传播时，通过膳食算盘可以寓教于乐，更好沟通，便于记忆。

4.3　食谱编制

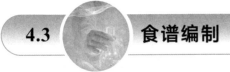

随着人们越来越关注营养健康，对食物的营养价值也越来越重视，但没有哪一种食物能

够包含人体所需的全部营养素，唯有主副搭配、荤素搭配，讲究平衡膳食，全面综合地食用食物，才是合理营养的体现。食谱编制可以更有计划地调配饮食，保证食物的多样化和建立合理的饮食制度。

编制食谱通常以中国营养学会推荐的《每日膳食中营养素供给量》及"食物成分表"为依据，按照平衡膳食对食品的要求，首先根据用餐者的年龄、性别、劳动强度分别列出热能和各种营养素的供给量，然后确定每日摄入主食、副食的数量，最后根据平衡膳食的要求，安排一日三餐的食物类别，计算一日由食物供给的营养素，再与供给量标准比较进行膳食评价和调整。

4.3.1　概　述

4.3.1.1　概　念

营养配餐是指按照人体需要，根据食物中各种营养素的含量，设计出一天、一周或一个月的食谱，保证人体摄入的多种营养素达到平衡，是实现平衡膳食的一种措施。

根据合理营养、平衡膳食的原则，把一日或一周中各主副食的品种数量、烹调方法、用餐时间做详细的计划并排列成表格形式，称为营养食谱编制。

食谱一般用表格的形式来表示，表格中要列出时间、用膳者、餐次、各餐的膳食组成（主食、副食的类型、菜肴和其烹调加工方式等）、食物原料及其用量、膳食制度（用膳方法、要求等）、营养素分析情况和特殊说明（如盐、糖等的用量和要求程度）等。

食谱编制是实现平衡膳食的重要手段。在食谱编制过程中既要了解服务对象的年龄、性别、劳动强度、健康状况等，又要考虑经济条件、饮食习惯和食品资源等因素，通过对食物品种和用量进行调整，科学搭配成可口饭菜并适当地分配在各个餐次。

4.3.1.2　分　类

食谱的分类有多种形式，一般可以按照时间及使用对象进行分类。

1. 按时间分类

根据使用时间的多少，食谱有日食谱、周食谱、旬食谱、半月食谱和月食谱之分，更短的膳食安排是无营养学意义的，更长的膳食安排没有可操作的实用性。

2. 按使用对象分类

根据用膳者对象，食谱分为个体和群体人群食谱。群体人群可以是不同营养要求的人群，也可是均匀个体的人群。例如，为家庭膳食提供的食谱实际上是不同人群食谱。专门为某目的而设计的膳食计划也可纳入食谱范畴，例如，为糖尿病人设计的治疗膳，既有一般食谱的营养功能，又有预防和治疗疾病的作用。

不管是何种食谱，食谱都要以每天各餐的具体膳食安排形式表示。特殊情况或有特别需求时，也可以对某一餐进行重点编制，例如，仅对午餐进行一段时间的统筹安排而编制"一周午餐食谱"等。

另外，为用膳者服务的食谱与为加工者或膳食制作者的食谱，在格式上可以不同。例如，厨房人员能知道膳食构成情况就可以，无需将营养分析等内容列出。当然，这也要与普通的菜谱区分开来，特别是在原料用量上应该严格遵守食谱的规定。

4.3.1.3　目的及意义

编制营养食谱是公共营养师进行营养指导工作的重要工作内容。对正常人来说，它是保证合理营养的具体措施。

营养配餐是将"中国居民膳食指南"和"中国居民膳食营养素参考摄入量"具体落实到用餐者每餐的膳食中，使其按照人体生理需要摄入足够的能量和营养素，同时防止营养过剩或摄入能量过高，以达到合理营养、促进健康的目的。

营养配餐是有计划地调配膳食，在结合当地食物的种类、生产季节、经济条件和厨房烹调水平的基础上，合理选择各类食物，保证膳食多样化，达到平衡膳食。

4.3.2　食谱编制的理论依据

食谱的编制是一项重要而又比较复杂的工作，其理论基础和依据涉及中国居民膳食指南、平衡膳食宝塔、中国居民膳食营养素参考摄入量和食物成分表等多种营养学理论。

4.3.2.1　中国居民膳食指南

膳食指南是合理膳食的基本原则，它将复杂的营养理论转化为通俗易懂、简单明了且操作性强的指南。因此，中国居民膳食指南是食谱编制的依据，可指导人们合理选择食物的种类和数量。

4.3.2.2　中国居民平衡膳食宝塔

平衡膳食宝塔建议的各类食物的数量既以人群的膳食实践为基础，又兼顾食物生产和供给的发展，具有实际指导意义。同时平衡膳食宝塔还提出了实际应用时的具体建议，如同类食物互换的方法，方便制定出营养合理、搭配适宜的食谱。

4.3.2.3　中国居民膳食营养素参考摄入量

DRIs 是营养配餐中能量和主要营养素需要量的确定依据。中国营养学会于 2023 年 9 月发布了 2023 版中国居民膳食营养素参考摄入量。本部分内容详见绪论。

在编制营养食谱时，首先需要以 RNI 或 AI 为依据确定膳食中能量（EER）和各种营养素的需要量。制订食谱后，还需要以各营养素的 RNI 或 AI 作为参考，评价食谱的制订是否合理。

4.3.2.4　食物成分表

食物成分表（Food Composition Tables， FCT）是描述食物成分及其含量数据的表格，是食谱编制的工具。通过食物成分表，才能将营养素的需要量转换为食物的需要量，从而确定食物的品种和数量。在评价食谱所含营养素摄入量是否满足需要时，同样需要参考食物成分表中各种食物的营养成分数据。

4.3.2.5　营养平衡理论

营养平衡理论主要有能量平衡、三大宏量营养素比例、优质蛋白质与非优质蛋白质、各脂肪酸比例等。

4.3.3　食谱编制的基本原则

4.3.3.1　总原则

满足平衡膳食及合理营养的要求，同时满足膳食多样化的原则，并尽可能照顾进餐者的饮食习惯和考虑其经济能力。

4.3.3.2　具体原则

1. 保证营养平衡

根据食谱编制对象年龄、性别、生理特点、劳动强度等情况，选用合适的食物并计算各种食物的用量，使能量和各种营养素的摄入在一定时间内（例如在一周内）达到 DRIs 的要求，以满足人体的营养素需要。对于些特殊人群营养素和能量的供给要符合其生理特点。

2. 各种营养素之间的比例适当

膳食中的能量来源及其在各餐中的分配比例要合理，同时要保证优质蛋白质的比例，各种维生素和矿物质间的比例也要适当。充分利用不同食物营养素之间的互补作用，使其发挥最佳协同作用。

3. 食物多样化

食物多样是平衡膳食模式的基本原则，而平衡膳食模式是最大程度保障人体营养和健康的基础。选择的食物要尽量做到多样化，食物之间的搭配要合理，注意主食与副食、杂粮与精粮、荤与素等食物的平衡搭配。

4. 合理的膳食制度

合理的膳食制度能够保证一天的能量和营养素分布均衡。应该定时定量进餐，我国多数地区居民习惯于一天吃三餐，能量的分配一般为：早餐占 30%，午餐占 40%，晚餐占 30%。而儿童、老人等特殊人群根据实际情况可以设计 1~2 次加餐。

5. 科学的烹调方法

科学的烹调方法可以使食物具有良好的感官性状并能最大限度地减少食物营养素的损失。蒸、煮是我国传统的烹调方法，与煎、炸相比更能减少营养素的损失。如果煮时能适当控制水量，并将煮食物的汤喝下，煮也是非常好的烹饪方法，且蒸煮能减少油脂的使用。我国居民喜欢用油炒，如果能将油量进行控制，保证每人每日食用油不超过 25 g，与蒸煮相配合，一餐也能色香味形俱佳。

6. 兼顾饮食习惯

在不违反营养学原则的前提下，尽量照顾就餐人员的饮食习惯。饮食习惯的形成受许多因素影响，而饮食习惯一旦形成，不是一朝一夕可以改变的。营养配餐的实现必须以就餐人员满意为前提，如果就餐人员对营养配餐的食谱不满意或不配合，再好的食谱也无法发挥作用。

7. 结合市场供应

植物性食物的供应受季节等因素的影响比较明显，动物性食物的市场供应受养殖、运输等多种因素的影响。食物的选择必须结合市场供应实际，选择方便购买价格适宜的食品。

8. 兼顾经济条件

可以用不同的食物来满足个体对某一种营养素的需求。不同的食物有不同的价格，不同的个人或家庭有不同的经济承受能力。食谱编制必须考虑食谱使用对象的经济承受能力。从食谱编制者的角度，食谱设计也要考虑成本，成本可接受才切实可行。

4.3.4　食谱编制的方法

食谱编制的方法常用的有三种：计算法（又称食物代量搭配法）、食物交换份法、电子计算机法。以下重点讲述计算法和食物交换份法。

4.3.4.1　计算法

计算法食谱编制的基本方法，该方法比较精确，但计算量大，适宜小范围和特殊人群的配膳。其基本步骤为：计算或查表确定人体能量需要量，确定每日维生素、矿物质供给量，根据膳食组成，计算蛋白质、脂肪和碳水化合物的供给量，结合食物营养成分表，确定食物种类和数量，再合理安排到相应餐次。如果为个体或状况相同的群体编制食谱，可按该步骤进行。对不同状况的人群可分别编制，也可按普通人群的标准与特殊人群的标准进行换算编制。

1. 计算法的基本步骤

（1）确定用餐对象全日能量供给量

个体需根据用餐对象的劳动强度、年龄、性别等确定；群体则依据集体就餐对象的能量供给量标准，一般以就餐人群的基本情况或平均数值为依据，包括人员的平均年龄、平均体重，以及80%以上就餐人员的活动强度。

（2）计算三种宏量营养素全日应提供的能量

蛋白质占10%～20%，脂肪占20%～30%，碳水化合物占55%～65%。

（3）计算三种宏量营养素每日需要量

根据三种宏量营养素的能量系数进行计算，确定每日需要量。

（4）确定三餐能量分配

根据三餐的能量分配比例计算出三种宏量营养素的每餐需要量，三餐能量的适宜分配比例为早餐30%、午餐40%、晚餐30%。

（5）主食品种、数量的确定

根据各类主食原料中碳水化合物的含量确定。

（6）副食品种、数量的确定

计算主食中蛋白质含量，用总的蛋白质重量减去主食中蛋白质含量，再设定副食中蛋白质的 2/3 由动物性食物供给，1/3 由豆类及其制品供给，再根据食物成分表中各类副食蛋白质含量计算其需要量。

（7）选择蔬菜的品种和数量

蔬菜的品种和数量需结合市场供应情况、传统配菜需要、平衡膳食宝塔要求等确定。

（8）确定纯能量食物的量

脂肪需要量由日常食品和烹调油两部分提供，为了使脂肪酸构成更加合理，提倡使用植物油进行烹调。烹调油需要量的确定先由食物成分表计算每日摄入各类食物提供的脂肪含量，再将需要的脂肪总量减去食物提供的脂肪量即为每日植物油需要量。在实际工作中，成年人的烹调用油数量一般可以按照平衡膳食宝塔的推荐定为 25~30 g/d。

2. 计算法食谱编制举例

已知某人每天能量需要量 11.29 MJ（2700 kcal），请为其编制一日食谱。

（1）确定用餐对象全日能量供给量

此人一日能量需要量为 11.29 MJ（2700 kcal）。

（2）计算宏量营养素全日应提供的能量

若三种产能营养素占总能量的比例取中间值，分别为蛋白质占 15%、脂肪占 25%、碳水化合物占 60%，则提供的能量分别如下：

蛋白质：11.29 MJ（2700 kcal）×15% = 1.6935 MJ（405 kcal）

脂肪：11.29 MJ（2700 kcal）×25% = 2.8225 MJ（675 kcal）

碳水化合物：11.29 MJ（2700 kcal）×60% = 6.774 MJ（1620 kcal）

（3）计算三种能量营养素每日需要数量

根据上一步的计算结果，可计算三种能量营养素需要量：

蛋白质：1.6935 MJ ÷ 16.7 kJ/g = 101 g（405 kcal ÷ 4 kcal/g = 101 g）

脂肪：2.8225 MJ ÷ 37.6 kJ/g = 75 g（675 kcal ÷ 9 kcal/g = 75 g）

碳水化合物：6.774 MJ ÷ 16.7 kJ/g = 405 g（1620 kcal ÷ 4 kcal/g = 405 g）

（4）确定三餐能量分配

根据三餐的能量分配比例计算出三大能量营养素的每餐需要量，如根据上一步的计算结果，按照 30%、40%、30%的三餐供能比例，其早、中、晚三餐各需要摄入的三种能量营养素数量如下：

早餐：

蛋白质 101 g×30% = 30 g

脂肪 75 g×30% = 23 g

碳水化合物 406 g×30% = 122 g

中餐：

蛋白质 101 g×40% = 40 g

脂肪 75 g × 40% = 30 g

碳水化合物 406 g × 40% = 162 g

晚餐：

蛋白质 101 g × 30% = 30 g

脂肪 75 g × 30% = 23 g

碳水化合物 406 g × 30% = 122 g

（5）主食品种、数量的确定

以午餐为例：根据上一步的计算已知该用餐者午餐应含蛋白质 40 g、碳水化合物 162 g。假设以富强粉、大米为主食，并分别提供 50% 的碳水化合物，由食物成分表可知，每 100 g 富强粉和大米含碳水化合物分别为 74.9 g 和 77.2 g。

所需富强粉重量 =（162 g × 50%）÷（74.9/100）= 108 g

所需大米重量 =（162 g × 50%）÷（77.2/100）= 105 g

（6）副食品种、数量的确定

由食物成分表得知，100 g 富强粉含蛋白质 12.3 g，100 g 大米含蛋白质 7.9 g，则

主食中蛋白质含量 = 108 g ×（12.3/100）+105 g（7.9/100）= 21 g

副食中蛋白质含量 = 40 g – 21 g = 19 g

设定副食中蛋白质的 2/3 应由动物性食物供给，1/3 应由豆制品供给，因此

动物性食物应含蛋白质重量 = 19 g × 66.7% = 13 g

豆制品应含蛋白质重量 = 19 g × 33.3% = 6 g

若动物性食物和豆制品分别为猪肉（脊背）和豆腐干（香干），由食物成分表可知，每 100 g 猪肉（脊背）中蛋白质含量为 20.2 g，每 100 g 豆腐干（香干）的蛋白质含量为 15.8 g，则

猪肉（脊背）重量 = 13 g ÷（20.2/100）= 64 g

豆腐干（香干）重量 = 6 g ÷（15.8/100）= 40 g

（7）确定蔬菜的品种和数量。

（8）确定纯能量食物的量。

（9）初步确定食物搭配，选择合理的烹饪方法。

4.3.4.2　食物交换份法

食物交换份法是将经常食用的食物按其所含营养素量的近似值归类，计算出每类食物每份所含的营养素值，然后将每类食物的内容，每单位数量列表供交换使用（这些工作已由营养工作者完成）。最后，根据不同的热能需要，按蛋白质、脂肪、碳水化合物的合理分配比例，计算出各类食物的交换份数和实际重量，并按每份食物等值交换表选择食物，一般都能达到平衡的膳食结构。

食物交换份法操作简单，同类食品可以互换，任意选择，便于用餐者根据自己的情况进行食物选择，可使食物多样化，避免单调；但各交换单位内的食物营养价值并不完全相同，

人体摄入的营养素在每天之间可能会存在一定的差异。在实际应用中，可将计算法与食物交换份法结合使用。首先用计算法确定一日食谱，然后以一日食谱为基础，可根据食用者的饮食习惯、市场供应情况等因素，用等量食物交换法编排一周或一月食谱，即在同一类食物中更换品种和烹调方法，编排一周食谱或一月食谱。其具体内容和方法如下：

1. 常用食物的营养分类

常用食物的营养分类及主要营养素可参见烹饪原料营养价值章节。按其营养特点可分四大类、八小类（表 4-8）。四大类分别为：① 富含碳水化合物的谷类；② 富含维生素、膳食纤维、无机盐的果蔬类；③ 富含优质蛋白质、钙的大豆及其制品、奶类、肉蛋类；④ 富含脂肪的硬果类、食用油脂类。有专家建议将优质蛋白质原料中的肉类与豆及豆制品、乳类分开。

表 4-8 食品交换的四大类、八小类内容和营养价值

组别	类别	每份重量/g	热量/kcal	蛋白质/g	脂肪/g	碳水化合物/g	主要营养素
谷薯类	1. 谷薯类	25	90	2.0	—	20.2	碳水化合物、膳食纤维
果蔬类	2. 蔬菜类	500	90	5.0		17.0	无机盐、维生素、膳食纤维
	3. 水果类	200	90	1.0		21.0	
优质蛋白质原料	4. 大豆类	25	90	9.0	4.0	4.0	无机盐、维生素、膳食纤维
	5. 奶类	160	90	5.0	5.0	6.0	钙、维生素、优质蛋白质
	6. 肉蛋类	50	90	9.0	6.0	—	维生素、优质蛋白质
油脂类	7. 硬果类	15	90	4.0	7.0	2.0	脂肪、蛋白质
	8. 油脂类	10	90	—	10		脂肪

2. 同类食物按等营养价量的份数交换

以 377 kJ（90 kcal）为单位交换份的近似值，计算出每类食物每份的营养素含量和食品质量，列出表格供交换使用（见表 4-9 至表 4-15）。

表 4-9 谷薯类等值交换表

（每份谷薯类提供蛋白质 2 g、碳水化合物 20 g、热能 90 kcal）

食物	重量/g	食物	重量/g	食物	重量/g
大米、小米、糯米、薏米	25	绿豆、红豆、豌豆、芸豆	25	油条、油饼	25
干粉、干莲子、干面	25	面粉、米粉、玉米粉	25	玉米糁高粱米	25
咸面包、窝窝头	35	烧饼、烙饼、馒头（无糖）	35	燕麦片、莜麦面	25
洋芋	125	通心粉、挂面	25	荸荠	85
鲜玉米（中个，带棒心）	200	生面条、魔芋面条	35	干海带	15

表 4-10 蔬菜类等值交换表

（每份蔬菜类提供蛋白质 5 g、碳水化合物 17 g、热能 90 kcal）

食物	重量/g	食物	重量/g	食物	重量/g
白菜、菠菜、空心菜	500	韭菜、芹菜、茎蓝	500	胡萝卜	200
青笋、西胡瓜、西红柿	500	丝瓜、茄子、苦瓜、冬瓜	500	山药、荸荠、藕、凉薯	150
龙须菜、绿豆芽、黄豆芽	500	鲜菇、菌、花菜	500	毛豆、鲜豆类	70
油菜薹、韭菜花、蒜薹	500	青菜、冬寒菜、豌豆尖	500	豇豆、扁豆、四季豆	250
萝卜、菜头、茭白、青椒、鲜笋	400	倭瓜、南瓜、菜花	350	百合、芋头	100

表 4-11 水果类等值交换表

（每份水果类提供蛋白质 1 g、碳水化合物 21 g、热能 90 kcal）

食物	重量/g	食物	重量/g	食物	重量/g
枇杷、梨、桃	200	苹果、橘子	200	橙子、柚子	200
猕猴桃、杏	200	李子、葡萄	200	草莓	300
柿、香蕉	190	鲜荔枝	150	菠萝	100
西瓜	500				

表 4-12 肉蛋类等值交换表

（每份肉蛋类提供蛋白质 9 g、脂肪 6 g、热能 90 kcal）

食物	重量/g	食物	重量/g	食物	重量/g
鹅肉	50	肉松	20	猪舌	45
鸡蛋（1个，大，带壳）	60	带鱼	100	猪腰	70
鸡蛋清	150	大黄鱼、鳝鱼	100	（猪牛羊）瘦肉	50
鸭蛋、松花蛋	60	草鱼、鲤鱼	80	熟火腿、香肠	20
鹌鹑蛋（6个，带壳）	60	蟹肉、浸鱿鱼	100	猪肉（均值）	25
鸡肉、鸭肉	50	对虾、青虾、鲜贝	100	猪肚	100
兔肉	100	水浸海参	350	猪肝	70
午餐肉	35	比目鱼、甲鱼	80	带骨排骨	50

表 4-13 大豆类等值交换表

（每份大豆类提供蛋白质 4 g、脂肪 4 g、热能 90 kcal）

食物	重量/g	食物	重量/g	食物	重量/g
腐竹	20	大豆	25	大豆粉	25
豆腐丝 豆腐干	50	油豆腐	30	北豆腐	100
南豆腐	150	豆浆*	400		

注：*豆浆中大豆与水的比例为 1∶8 磨浆而成。豆腐中大豆与水的比例为 1∶4 磨浆而成。豆腐干中大豆与水的比例为 1∶2 磨浆而成。

表 4-14　奶类等值交换表

（每份奶类提供蛋白质 4 g、脂肪 4 g、碳水化合物 6 g、热能 90 kcal）

食物	重量/g	食物	重量/g	食物	重量/g
奶粉	20	牛奶	160	脱脂奶粉	25
羊奶	160	乳酪	25	无糖酸奶	130

表 4-15　油脂、硬果、食用糖、淀粉类等值交换表

（每份油脂、硬果、食用糖、淀粉类提供脂肪 10 g、热能 90 kcal）

食物	重量/g	食物	重量/g	食物	重量/g
花生油、香油	10	玉米油、菜籽油	10	豆油	10
红花油、猪脂	10	牛脂、羊脂、黄油	10	核桃、杏仁、花生米	25
葵瓜子（带壳）	25	西瓜子（带壳）	25	食用糖类、淀粉	22

3. 确定膳食总食物份数和交换份分配比例

根据不同热量的膳食总食物份数及各类食物交换份数及其比例确定，见表 4-16。

表 4-16　健康成人不同热能交换份分配比例

热能/MJ（kcal）	总交换份数	谷薯类	蔬果类	肉类	蛋类	乳类	豆制品	硬果	植物油	食用糖类
6.69（1600）	18	10	1.0	1.5	1.0	1.0	0.5	1.0	1.5	0.5
7.53（1800）	20	11	1.0	1.5	1.0	1.5	1.0	1.0	1.5	0.5
8.37（2000）	22	12	1.0	2.0	1.0	2.0	1.0	1.0	1.5	0.5
9.20（2200）	25	14	1.5	2.0	1.0	2.0	1.0	1.0	2.0	0.5
10.04（2400）	27	15	1.5	2.0	1.0	2.0	1.5	1.0	2.0	1.0
10.88（2600）	29	16	1.5	2.5	1.0	2.0	1.5	1.0	2.5	1.0
11.72（2800）	31	18	1.5	2.5	1.0	2.0	1.5	1.0	2.5	1.0
12.55（3000）	33	19	1.5	3.0	1.0	2.0	1.5	1.0	3.0	1.0
13.39（3200）	35	20	1.5	3.0	2.0	2.0	1.5	1.0	3.0	1.0

表 4-8 至表 4-16 引自：黄刚平. 烹饪营养卫生学[M]. 南京：东南大学出版社，2007.

4. 确定食物种类和重量

按进餐者每日热能供给量选择交换份分配比例，推算出食物交换法的食物组成，并按同类互换的原则确定具体食物种类。即以粮换粮、以豆换豆、以肉换肉、以蛋换蛋等。同类互换，能使进餐者从调配的食物中，尽可能获得均衡营养需要，还可在品种、形态、颜色、口感、不同加工烹调方法等进行互换。在经济条件不允许时，还可以豆代乳、以豆代肉。

5. 合理分配各餐食物，确定食谱

全天食物一般按我国多数居民饮食习惯，一日三餐或一日三餐加间餐的习惯分配，并确定烹调方法。

6. 食物交换份法食谱编制举例

已知某人体重正常，从事轻体力劳动工作，请用食物交换份法为其编制食谱。

（1）膳食食物交换份数确定

根据表 4-16 可确定该对象的膳食总食物份数为 25 份，其中谷类 14 份、蔬菜水果类 1.5 份、肉禽鱼蛋类 3 份、奶及其制品 2 份、豆制品 1.5 份、硬果类 1 份、油脂类 1.5 份和食用糖 0.5 份。

（2）确定食物种类及其重量

根据表 4-9 至表 4-15 可确定具体食物的重量。谷类 14 份：如果 10 份为米饭，3 份为面包、1 份为土豆，则其供给量分别为 250 g（米饭）、105 g（熟面包）、125 g（土豆）。蔬菜水果类 1.5 份：若选胡萝卜 0.5 份、青椒 0.5 份和苹果 0.5 份，则供给量分别是 100 g、250 g 和 100 g。其他食品可依此类推。

（3）合理分配各餐食物，进行适当调整后，确定烹调方法，最终确定食谱。

4.3.5　食谱的评价与调整

根据以上步骤设计出营养食谱后，还应该对食谱进行评价，确定编制的食谱是否科学合理。应参照食物成分表初步核算该食谱提供的能量和各种营养素的含量，与 DRIs 进行比较，相差在 10% 上下，可以认为合乎要求，否则要增减或更换食品的种类或数量。一般情况下，每天摄入的能量、蛋白质、脂肪和碳水化合物的量出入不应该很大，其他营养素以一周为单位进行计算、评价即可。

食谱的评价应包含以下几个方面的内容：

1. 食物来源及种类分析

看食物种类是否齐全。食物的种类是否包括谷薯类食物、动物性食物、豆类及其制品、蔬菜水果类食物和纯热能食物等五大类食物。

2. 营养素供给量及来源分析

从食物成分表中查出各种食物每 100 g 的能量及各种营养素的含量，然后计算食谱中各种食物所含能量和营养素的量，以及来源是否科学合理。

3. 优质蛋白质比例

将来自动物性食物及豆类食物的蛋白质累计相加。

4. 产能营养素供能比例

可由蛋白质、脂肪、碳水化合物三种营养素的能量折算系数计算得出。

5. 三餐能量比

将早、中、晚三餐的所有食物提供的能量分别按餐次累计相加，得到每餐摄入的能量，然后除以全天摄入的总能量得到每餐提供能量占全天总能量的比例。

6. 对烹饪方法的评价

对食物进行烹调加工，使之具有令人愉快的感官性状。同时合理的烹饪方法可以最大限度地减少营养素的损失，调整盐、糖、油用量，符合控盐、控糖、控油原则，以达到合理营养，增进健康的目的。

思考与练习

1. 简述《中国居民膳食指南（2022）》八大准则。
2. 简述中国居民平衡膳食宝塔（2022）的基本内容。
3. 简述食谱编制的基本原则。
4. 请用计算法为 19 岁轻体力劳动水平的女大学生设计一日食谱。

第 5 章

特殊人群营养与健康

 学习目标

1. 掌握：特殊生理人群、特殊环境人群、特殊职业或作业人群的营养需求和膳食建议。

2. 熟悉：特殊生理人群营养和代谢的特点；特殊环境人群、特殊职业或作业人群容易出现的营养问题。

3. 了解：特殊生理人群营养状况评估和干预措施；特殊环境暴露、特殊作业环境暴露对人体生理和代谢的影响。

【导入案例】

案例一：2021 年我国全年出生人口 1062 万人，较 2020 年减少 140 万人，出生人口已连续 5 年处于下降态势，人口出生率为 0.752%。据悉出生人口继续减少主要受两方面因素影响：一是育龄妇女人数持续减少；二是生育水平继续下降。受生育观念转变、初婚初育年龄推迟（10 年推迟约 2 岁）等多方面的影响。2021 年 5 月国家进一步优化生育政策，实施一对夫妻可以生育三个子女政策及配套支持措施，有利于改善我国人口结构，落实积极应对人口老龄化国家战略，保持我国人力资源禀赋优势。同时由于我国新生儿出生缺陷率在 4% ~ 6%，意味着每年诞生数十万的新生缺陷儿，其中大部分与孕期营养状况相关。因此，优生优育作为我国生育政策内涵的延伸，既是提高人口素质的重要手段，同样也对未来社会整个民族的发展有重要作用。了解孕妇生理特点和特殊营养问题，可以给孕妇在妊娠阶段提供膳食营养支持，为生命早期保驾护航。

案例二：近年来，人口老龄化一直是困扰全球，尤其是发展中国家人群生活质量的重要因素之一。据国家卫生健康委员会统计数据显示，截至 2021 年底，全国 60 岁及以上老年人口达 2.67 亿，占总人口的 18.9%；65 岁及以上老年人口达 2 亿以上，占总人口的 14.2%。据测算，预计"十四五"时期，60 岁及以上老年人口总量将突破 3 亿，占比将超过 20%，进入中度老龄化阶段；2035 年左右，60 岁及以上老年人口将突破 4 亿，在总人口中的占比将超过 30%，进入重度老龄化阶段。因此，如何加强老年保健、延缓衰老进程、防治各种老年常见病，已成为当前生物医学研究领域的重大课题之一。老年营养是其中极为重要的一部分，合理的营养有助于延缓衰老、预防疾病。

5.1 特殊生理人群营养与健康

孕期是指从受精卵在子宫里着床到胎儿娩出的时间段，是绝大多数育龄女性需经历的生理过程。通常从末次月经的第一天算起，约为 280 天（40 周），整个阶段一般划分为三期，即孕早期（1~12 周）、孕中期（13~27 周）、孕晚期（28~40 周）。在此期间做好孕妇营养教育和营养干预，有助于改善营养不良孕妇的营养状况并有效预防不良妊娠结局，促进母子双方的健康。

5.1.1　孕妇营养与膳食

5.1.1.1　孕妇生理特点

与非孕期相比，孕期妇女代谢及各系统会产生一系列适应性改变，这些包括内分泌及生殖系统、体成分及血容量以及与孕期生理及代谢改变，与母体组织、器官系统及体成分改变相适应的血液生化指标改变，营养素或其代谢产物水平的改变，心排血量渐进性增加，肾滤过渐进性加强等。

1. 代谢的改变

孕期基础代谢率增加，代谢的升高可能是雌激素黄体酮的作用和甲状腺功能亢进，体内合成代谢增加，部分孕妇还可能出现甲状腺肿大；蛋白质合成增加，并储存大量氮；肠道吸收脂肪能力加强，血脂增高，脂肪积蓄增多。

2. 呼吸系统

上呼吸道黏膜增厚、水肿，局部抵抗力较低，容易发生上呼吸道感染。孕妇耗氧量于妊娠中期增加 10%~20%，肺通气量约增加 40%，有过度通气现象，有利于供给孕妇及胎儿所需的氧，排出胎儿血液中的二氧化碳。孕期呼吸次数变化不大，每分钟不超过 20 次，但呼吸深度较大。

3. 消化系统

消化液分泌减少，胃肠蠕动降低，胃肠道平滑肌的张力下降，孕妇有恶心、呕吐、食欲不振、便秘和胀气等现象，通常称为妊娠反应。但是，对某些营养素如钙、铁、维生素 B_{12}、叶酸等的吸收却增强，还有孕晚期小肠对铁的吸收率从 10% 上升到 50%。

4. 泌尿系统

泌尿系统要排泄母体与胎儿的代谢产物，增加了肾脏负担。妊娠期肾小球的滤过功能增强，尿液中蛋白质代谢产物如对尿素、肌酐和尿酸的排出增加。叶酸的排出比非孕时增加一倍，为 $10 \sim 15 \mu g/d$。孕妇的肾功能相对不足，所以在妊娠期容易出现浮肿现象。又因输尿管在孕激素作用下，平滑肌张力降低，蠕动弛缓，加上妊娠子宫经常右旋，压迫右侧输尿管，致输尿管扩张，尿液淤滞，易引起泌尿系统感染。由于增大的子宫对腹腔脏器的挤压，妊娠期间易出现尿频甚至尿失禁。

5. 血容量的变化

孕妇血容量于妊娠 $6 \sim 8$ 周开始逐渐增加，至孕 $32 \sim 34$ 周时达峰值，最大增加 50%，平均增加量约 1450 mL。血浆平均增加 1000 mL，红细胞和血红蛋白的量也同时增加，至分娩时达到最大值，约增加 20%。但血浆容量的增加高于红细胞的增加，形成血液的相对稀释，出现孕期生理性贫血。同时血浆白蛋白含量亦下降。

6. 体重和水液代谢的变化

孕期体重增加是母体和胎儿正常生长发育的必要组成部分。不限制进食的健康初孕妇体重平均约增加 12.5 kg。体重增长包括两大部分，一是妊娠的产物，包括胎儿、胎盘和羊水，二是母体组织的增长，包括血液和细胞外液的增加，子宫和乳腺的发育以及母体为泌乳而储备的脂肪和其他营养物质。体重增长的速度随孕期的进展而不同，孕早期的体重增加不到 2 kg，以后基本呈直线上升趋势。因此大量的合成代谢主要发生在孕中、后期。

5.1.1.2 孕期的营养需要

1. 能　量

孕期的能量储备总量约为 335 MJ，此值相对应 8.5 kg 组织和 4 kg 的脂肪储备。孕妇所摄入的能量除用于维持正常基础代谢和活动外，还供给胎儿的生长发育和母体组织的增长，母体还要储备一定数量的能量（以脂肪的形式）。孕期基础代谢的增加并不十分明显。

孕早期胎儿生长缓慢，体重增加的能量消耗量很低，一般从第 4 个月起，各种营养素和能量的需要增加。我国建议后期能量需要每日应增加 0.84 MJ 能量。在妊娠的后半期应供给高热量食物，因为胎儿将储存脂肪以备出生后所需，并且母亲也要储备脂肪以供泌乳所需。由于个体差异以及活动量的不同，一个固定的能量供给量难以应用于每位孕妇。一般可用定期测量体重的方法来判断能量摄入是否适宜。不同体型的孕妇在孕期增重的多少有所不同，需考虑母体妊娠以前的身高和（或）体重（体重/身高）。研究表明，孕期增重相同时瘦母亲所生婴儿的体重往往低于胖母亲所生婴儿，故瘦母亲孕期增重宜高于胖母亲，目的是尽量使出生婴儿处于正常的体重范围内，因为出生体重过低或过高均不利于婴儿的健康。

2. 蛋白质

孕期需增加蛋白质 925 g，所增加的蛋白质用于合成胎儿组织和孕妇供给子宫、胎盘、乳房发育的需要。在孕期的前 4 个月孕妇的进食量增加较少，蛋白质的增加主要从第 5 个月开始。优质的蛋白质是胎儿发育最理想的蛋白质来源。孕妇必须有足够的储备蛋白质应对分娩过程中的损失和产后的消耗，也有利于泌乳。蛋白质供给不足时，要影响胎儿神经系统的发育。

按蛋白质利用率 47% 推算，孕早、中、晚期每日需要增加蛋白质摄入 0.9 g、10.3 g、31.8 g。

《中国居民膳食营养素参考摄入量》（2023）建议，孕早期膳食蛋白质不需要增加，在孕中、晚期可分别增加 15 g/d 和 30 g/d。营养调查显示，我国城市孕妇蛋白质摄入量达到甚至超过了目前的参考值，因此对于营养状况良好的妇女，膳食外再服用蛋白质补充剂并不能对妊娠过程和出生结局带来益处。

3. 脂　类

脂类是胎儿神经系统的重要组成成分。其作用主要包括：①脑细胞的增殖生长过程中需一定量的必需脂肪酸；②脑和视网膜中主要的多不饱和脂肪酸是花生四烯酸（ARA）和二十二碳六烯酸（DHA），其对髓鞘和细胞膜的形成过程都有重要作用。孕妇体内的大部分与蛋白质结合的脂肪酸都能通过胎盘，在胎儿血浆中重新与蛋白质结合进一步运输到各组织中。但孕妇膳食脂肪摄入量不宜过多，一般认为脂肪提供能量占总能量的 25%～30% 为宜。

4. 矿 物 质

（1）钙和磷

胎儿骨骼和牙齿的钙化，需要大量的钙，胎儿共需约 30 g 钙。胎儿所需钙和磷从母体来，如果孕妇钙、磷供应不足，则母体骨骼和牙齿中的钙用于供给胎儿需要而使母体钙为负平衡，这样可能导致母体产生骨质软化症。

胎儿骨骼和牙齿的钙化速度从第 8 个月起迅速加快，出生时全部 20 个乳牙已经形成，第一对恒牙也已钙化。值得注意的是胎儿和婴儿时期是牙齿生长的最重要的时期。

根据 DRIs（2023）中关于孕妇对钙需求的阐述，因孕中期和孕晚期钙的吸收率较孕前期大幅增加，因此孕期不需额外增加钙的需要量，孕妇钙的 EAR 和 RNI 与同龄妇女相同。

（2）铁

孕妇铁摄入不足不仅会加重妊娠引起的生理性贫血，而且会影响胎儿的铁储备，以使婴儿早出现缺铁性贫血。妇女每次月经一般损失铁 10～30 mg，因此，一般情况下储备铁就不多。妊娠中，母体血容量和血红蛋白的增加，铁的需要量增加。所需要的铁除用于胎儿造血和其他需要外，胎儿还在肝脏储存一部分铁，供出生后前 6 个月的消耗，故 6 个月内的婴儿一般不会贫血。

孕期约需增加铁的总量为 1300 mg，350 mg 满足胎儿、胎盘的需要，450 mg 用于孕妇红细胞的增加，200 mg 补给分娩时失血所造成的铁损失；300 mg 在胎儿体内储备，满足其出生后 6 个月的需要。

虽然我国营养调查结果表明，我国居民铁摄入量约 30 mg，但贫血仍常见，孕期缺铁性贫血更为常见。据美国疾病控制中心（CDC）对低收入孕妇的调查显示，孕早、中、晚期缺铁性贫血的患病率分别为 10%、14%、33%。根据《中国居民膳食营养素参考摄入量》（2023），孕妇铁的推荐摄入量为孕中期 25 mg/d，孕晚期 29 mg/d，孕早期与非孕期一致为 18 mg/d，可耐受最高摄入量为 42 mg。孕妇应多吃含铁丰富的食物，最好是以血色素铁的形式供给孕妇，动物肝脏、海产品、坚果和豆类都是较好的铁来源，妊娠后期可补充铁剂，以硫酸亚铁用得较多，且铁剂补充的最佳时间应在两餐之间，最好避免与咖啡和茶同时服用。

（3）锌

孕期的锌充足，可以促进胎儿的生长发育和预防先天畸形，还可促进母体分娩后伤口的愈合。缺锌影响孕妇的味觉，锌不足易发生"异食癖"。

动物实验发现孕鼠缺锌，仔鼠畸形增加，死胎增多。伊朗乡村病（儿童锌缺乏症）表现为性功能低下。我国建议孕妇每日锌推荐摄入量在孕前 8.5 mg/d 的基础上增加 2 mg/d，可耐受最高摄入量为 40 mg。锌最好来自动物肉类。

（4）碘

孕妇甲状腺功能旺盛，对碘的需要量高于非孕妇女，若碘摄入不足则易发生甲状腺肿，还可引起胎儿甲状腺功能低下。应注意碘的供应，但不宜大剂量服用碘化钾。我国建议孕妇碘的摄入量为 230 μg/d，可耐受最高摄入量为 500 μg/d。最好由蔬菜、海产品供给碘，如海带、紫菜等。

在严重缺碘的地区，通过给孕妇、乳母和婴幼儿补服碘油，婴幼儿的大脑和身体发育与同龄未干预群体有明显差异，可达到正常发育状态。"0 岁补碘"是消除碘缺乏病致脑损伤，提高新出生人口素质的有效措施。当母体碘摄入量低于 25 μg/d 时，会导致地方性克汀病的发生，因此，在孕早期纠正母体碘缺乏可以预防克汀病。

5. 维生素

孕妇各种维生素的需要量均高于非孕妇女，血清中许多维生素水平都由于机体生理性调整而降低。维生素 D 缺乏可以引起孕妇骨质软化症，新生儿低钙血症和婴儿牙釉质发育不良；孕妇叶酸摄入量不足可引起胎儿低出生体重和神经管畸形，严重缺乏者可引起妊娠期巨幼红细胞贫血。所以，应注意孕期维生素营养。

（1）维生素 A

缺乏维生素 A 会造成孕妇暗适应力下降，血红蛋白合成代谢障碍，免疫功能低下，还可引起胎儿宫内发育迟缓、低出生体重和早产。维生素 A 还具有一定的抗癌性。但如果摄入大剂量的维生素 A 可引起急性、慢性及致畸毒性。

孕早期维生素 A 应注意不要过量，因为大剂量维生素 A 可导致自发性流产和先天畸形，相同剂量的 β-胡萝卜素却无此不良作用。我国建议摄入量早期不变，为 660 μg RAE/d，孕中、晚期分别增加 70 μg RAE/d，为 770 μg RAE/d，可耐受最高摄入量为 3000 μg RAE/d。视黄醇来源于动物肝脏、牛奶、蛋黄，β-胡萝卜素来源于深绿色、黄红色蔬菜和水果，其转化为视黄醇的转化率为 1/24 ~ 1/12。

（2）维生素 D

维生素 D 的基本生理功能是维持细胞内、外钙浓度，调节钙磷代谢。对孕妇而言，由于孕妇体内胎盘激素合成增加的作用，妇女怀孕期间血浆中 1, 25-$(OH)_2$-D_3 水平增加，但不会对母体维生素 D 需要量产生明显影响。胎儿骨骼、牙齿的生长需要大量的钙，充足的维生素 D 可以使孕妇更好地吸收和利用钙，防止孕妇发生负钙平衡。孕期维生素 D 缺乏可导致母体骨质软化症、新生儿低血钙症、手足抽搐、婴儿牙釉质发育不良。

我国建议孕期维生素 D 推荐摄入量中期为 10 μg/d，可耐受最高摄入量为 50 μg/d。

（3）维生素 B_1

维生素 B_1 缺乏或亚临床缺乏时，孕妇可能不出现明显的脚气病，但可导致新生儿脚气病。维生素 B_1 的缺乏也影响胃肠道功能，这在孕早期特别重要，由于早孕反应会导致食物摄入减少，更易引起维生素 B_1 缺乏，并因此导致胃肠道功能、食欲以及消化能力下降，进一步加重早孕反应，引起营养不良。

孕妇维生素 B_1 的摄入量孕早期一定要足够，保持 1.2 mg/d，孕中、晚期维生素 B_1 推荐摄入量比孕前分别增加 0.1 mg/d 和 0.2 mg/d。动物内脏如肝、心、肾，瘦肉和粗加工的粮谷类、豆类等都是维生素 B_1 的良好来源。

（4）维生素 B_2

维生素 B_2 不仅能量代谢有关，若缺乏还会导致生长发育缓慢。孕中、晚期维生素 B_2 的推荐摄入量较孕前分别增加 0.1 mg/d 和 0.2 mg/d。肝脏、蛋黄、肉类、奶类是维生素 B_2 的主要来源，谷类、蔬菜水果也含有少量的维生素 B_2。

（5）维生素 B_6

维生素 B_6 与氨基酸的代谢有关。维生素 B_6 缺乏常伴有多种 B 族维生素缺乏的表现，往往涉及多系统如皮肤、神经、造血等。在临床上，有使用维生素 B_6 辅助治疗早孕反应，也使用维生素 B_6、叶酸和维生素 B_{12} 预防妊高征。我国建议孕期维生素 B_6 摄入量较孕前增加 0.8 mg/d。食物来源主要是动物肝脏、肉类、豆类以及坚果（瓜子、核桃）等。

（6）叶酸

叶酸在体内许多重要的生物合成中作为一碳单位的载体发挥重要功能。叶酸缺乏可使同型半胱氨酸向蛋氨酸转化出现障碍，进而导致同型半胱氨酸血症，患此症的母亲所生子女中神经管畸形发生率明显较高。据美国近年的一项调查发现，约 25% 的婴儿死亡由先天缺陷引起，其中叶酸缺乏是引起先天缺陷的主要原因。胚胎组织分化，受精卵植入子宫的第 16 天脊索管形成，第 18 天脊索管、神经板发育，第 19~20 天神经沟、神经褶形成，第 21~22 天神经沟闭合成神经管，如该时期缺乏叶酸，则可引起畸形。但多数孕妇在此时，往往尚未意识到自己怀孕，因此，叶酸的补充需从围孕期即计划妊娠期或准备妊娠期开始，尤其是那些曾生育过神经管畸形儿的母亲。

孕期我国建议摄入量较孕前增加 200 μg DFE/d 达到 600 μg DFE/d，可耐受最高摄入量为 1000 μg DFE/d。

5.1.1.3　孕期营养不良的影响

1. 孕期营养不良对母体的影响

（1）妊娠期并发症

孕期营养与妊娠期并发症有关。有研究观察 120 名低收入并伴有营养不良的妇女，同时以 170 名高收入并有良好医疗保健的孕妇和 96 名低收入并同时服用营养素补充剂的孕妇为对照，结果表明，前者的孕期并发症如流产、早产及婴儿死亡率均明显高于高收入及补充营养素的低收入组孕妇。进食传统中国膳食[钙摄入量为(500 ± 100) mg]的孕妇，产后骨密度仅为非孕同龄妇女的 86%，补充 50 g 奶粉（约 300 mg 钙）的孕妇，产后骨密度可达非孕妇的 90%。表明孕期低钙摄入可能对母体骨健康造成潜在影响。

（2）孕妇营养缺乏症

① 母体会出现营养性贫血，主要指缺铁性贫血或缺乏叶酸和维生素 B_{12} 引起的巨幼红细胞性贫血。② 缺乏钙和维生素 D 引起的骨质软化症。③ 蛋白质摄入量严重不足和维生素

B_1 缺乏引起的营养不良性水肿。④ 免疫功能下降。

2. 孕妇营养不良对胎儿的影响

（1）低出生体重

低出生体重是指新生儿出生体重<2500 g。低出生体重的影响因素较多，与营养有关的主要有：孕期增重低；孕前体重低；孕妇血浆总蛋白和白蛋白低；孕妇维生素 A、叶酸缺乏；孕妇贫血；孕妇大量饮酒。

（2）早产儿

早产儿即未满 37 周分娩出生的婴儿，也是低出生体重的原因之一，发达国家约有 2/3 低出生体重儿是因为早产。低出生体重儿的患病率和死亡率都较高。

（3）新生儿死亡率增高

其中低体重儿占 70%。

（4）脑发育受损

孕期蛋白质-能量供给不足，除了胎儿身长、体重降低外，胎儿的脑组织重量、脑细胞数目以及脑组织中各种酶的含量和活性均比对照组低。

（5）胎儿先天缺陷和畸形

与先天畸形有关的营养因素有：①孕妇营养素缺乏或过多，如锌、叶酸缺乏，维生素 A 过多。叶酸缺乏主要和神经管畸形有关，而维生素 A 过多可致中枢神经系统畸形、心血管畸形和面部异常。②早期血糖升高。例如患糖尿病的孕妇，若血糖控制不好，其胎儿发生先天畸形的危险性上升 4 ~ 10 倍。③孕妇酗酒。

母亲营养状况与胎儿体重的关系：母体增重大则胎儿重；母体血浆总蛋白低则胎儿体重低；母亲贫血则胎儿体重低；母亲热量供给不足则胎儿体重低；母亲吸烟、饮酒则胎儿体重低或易致畸形。

5.1.1.4 孕妇的合理膳食

1. 孕早期膳食

在孕早期，受精卵经细胞增殖分裂到胎儿主要器官形成，同时，孕妇体内发生了一系列生理变化，出现不同程度的恶心、呕吐、食欲不振，可引起营养素摄入的不平衡。选择易消化、少油腻、味清淡。即使发生比较严重的妊娠反应，每日碳水化合物的摄入量也不能低于130 g，否则机体将过多动用体内脂肪，造成酮体堆积，影响胎儿大脑的正常发育。孕妇在晨起时可吃些干的淀粉类食品，如烤馒头、烤面包片、苏打饼干等，以增加碳水化合物的摄入。

2. 孕中期膳食

孕妇的妊娠反应已消失，食欲明显好转。胎儿发育迅速，至第 28 周时，一般胎儿体重已达到 1000 g。此时孕妇的子宫、胎盘和乳房迅速发育，因此在孕中期孕妇的能量和各种营养素的需要量骤增。孕中期要摄入足够量的粮谷类食品以保证能量供给，膳食品种应该更加多样化以保证各种营养素的摄入量。要交替使用肉、禽、蛋、鱼等高蛋白的食品，每周食用 1 ~ 2 次动物肝脏或血，摄入足量的新鲜蔬菜、水果。

3. 孕晚期膳食

孕晚期胎儿体重继续快速增长，为胎儿生长最快的时期，其体重有一半左右是在该期增长的。同时胎儿体内也要贮存一定量的钙、铁和脂肪等营养物质供出生后利用，母体也要贮存大量营养素为分娩和哺乳做准备。为满足这些需要，孕晚期膳食可在孕中期膳食基础上做适当调整。最好以增加副食量来满足，粮谷类食品摄入量仍维持孕中期水平，增加动物性食物、牛奶和豆浆的摄入量以保证蛋白质、钙、铁等营养素的供给。

5.1.1.5　孕妇膳食指南

随着经济的发展和生活方式的改变，育龄妇女超重、肥胖问题日益突出，孕期膳食摄入不合理、活动量不足，能量过剩和体重增长过多的现象较为普遍，铁、钙、碘、叶酸、维生素 D 等微量营养素缺乏在部分人群中依然存在，这些问题都会影响母婴双方的近期和远期健康。 根据中国营养学会所发布的《中国孕妇、乳母膳食指南（2022）》，对备孕和孕期妇女膳食指南在平衡膳食准则八条基础上，增加以下核心推荐。

1. 调整孕前体重至正常范围，保证孕期体重适宜增长

为保证孕育质量，夫妻双方都应做好充分的孕前准备，使健康和营养状况尽可能达到最佳后再怀孕。孕前应将体重调整至正常范围，即 BMI 为 18.5～23.9，并确保身体健康和营养状况良好。

低体重（BMI<18.5）的备孕妇女，可适当增加食物摄入量和规律性的运动，每天可加餐 1～2 次，增加牛奶 100～200 mL，坚果 10～20 g。

超重（24≤BMI<28）或肥胖（BMI≥28.0）的备孕妇女，要纠正不健康的饮食行为，减慢进食速度，减少高能量、高脂肪、高糖食物的摄入，多选择膳食纤维、蛋白质和微量营养素密度高的食物，在控制总能量的前提下满足机体的营养需要，并通过增加运动消耗多余的体脂，每天主动进行 30～90 min 中等强度及以上的运动。妊娠期妇女体重增长范围和妊娠中晚期周增重推荐值见表 5-1：

表 5-1　妊娠期妇女体重增长范围和妊娠中晚期周增重推荐值

妊娠前 BMI/kg·m^{-2}	总增重范围/kg	妊娠早期增重范围/kg	妊娠中晚期每周体重增长值及范围/kg
低体重（BMI<18.5）	11.0～16.0	0～2.0[a]	0.46（0.37～0.56）[b]
正常体重（18.5≤BMI<24.0）	8.0～14.0	0～2.0	0.37（0.26～0.48）
超重（24.0≤BMI<28.0）	7.0～11.0	0～2.0	0.30（0.22～0.37）
肥胖（BMI≥28.0）	5.0～9.0	0～2.0	0.22（0.15～0.30）

资料来源：中国营养学会团体标准《中国妇女妊娠期体重监测与评价》（T/CNSS 009—2021）。
注：a 表示孕早期增重 0～5 kg；
　　b 括号内数据为推荐范围。

2. 常吃含铁丰富的食物，选用碘盐，合理补充叶酸和维生素 D

每天保证摄入 400 g 左右各种蔬菜，且其中一半以上为新鲜绿叶蔬菜。整个孕期应每天口服叶酸补充剂 400 μg。孕中、晚期每天增加 20～50 g 红肉，每周摄入 1～2 次（20～50 g/次）

动物血和肝脏，应常吃含铁丰富的食物。铁缺乏严重者应该在医师指导下适量补铁。选用碘盐，每天 6 g，每周摄入 1~2 次含碘丰富的海产品，如海带、紫菜、海鱼等。孕期新陈代谢增强，甲状腺素合成增加，对碘的需要量显著增加。

3. 孕吐严重者，可少量多餐，保证摄入含必需量碳水化合物的食物

孕早期胎儿生长相对缓慢，对能量和各种营养素的需要量无明显增加，无需额外增加食物摄入量，以免使孕早期体重增长过多。早孕反应是许多孕妇在孕早期都会出现的正常生理反应，不必过于担心和焦虑，保持愉快稳定的情绪，注意食物的色、香、味的合理调配，有助于缓解和减轻症状。

孕早期无明显早孕反应者应继续保持孕前平衡膳食。孕吐较明显或食欲不佳的孕妇不必过分强调平衡膳食，可根据个人的饮食嗜好和口味选用容易消化的食物，少食多餐。进餐的时间地点也可依个人的反应特点而异，可清晨醒来起床前吃，也可在临睡前进食。孕期每天必须摄取至少 130 g 碳水化合物，首选易消化的粮谷类食物，如米、面、烤面包、烤馒头片、饼干等。进食少或孕吐严重者建议尽早寻求医师帮助。按照中医食养调适的经验，由于孕妇往往怕闻秽浊气味，可取一些砂仁用小瓶装好，不时置鼻孔边嗅一嗅，可避秽臭之气，同时嚼少许砂仁也可开胃进食。

4. 孕中晚期适量增加奶、鱼、禽、蛋、瘦肉的摄入

孕中期开始，奶的总摄入量 500 g/d。鱼、禽、蛋、瘦肉在孕前期基础上，孕中期每天增加 50 g，孕晚期再增加 75 g 左右。每周最好食用 2~3 次深海鱼类。深海鱼含较多不饱和脂肪酸，其中的 DHA 有益于胎儿大脑和视网膜功能发育。

5. 经常户外活动，禁烟酒，保持健康生活方式

健康孕妇每天应进行不少于 30 min 的中等强度身体活动，经常户外活动。常见的中等强度运动包括：快走、孕妇操、孕妇瑜伽、打球、各种家务劳动等。应根据自己的身体状况和孕前的运动习惯，结合主观感觉选择活动类型，量力而行，循序渐进。

孕期应避免刺激性食物，如咖啡、浓茶、烟、酒等。不喝酒，不吃刺激性强的食物。烟草、酒精明确为胎儿生长发育的不利影响因素，有吸烟饮酒习惯的妇女必须戒烟禁酒，远离吸烟环境，避免二手烟。孕期最好的饮用水是矿泉水或白开水，也可以喝一些果汁，但应控制量，不要过多。碳酸饮料及可乐型饮料应少用，碳酸饮料是一种用化学原料兑成的饮料，而不是天然食品，其中含有香精、色素及糖或糖精等物质。可乐型饮料含有很高的碳酸、糖及咖啡因。同时尽量克服偏食，每一种天然的食物都有自己的营养特点，但是其营养素不可能面面俱到，所以应提倡食物多样化原则，孕期饮食以清淡为主。妊娠期间可适当食用一些坚果。避免食用过多的食品添加剂。

6. 愉快孕育新生命，积极准备母乳喂养

怀孕期间身体的各种变化都可能影响孕妇的情绪，要以积极的心态去面对和适应，愉快享受这一过程。母乳喂养对孩子和母亲都是最好的选择，孕妇应尽早了解母乳喂养的益处，增强母乳喂养的意愿，学习母乳喂养的方法和技巧，为产后尽早开奶和成功母乳喂养做好各项准备。家人应多关爱、支持孕妇，孕妇情绪波动时应多与家人和朋友沟通，向专业人员咨询。

5.1.2 乳母营养与膳食

WHO 推荐婴幼儿母乳喂养至 2 岁乃至更久，意味着哺乳期可长达 2 年甚至更长。哺乳期包括产褥期和后续母乳喂养阶段，是分娩后开始泌乳直至断乳这段时间，母体用乳汁哺育新生子代使其获得最佳生长发育并奠定一生健康基础的阶段。乳母的合理营养既有助于母体自身器官和系统功能的恢复，也通过母乳质量、喂养情绪、婴儿喂养方式与喂养行为、顺应照护、情感支持、发展刺激等，进一步促进婴幼儿早期发展，包括修正孕期宫内环境不良对子代发育的影响，为儿童期乃至成人期健康与疾病防治奠定良好的发育基础。

5.1.2.1 泌乳生理

1. 内分泌因素

青春期乳房的发育主要系雌激素和黄体酮的作用，促使乳腺腺泡和导管的发育。乳汁的分泌是在乳腺腺泡细胞，而腺泡又联结许多导管，导管、腺泡的周围是脂肪、结缔组织和血管。妊娠期间乳房较正常增大 2~3 倍，同时乳腺腺泡、导管处于分泌乳汁的准备状态。一旦分娩，乳汁的分泌受两个反射所控制。一为泌乳反射，当婴儿开始吸吮乳头时，刺激乳母脑垂体产生催乳素引起乳腺腺泡分泌乳汁，并存积于乳腺导管内。二为排乳反射，婴儿吸吮还会刺激乳母脑垂体产生催产素，引起腺泡周围的肌肉收缩，促使乳汁沿乳腺导管流向乳头。下奶反射易受疲劳、紧张、乳头破裂引起疼痛等情绪的影响。催产素同时还作用于子宫，引起子宫肌肉收缩，从而可帮助停止产后出血，促进子宫复原。

2. 营养对泌乳量的影响

孕末期临近分娩时，乳房已可分泌少量乳汁，产后当婴儿开始吸吮乳头则乳汁分泌很快增加。通常产后 7 d 内分泌的黄色乳汁为初乳，产后第 1 天乳量约为 50 mL，第 2 天在 100 mL 左右，第 5 天泌乳量就可达到 500 mL 左右。一般达到有效和持久地正常分泌在产后 10~14 d，随后逐渐增加，一个月后在 650 mL 左右。到了第三个月以后，泌乳量就可达到 750~800 mL。

泌乳量少是母亲营养不良的一个指征。若乳母营养不良，首先表现在泌乳量的下降。在诸多营养素中，蛋白质对泌乳量的影响大。

3. 营养对乳汁成分的影响

乳糖含量受营养的影响较小；乳母营养不良，则乳汁中的蛋白质、脂肪含量相应下降；水溶性维生素随食物变化大，脂溶性维生素则随食物的变化小。乳母每天水摄入量也会明显影响乳汁的分泌，当水摄入不足乳汁分泌量就会减少，因此足量饮水可满足乳汁分泌的需求。

5.1.2.2 乳母的营养需要

1. 能 量

哺乳期妇女对能量的需求有所增加，旨在满足母体泌乳过程需要消耗的能量和乳汁本身所含的能量。通常，乳母维持泌乳所需的额外能量与其泌乳量呈正比关系。产后 6 个月内母乳的平均分泌量为 780 g/d，由于人乳的能量密度约为 0.67 kcal/g，因此每天分泌乳汁的能量约为 522 kcal/d。按照 WHO 估计的乳母产乳效率 80%（76% ~ 94%）计算，产后 6 个月内每日分泌乳汁所需要能量约为 650 kcal/d。一般情况下，乳母在妊娠期所贮存的脂肪可在哺乳期提供 1/3 左右的能量；产后 6 个月内哺乳期妇女的体重平均下降速度为 0.8 kg/月，根据体重的能量转换系数为 6500 kcal/kg，平均每日体重减少所提供的能量为 170 kcal/d。综上，产后 6 个月内乳母需要额外补充的能量需要量为 400 kcal/d。

中国营养学会推荐在哺乳的 1 ~ 6 月乳母应增加能量摄入 2.1 MJ/d（500 kcal/d），轻度身体活动水平乳母能量需求达到 2300 kcal/d；6 个月以后仍保持完全母乳喂养者应增加能量摄入 2.1 ~ 2.7 MJ/d（500 ~ 650 kcal/d）。

2. 蛋白质

哺乳期妇女摄入适量的蛋白质对维持婴儿的生长发育、免疫和行为功能等十分重要。人乳中蛋白质的含量约为 1.2 g/100 mL，若按前 6 个月的平均泌乳量 750 ~ 800 mL/d 计算则含蛋白 9.0 ~ 9.6 g，相当于每日摄入 12.8 ~ 13.7 g 膳食蛋白。考虑到大多数中国人摄入的膳食蛋白是以植物性蛋白为主，故中国营养学会推荐乳母应比妊娠妇女每日多摄入 25 g 膳食蛋白质，达到 80 g/d。哺乳期妇女要增加富含优质蛋白质的动物性食品和海产品，种类要丰富并合理搭配。WHO 并不推荐大量补充蛋白质以改善母子健康。

3. 脂　类

乳母在能量平衡时，乳汁中脂肪酸组成与膳食中脂肪酸组成相似，乳汁中各种脂肪酸的比例随乳母膳食脂肪酸摄入状况而改变。当乳母能量摄入不足时，机体可动用体内的脂肪储备，此时乳汁中脂肪成分与体内储备脂肪的组成相似。由于婴儿中枢神经发育及脂溶性维生素吸收等的需要，乳母膳食中必须有适量脂肪。

乳汁中的脂肪含量在一天当中有所变化，每次哺乳结束前脂肪含量升高，可以促进婴儿入睡，保证婴儿的生理睡眠的要求。乳汁中的脂肪含量要受膳食脂肪成分的影响，摄入动物性脂肪多时，乳汁中饱和脂肪酸含量相对增高。乳母每日脂肪的宏量营养素可接受范围（AMDR）占总能量的 20% ~ 30% 为宜。

4. 矿物质

（1）钙

母乳中的钙含量约 34 mg/100 mL。哺乳期妇女钙的需要量是维持母体钙平衡和乳汁分泌所需钙量之和，故按每日泌乳量 750 mL 来计算，每天从乳汁中排出的钙为 150 ~ 230 mg/d。若乳母摄入的钙不足不会影响乳汁的分泌量及乳汁中钙含量，但会影响母体体内的钙储备，母体骨骼中的钙将被动用以维持乳汁中钙含量的恒定。有研究显示，哺乳期膳食钙摄入即使达到 1200 ~ 1500 mg/d，哺乳期间骨密度和骨量也会显著降低，迄今并没有找到充分的证据证明这种降低对远期骨健康的影响。也有研究表明，哺乳期骨钙流失属于可恢复性的生理性变化，不需要额外增加钙需要量，因此 DRIs（2023）中哺乳期钙 EAR 和 RNI 与同年龄妇女相同。

（2）铁

由于铁不能通过乳腺输送到乳汁，因此母乳中铁含量仅为 0.05 mg/100 mL。每日由乳汁中丢失的铁总量为 0.3 ~ 0.4 mg，由于膳食中铁的吸收率仅为 10% 左右，因此每日从膳食中额外增加的摄入量至少应为 4 mg。

我国营养学会推荐乳母每日膳食铁摄入量为 24 mg。在贫血高发地区，WHO 推荐产褥期女性在产后 6 ~ 12 周内单独或联合补充铁和叶酸制剂以预防贫血。

5. 维生素

脂溶性维生素由于不能通过乳腺屏障，在乳汁中的含量偏低。维生素 A 由膳食提供，在初乳中的含量高，后逐渐下降。乳母随乳汁丢失维生素 A 大约 300 µg RAE/d，考虑到膳食维生素 A 的生物转化率大概是 70%，我国建议推荐摄入量较非孕产期增加 600 µg RAE/d，达到 1260 µg RAE/d。维生素 D 一般不易透过乳腺，在乳汁中的含量极低，推荐摄入量为 10 µg/d。维生素 E 可促进泌乳，乳母维生素 E 的适宜摄入量为 17 mg α-TE/d。

水溶性维生素随膳食摄入量变化较大。乳母体内储备足够的维生素 B_1 可促进泌乳。乳母膳食中缺乏硫胺素时相应在乳汁中也会减少，严重时可使母乳喂养婴儿发生婴儿型脚气病。母乳中维生素 B_1 含量平均为 0.02 mg/100 mL，由于膳食中维生素 B_1 被转运到乳汁的有效率为 50%，乳母维生素 B_1 推荐摄入量较非孕产期增加到 1.5 mg/d。如维生素 C 在母乳中含量约 4.7 mg/100 mL。乳汁中维生素 C 的含量与乳母膳食关系密切，推荐摄入量为 150 mg/d，新鲜蔬菜和水果是其良好来源。

6. 水

一般情况下，水不做特殊需要。但乳母摄入的水量与乳汁分泌量有密切关系，水分摄入不足将直接影响乳汁的分泌量。对乳母而言，每日饮水适宜摄入量应达到 2.1 L。汤水往往是乳母补充水分的重要来源且营养丰富，但由于脂肪含量高，不易过量饮用。因此，乳母每日水来源应该多样化，包括 40 ~ 500 mL 液态乳、200 mL 汤水、1500 mL 白水等。

5.1.2.3　乳母膳食指南

乳母的营养是泌乳的基础，尤其是那些母体储备粮较低、容易受膳食影响的营养素要重点关注。乳母的心理及精神状态也是影响乳汁分泌的重要因素，哺乳期间保持愉悦心情可以提高母乳喂养的成功率。坚持健康的生活方式，坚持哺乳、适量的身体活动，有利于身体复原和体重恢复正常。《哺乳期妇女膳食指南（2022）》提出了如下核心推荐。

1. 产褥期食物多样不过量，坚持整个哺乳期营养均衡

产褥期是指孕妇从胎儿、胎盘自身体娩出，直到除乳腺外各个器官恢复或接近正常未孕状态所需的一段时期，一般需要 6 ~ 8 周。在中国民间，产褥期也称为"月子"或"坐月子"。由于月子饮食常常被过分重视，此期间摄入肉类和蛋类容易过量，以至能量和脂肪摄入过剩；加上许多地区月子习俗还保留着不同的食物禁忌，如不吃或少吃蔬菜、水果、海产品等，容易造成微量营养素摄入不足。满月后又恢复到一般饮食，不利于乳母获得充足营养，以坚持进行母乳喂养。应纠正这些饮食误区，做到产褥期食物种类多样，并控制膳食总量的摄入，坚持整个哺乳阶段（产后 2 年）营养均衡，从而保证乳汁的质与量，为持续进行母乳喂养提供保障。

2. 适量增加富含优质蛋白质及维生素 A 的动物性食物和海产品，选用碘盐，合理补充维生素 D

乳母膳食蛋白质需要有所提高，在一般成年女性基础上每天增加 25 g。鱼、禽、肉、蛋、乳及大豆类食物是优质蛋白质的良好来源。最好一天选用 3 种以上，数量适当，合理搭配。每周增选 1~2 次动物肝脏（猪肝 85 g 或鸡肝 40 g），即可达到维生素 A 推荐摄入量。

乳母每天饮奶总量达 500 mL，加上选用深绿色蔬菜、豆制品、虾皮、小鱼等含钙丰富的食物，则可保证充足的钙。同时，乳母还应补充维生素 D 或晒太阳，增加钙的吸收和利用。选用碘盐烹调食物，并适当增加碘含量较为丰富的海产品摄入，如海带、紫菜、贻贝等每周摄入 1~2 次，满足碘的需求。

3. 家庭支持，愉悦心情，充足睡眠，坚持母乳喂养

家庭成员以及医疗卫生专业人员要协助乳母建立母乳喂养信念，并坚持下去。信念和态度是支撑母乳喂养行为的动力所在，也是决定母乳喂养成功与否的关键。

从孕期开始，寻求医疗卫生机构专业人员的帮助，提前了解并掌握母乳喂养相关知识和技能是非常必要的。乳母及家庭成员要充分认识到母乳喂养对婴幼儿与乳母自身近期、远期健康的益处，以及对家庭经济的收益等，还要充分认识到非母乳喂养（如配方奶喂养）给婴幼儿可能带来的健康风险，如过敏、过度喂养等。如果遇到母乳喂养过程中可能存在的障碍，如乳头内陷、乳腺炎、下奶延迟、新生儿低血糖、黄疸加重、母乳分泌不足等问题，积极寻求帮助和解决。

影响泌乳量的因素包括婴儿和乳母两个方面，其中婴儿吮吸是母亲泌乳反射和排乳反射的启动因素。新生儿出生后 10~30 min 内吮吸反射能力最强，因此在产后 1 h 内应尽早让新生儿吮吸乳头及乳晕，此时添加其他食物（糖水、配方奶等）可明显降低新生儿对乳头的吮吸，不利于成功母乳喂养。对乳母而言，乳汁分泌与其生理（神经内分泌）、心理、认知（知识、态度和信念）、膳食营养、睡眠、身体活动等诸多因素密切相关。所以，合理营养是乳汁分泌的物质基础，乳母还需要调整产后心理和情绪，并且注意生活规律，充足睡眠，适宜的身体活动，这些都有助于成功母乳喂养。

4. 增加身体活动，促进产后恢复健康体重

产后超重一方面源于孕前超重或孕期增重过多，另一方面与产后体重滞留有关。产后体重管理的目的就是预防产后体重滞留以及后续的超重和肥胖。产后体重管理一是要监测和评估产后体重，二是要通过合理膳食和充足身体活动等综合措施，使产后女性逐渐达到并维持健康体重（BMI 为 18.5~23.9）。产后 1 年内是体重恢复的关键时期，研究表明产后体重每周下降 0.5 kg 是最安全有效的，减重过快可能影响产后恢复及母乳分泌。0~6 月龄的纯母乳喂养有助于孕期储存脂肪的消耗和体重恢复。合理膳食和适宜身体活动联合干预被认为是产后体重管理最安全有效的措施，当然产后身体活动应循序渐进地增加。

5. 多喝汤和水，限制浓茶和咖啡，忌烟酒

乳母每天分泌乳汁，加上自身代谢的增加，水需要量也相应增加，每天要比孕前增加

1100 mL 水的摄入。乳母每日可以多吃流质食物比如鸡汤、鲜鱼汤、猪蹄汤、排骨汤、菜汤、豆腐汤等，每餐都有，但不宜过量，否则影响其他食物的摄入。餐前不宜喝太多汤，喝汤的同时也应吃肉，汤中脂肪不能过高。

婴儿 3 个月内，乳母应避免饮用含咖啡因的饮品，如咖啡、茶等。3 个月后，乳母每日咖啡因的摄入量应小于 200 mg，所以咖啡品种选择较为重要。浓茶亦不宜，可以喝一点淡茶水。为母子健康考虑，乳母应忌烟酒。

5.1.3　婴幼儿营养与膳食

婴幼儿是人生发育最快的阶段，能量和各种营养素的需要量按每千克体重计，明显高于成年人和大龄儿童。但是婴幼儿消化系统和神经系统尚未发育完善，因此膳食组成、烹调方法及餐次都应顾及这些生理特点。婴幼儿生长发育过程中营养需要有特殊的要求。

5.1.3.1　婴儿生长发育的特点

1. 体格生长特点

婴儿期指从出生到 1 周岁以前。婴儿要适应两个转变：从母体内到母体外；从母乳喂养到自主摄食。在这一阶段，婴幼儿的生长发育体现出以下特点：

（1）生长迅速

婴幼儿阶段是人一生中生长最快的时间，一周岁时其体重可以增加至出生时的 3 倍，从出生时的平均体重 3250 g 增加到 9750 g；同时身长可增加 1.5 倍，从出生时的平均身长 50 cm 增长到 75 ~ 76 cm。能独立行走后，活动量大大增加，语言和智能发育亦加快。旺盛的生长发育要求比成年人或大龄儿童摄入相对更多的能量和营养素。

（2）头部及大脑发育

婴儿头部发育最快的时期是出生后头半年，新生儿头围平均为 34 cm，前半年增加 9 cm，后半年增加 3 cm，到 1 周岁时头围平均为 46 cm。大脑组织的增殖从出生前的孕晚期开始，直到出生后 1 年，而脑细胞的增大和大脑功能发育可一直持续到 2 岁。6 月龄时脑重增加至出生时的 2 倍（600 ~ 700 g），至 1 周岁时，脑重达 900 ~ 1000 g，接近成人脑重的 2/3。头围反映脑及颅骨的发育状态，此阶段营养素供给不足，尤其是蛋白质，将影响婴幼儿的智力发育。

2. 消化系统特点

婴儿 4 ~ 6 个月乳牙开始萌出，最晚至 2 ~ 2.5 岁出齐，咀嚼切割食物的能力逐渐增强。婴儿 3 ~ 4 个月唾液腺逐渐发育完善，唾液量分泌增加，淀粉酶含量随之增加，消化淀粉的能力逐步增强。新生儿的胃容量为 30 ~ 60 mL，1 ~ 3 个月为 90 ~ 150 mL，1 岁时达 250 ~ 300 mL，且婴儿的胃呈水平位，贲门括约肌发育不完善，关闭不紧，喂养方法不当就容易吐奶。婴儿的胃酸和消化酶较少，消化功能较弱。由于这些特点，婴幼儿喂养不当容易引起呕吐、腹泻，而导致营养素丢失。

在母体内，胎儿肠道几乎是无菌的，出生后数小时细菌即侵入肠道，主要分布在结肠和直肠。婴幼儿肠道菌群受食物成分的影响，单纯母乳喂养儿以双歧杆菌占绝对优势，人工喂养和混合喂养儿肠内的大肠杆菌、嗜酸杆菌、双歧杆菌及肠球菌所占比例几乎相等。婴儿肠道正常菌群脆弱，容易受内外界各种因素影响出现菌群失调，从而出现消化功能紊乱。

3. 其他方面

婴儿感知的发育是一个渐进的过程。新生儿视觉感应功能具备，但由于眼肌调节能力差，只能看清 15 ~ 20cm 内的事物，至 1 个月后便可凝视光源，开始有头眼协调。刚出生时由于鼓室无空气，听力差，3 ~ 7 d 后听力便相当良好。新生儿最敏感的莫过于味觉，尤其是对甜味非常敏感，同时嗅觉中枢与神经末梢也发育成熟，3 ~ 4 个月时就能区别愉快与不愉快的气味。新生儿可感知痛觉，不过比较迟钝，至第 2 个月起才逐渐改善。出生时温度觉就很灵敏。

婴儿发育过程一般都是沿着从头向脚的方向，比如先学会的是控制头部，然后控制四肢、躯干和腿，大运动和精细运动都是渐进发展。语言发育方面的表现，新生儿已会啼哭，然后咿呀发音，逐渐能听懂自己的名字并能说简单的单词。2 ~ 3 个月时，婴儿会出现由照料者面孔、声音、活动等所引起的社会性微笑，并能以笑、停止啼哭、发音等行为表示认识父母。7 ~ 8 月龄婴儿可表现认生、对发声玩具感兴趣等，至 9 ~ 12 月龄会出现认生的高峰。12 ~ 13 月龄喜欢玩变戏法和躲猫猫游戏。注意、记忆、情绪和情感、个性和性格等方面的发育都是循序渐进的并且有一定的规律。

婴幼儿处于生理性免疫功能低下状态，非特异性免疫、特异性体液免疫和细胞免疫均不完善，抗病能力弱，需要得到良好的照护才行。

5.1.3.2　婴儿的营养需要

1. 能　量

婴幼儿的总能量消耗包括基础代谢、食物的能量效应、活动的能量消耗和组织生长消耗能量（储存能量）。婴儿期基础代谢所需能量约占总能量的 60%。婴儿期处于生长的第一高峰期，生长发育耗能约占总能量的 1/3，且多动好哭者可高出平均值 2 ~ 3 倍，如能量供给不足可导致生长发育迟缓。婴儿食物特殊动力作用能量消耗相当于总能量需要量的 7% ~ 8%。部分未被消化吸收的食物直接从肠道排出，约占摄入总量的 10%。

婴儿期过多的能量摄入可能导致婴儿期过快的生长速率，对后续健康产生不良影响。《中国居民膳食营养素参考摄入量（2023）》推荐，0 ~ 6 月龄婴儿能量 EER 为 0.38 MJ/(kg·d)[90 kcal/(kg·d)]，7 ~ 12 月龄为 0.31 MJ/(kg·d)[75 kcal/(kg·d)]。

婴幼儿的单位体重所需热量较成人高，约 0.4 MJ/(kg·d)。如果能量过低，其他营养素在体内的利用会受到影响，同时机体还会动用自身的能量储备，甚至消耗自身组织来满足生理需要，因而导致生长发育迟缓、消瘦、活动力减弱或消失，甚至死亡；相反，能量供给过多又可导致肥胖。

2. 蛋白质

婴幼儿正处于生长阶段，要求有足量优质的蛋白质来满足氨基酸需要，以维持机体蛋白质的合成和更新。膳食蛋白质供给不足时，婴幼儿可表现出生长发育迟缓或停滞、消化吸收障碍、肝功能障碍、抵抗力下降，消瘦、腹泻、水肿、贫血等症状。此外，因婴幼儿的肾脏及消化器官尚未发育完全，过高的蛋白质摄入也会对机体产生不利影响，常会引起便秘、肠胃疾病、口臭、舌苔增厚等。

DRIs（2023）建议 0 ~ 6 月龄婴儿蛋白质 AI 为 9 g/d，12 月龄婴儿蛋白质 RNI 为 17 g/d。

3. 脂肪和碳水化合物

婴儿生长发育需要充足的能量，特别是高能量密度的脂肪的供给，提供必需的脂肪酸。但脂肪摄入超过限度，会影响碳水化合物和蛋白质的摄入并影响钙的吸收；反之，脂肪摄入过低，会导致必需脂肪酸缺乏以及过量的蛋白质和碳水化合物摄入。半岁以内脂肪供能比为48%；半岁到一岁脂肪供能比为 40%。

婴儿本能的择食反应决定其味喜甘，碳水化合物主要供给婴幼儿能量，帮助机体蛋白质的体内合成以及脂肪的氧化，具有节约蛋白质的作用。如能早期给婴幼儿添加适量的淀粉，可以刺激唾液淀粉酶的分泌。但碳水化合物的摄入也不宜太高，摄入过多不易消化。过多的碳水化合物在肠道发酵产酸，导致婴儿腹泻。如果伴有蛋白质摄入不足，还会出现虚胖或水肿等营养不良。同时不应养成婴幼儿爱吃甜食（蔗糖、糖果等）的习惯，以预防龋齿发生。推荐 0 ~ 6 个月婴儿的碳水化合物的 AI 为 60 g/d，并根据成人的代谢体重比推算，7 ~ 12 月龄婴儿碳水化合物的 AI 为 80 g/d。

4. 水

婴儿体内水分占体重的 70% ~ 75%，比成人要高得多。婴幼儿代谢旺盛，尽管需水多，但对水的调节能力差，易缺水、脱水，故应予以适当的补水。在给婴儿喂水即体内补水的同时，可以体外补水。如用温水沐浴，条件允许一天可以多洗几次，这样做既可以体外补水保持水分，同时婴幼儿皮肤娇嫩，多折皱，易积垢，洗澡可以清洁，防止病理变化。0 ~ 6 月龄需水约 700 mL/d，可来源于母乳（含水量约 87%），额外添加水较少。7 ~ 12 月龄婴儿需水约 900 mL/d，除母乳外，辅食中的水也是重要来源。添加辅食的味道宜淡，过多钠的摄入需要摄入相应多的水，也需要排出更多的钠，无疑增加了肠道和肾脏的负担，于婴儿健康不利。

5. 矿物质

多种矿物质都需要补充。母乳中矿物质含量丰富，因此母乳喂养均能满足需要。

婴幼儿时期易缺钙。缺钙的原因第一是来源不足，如果喂养方式不当或吸收不完全，1岁以内的婴幼儿佝偻病的发病率高，故应补充充足的钙并且多进行户外活动，沐浴阳光，使维生素 D 合成充足，促进钙的吸收。《中国居民膳食营养素参考摄入量（2023）》建议 0 ~ 6 月龄婴儿钙的 AI 值为 200 mg/d，7 ~ 12 月龄婴儿钙的 AI 值为 350 mg/d。

出生 4 个月后的婴幼儿要注意补充铁。在胎儿时期肝脏内储存的铁，可满足其 4 ~ 6 个月的需要，在此之后就要补充铁。4 ~ 6 月龄后母乳喂养婴儿所添加的第一个辅食应该是铁强化食物，如强化铁米粉。DRIs（2023）推荐 0 ~ 6 月龄婴儿铁的 AI 为 0.3 mg/d，7 ~ 12 月龄因辅食添加婴儿铁的 RNI 值为 10 mg/d。早产儿和低出生体重儿需要比足月儿更多的铁。

6. 维生素

母乳中脂溶性维生素含量少，要补充维生素 A 和维生素 D。如果婴儿不经常晒太阳，就容易发生维生素 D 缺乏性佝偻病。维生素 A 不易通过胎盘，所以在新生儿体内储存较少，出生后所需的维生素 A 均需从食物中摄取。0~6 月龄婴儿维生素 A 的 AI 为 300 μg RAE/d，7~12 月龄婴儿维生素 A 的 AI 为 350 μg RAE/d。0~12 月龄婴儿维生素 D 的 AI 为 10 μg/d。水溶性维生素要着重补充维生素 C。但是维生素补充要适量，尤其是脂溶性维生素过量易导致毒副作用，影响婴幼儿健康。

5.1.3.3　母乳喂养

母乳是婴儿最理想的天然食品。母乳喂养可以提供 4~6 月龄婴儿所需要的各种营养素和抵抗疾病的各类免疫因子，也有利于促进婴儿生理和心理健康以及乳母的产后康复。因此，世界卫生组织（WHO）大力提倡母乳喂养，要求 4 个月以内婴儿的母乳喂养率要达到 80% 以上。

1. 母乳的优缺点

（1）缺点

母乳中维生素 K 和维生素 D 相对不足，铁缺乏。由于维生素 D 和铁不能通过乳腺屏障，在乳汁中的质量分数微乎其微。7-脱羟胆固醇在紫外线作用下于人体皮肤合成维生素 D_3，建议多带婴幼儿进行户外活动。在出生后的 4 个月中，婴幼儿的肝脏中储存了一定量的铁，满足此时间段的需要，因此 4 个月之前可以不给婴幼儿补充铁。

（2）优点

① 母乳中营养素齐全

母乳中的蛋白质均为优质蛋白，含量约 1.2%。目前已发现的母乳中蛋白质成分超过 2500 种，不仅可以提供婴儿生长发育的必需氨基酸，还能够提供许多功能性生物活性蛋白和肽。母乳中乳蛋白与酪蛋白的比例为 8：2。乳蛋白遇胃酸后凝结的块小易消化，而酪蛋白遇胃酸后凝结的块大不易消化，因此母乳中二者的比例非常符合婴幼儿的消化特点。母乳中含有丰富的必需脂肪酸，含量约 4 g/100 mL，以不饱和脂肪酸为主。母乳中所含脂肪颗粒小，经胆汁乳化后易消化。其中丰富的亚油酸及 α-亚麻酸可避免发生婴儿湿疹。花生四烯酸及 DHA、EPA 可促进脑和视网膜发育。母乳中所含乳糖较牛奶丰富，约占 7%。丰富的乳糖有利于婴儿大脑的发育；可促进钙的吸收；在肠道分解产生乳酸，能促进乳酸杆菌的生长，抑制大肠杆菌等致病菌及病毒的生长，利于婴儿胃肠道保持健康。

母乳中钙含量约为 30 mg/100 mL，低于牛乳，但母乳中钙磷比例适宜，为 2：1，利于钙的吸收，加上乳糖的作用，可满足婴儿对钙的需要，而且也与婴儿的肾溶质负荷相适应。肾溶质负荷指尿中各种溶质的浓度。母乳中其他常量元素和微量元素齐全，含量可满足婴儿生长发育的需要而又不会增加婴儿肾脏的负担。

母乳能满足一般维生素的需要，如维生素 C 及 B 族维生素，但随乳母的膳食变化而变化。维生素 C 可以通过菜汤或果汁来补充。对脂溶性的维生素如维生素 A 和维生素 D 就不能满足需要，可予以鱼肝油补充，同时母乳喂养的婴儿若能经常晒太阳也很少发生佝偻病。

② 含有免疫物质

婴幼儿身体娇嫩，易发生消化道及呼吸道疾病。母乳中含有的免疫物质可以增强抗感染能力，减少过敏。母乳尤以初乳（产后前 12 d）中含量最高。这些免疫物质包括可直接发挥免疫防御作用的特异性免疫细胞和抗体，如 T 细胞、B 细胞、巨噬细胞、多核粒细胞、浆细胞、sIgA、乳铁蛋白等，可结合并灭活、吞噬、消化、杀伤病原微生物；保护肠黏膜不受微生物入侵；还含有帮助婴儿免疫系统平衡发展的调节物质，如乳铁蛋白对肠黏膜细胞的调控，母乳低聚糖特异性促进肠道益生菌，如促进双歧杆菌的生长和繁殖，进而黏附于肠道上皮细胞表面，抑制致病菌的黏附和侵入，同时益生菌刺激肠黏膜下淋巴系统免疫因子的平衡，建立起有益于营养而健康成长的肠道微生态环境。

③ 促进母子情感交流，利于乳母产后恢复

母乳喂养对建立母子感情，促进婴儿智能发育有极大好处。在哺乳过程中，母亲的语言、心跳、皮肤接触、抚摸、亲吻等动作，通过心理暗示性的交流，增加母子感情。对母体而言哺乳行为可带来心情愉悦感；可促进催乳素的分泌，利于子宫收缩和产后恢复；哺乳 6 个月可以消除母亲在妊娠期间积存的体脂，促进母亲形体恢复；建立深厚的母子感情，母亲的付出使感情具备良好的基础；可促进婴儿语言能力及智力的发育。

④ 温度适宜，方便，安全

母乳喂养在时间、频率、及时满足婴儿的需要方面，只要母婴之间形成默契即能和谐地完成。母乳喂养时乳汁温度不会随每次哺乳的时间而变化，而人工喂养时如果奶瓶无保温装置，奶液会逐渐变凉。

⑤ 有利于远期健康

母乳喂养对婴儿智力发育有利，且哺乳时间越久，智力发展优势越明显，且有一定的保护效应，防止婴儿过敏性疾病的发生。母乳喂养有利于降低喂养儿成年后慢性疾病风险，与配方奶粉喂养婴儿相比，能显著降低肥胖、高血压、血脂紊乱和 2 型糖尿病的发生率。

2. 喂奶的方法和时间

母乳喂养的方法十分重要，方法不当，常成为母乳喂养不能继续进行的原因。传统观点认为，产妇在产后 36～72 h 后才能喂奶以保证产后的休息。现在观点认为，只要产妇的精力允许，在产后半小时即可喂奶，这种方式可促进泌乳并且初乳多，利于子宫收缩，产妇情绪稳定。目前还有主张新生儿娩出后 10 min 内，甚至未断脐之前就可在产房把婴儿抱至母亲怀中进行第一次吸吮。新生儿的吸吮能力是与生俱来的，足月正常新生儿及早吸吮的目的是让他尽早适应母亲乳头，并通过频繁地吸吮，反射性地促进母亲分泌催乳素，使乳汁迅速增多。离开产房后最好母婴同室，使母亲便于按需喂哺婴儿。婴儿睡醒啼哭时就可哺乳，开始 1～2 h 哺乳 1 次，1～2 d 内母乳量逐渐增加，婴儿吃饱后睡眠时间随之加长，可 2～3 h 喂哺 1 次。

哺乳时母亲应有正确的姿势。母亲可取坐位，哺乳一侧脚稍垫高，将婴儿抱于怀中，婴儿头靠母前臂，侧向母胸，母以对侧手指从下面托起乳房，将乳头及部分乳晕送入婴儿口腔内，此时婴儿即开始吸吮，并吞咽乳汁。待一侧乳房吸空后再换另一侧乳房喂哺。每次喂奶应轮流从一侧开始，使每侧乳房都有机会吸空，以促进泌乳。哺乳完毕婴儿不再吸吮并安静入睡时，可将乳头从其口腔中轻轻拉出，用细软湿毛巾擦净，再将婴儿轻轻抱直，头靠一侧母肩，背向外，并轻拍婴儿背部，使哺乳时吞入的空气排出，以防躺平后发生溢奶。哺乳中应随时注意婴儿吸吮及吞咽情况，倾听咽乳声。如乳汁喷射过急，可用手指稍压乳晕，使之放慢，以免婴儿发生呛咳。

随着婴儿胃肠道成熟和生长发育过程，母乳喂养将从按需喂养模式向规律喂养模式递进。婴儿饥饿时按需喂养的基础，应及时识别婴儿饥饿及饱腹信号，及时做出喂养回应。

5.1.3.4　混合喂养和人工喂养

由于各种原因不能用母乳喂养婴儿，而完全采用牛乳、羊乳、马乳等动物乳及其制品，或非乳类代乳品喂养婴儿时称人工喂养。因母乳不足或母亲因工作或其他原因不能按时给婴儿哺乳时，采用牛乳或其他代乳品作为补充或部分代替称为混合喂养。以下是常见的代乳品：

1. 鲜牛奶

牛奶的蛋白质和矿物质含量比母乳高 2～3 倍，而乳糖含量仅为母乳的 60%，故使用时需要用水稀释，并加入一定量的糖，使其成分接近母乳，以帮助蛋白质的消化并减轻肾脏负担。与母乳相比，牛奶有以下 4 个缺点：酪蛋白含量高；脂肪颗粒大；低级脂肪多，对肠道有刺激；乳糖含量低。故对新生儿不能喂全奶，宜加热及加入米汤或糖水冲淡。1 月后可喂全奶。

2. 鲜羊奶

与牛奶比较有 3 个特点：乳蛋白较牛奶多，比牛奶易消化；脂肪颗粒与人乳接近；其缺点是叶酸含量不足，应注意补充。

3. 婴儿配方奶粉

又称母乳化奶粉，即调整牛奶中营养成分使之接近母乳后制成的奶粉。较牛奶有如下特点：使酪蛋白颗粒变细；使乳糖分解。调配方法是在牛奶中加入乳清蛋白及乳糖，降低酪蛋白的含量；去除牛奶中的脂肪，加入植物油；降低矿物质含量以减少对肾脏的负担；添加了多种维生素和微量元素使其尽量接近母乳。

婴儿配方奶粉是以母乳的组成为依据，以牛奶为基础予以调整。具体可做如下调整：①添加脱盐乳清粉以降低酪蛋白的含量；②添加亚油酸、α-亚麻酸、花生四烯酸、DHA；③乳糖含量占 7%，与母乳相似，其中 α-乳糖与 β-乳糖比例为 4∶6；④脱去一部分钙、磷、钠以减轻肾脏负担；⑤强化维生素 A 和维生素 D 等；⑥强化牛磺酸、核酸及肉碱，促进婴儿脑发育；⑦对牛奶过敏儿，则以大豆粉为基础。

5.1.3.5　喂养中出现的问题和解决方法

1. 呕吐和溢奶

呕吐原因：①吃奶时吞进空气，可以将婴儿直抱，用手拍其背部，促使空气排出；②一次吃奶太多，可以让婴儿饿 4～6 h，利于胃肠道功能的恢复；③病理性呕吐，应该及时送医院就诊。同时注意观察其大便情况。

2. 腹　痛

婴儿腹痛时由于不会用语言表达，家长只能通过其症状和体征来判断。常常表现为哭声很急，双腿弯曲，腹部胀气等。原因有：对食物过敏，检查添加的辅食情况；吃得太多；食物中糖类太多，不能完全消化，在肠道中产酸胀气。

3. 便　秘

为防止婴儿便秘，要养成良好的饮食、排便习惯。每次进食后 5 ~ 10 min，即引导婴儿排便，利用"条件反射"养成习惯。母乳喂养的婴儿在喂奶间歇喂以蜂蜜水、果汁、菜水等可减少便秘。牛奶喂养的婴儿要适当增加糖量。

4. 腹　泻

原因：①喂养不当。如喂食不定时、定量，食物中糖太多，过早喂食含脂肪多的食物。大便量少，便中含有不消化的奶瓣，无酸味。②食物卫生质量差。不新鲜或被细菌等污染。大便有泡沫、黏液。③护理不当。穿得太少，露肚则易着凉。大便呈绿色或蛋花状。穿得太多，则易受热，汗出过多未及时补水。大便白色，有酸味，肛门发红，便中有未消化的奶瓣。

5. 湿　疹

常见于用牛奶喂养的婴儿。一是对牛奶过敏，可以适当增加糖量；煮沸时间延长；民间煮牛奶时常加入灯草或麦冬。二是缺乏必需脂肪酸，煮牛奶时添加少量植物油（1 ~ 2 滴），以大豆油为佳。

5.1.3.6　幼儿生长发育和膳食特点

1. 幼儿的生理

幼儿期指从 1 周岁到 3 周岁以前。幼儿生长快，体重每年增加 2 kg 左右；身高（1 ~ 2 岁）增加 11 cm 左右。2 岁左右抵抗力低，易生病；牙齿未发育完全。

2. 幼儿的膳食原则

（1）继续母乳喂养

满 6 月龄起必须添加辅食，从富含铁的泥糊状食物开始。按照 WHO 建议，7 ~ 24 月龄婴幼儿应该继续母乳喂养。12 月龄之后，更须在 6 月龄添加辅食的基础上逐渐向幼儿平衡膳食过渡。辅食添加原则：①由一种到多种；②先少后多；③先液体后固体。添加辅食后注意观察其大便是否正常。建议辅食添加不宜过早也不宜过迟。有研究证据表明，4 月龄前添加辅食，会增加儿童超重肥胖及代谢性疾病风险；过晚添加辅食，则会导致婴儿贫血、铁和维生素 A 等营养缺乏风险增加。

（2）及时引入多样化食物，重视动物性食物的添加

肉、蛋、鱼、禽类动物性食物是优质的辅食，食物多样化才能满足 7 ~ 24 月龄婴儿的营养需求。2013 年中国 0 ~ 5 岁儿童营养与健康状况监测数据显示，7 ~ 24 月龄婴儿辅食种类合格的比例仅为 52.5%，明显还较低，并且城乡差异明显，城市辅食种类合格率为 65.5%，而农村仅为 39.8%。早期引入易过敏食物可诱导免疫耐受，从而减少过敏，如蛋类、花生、鱼肉等。平衡膳食，谷类和肉类食物要搭配，以谷类膳食为主。动物性食品如鱼类含组氨酸高，组氨酸是婴幼儿必需氨基酸；血液、肝脏、海产品中含铁、碘丰富。

（3）尽量少加糖盐，优质适当，保持食物原味

成人摄入的家庭食物，其质地一般都不太适合婴幼儿食用，其中盐、糖等调味品的添加量常常超过婴幼儿的需要量，所以婴幼儿的食物应该单独制作，尽量不加盐、糖及各种调味品，保持食物的天然味道。婴幼儿时期是"食育"的启蒙和奠基阶段，"淡食"有利于婴幼儿对不同天然食物口味的接受度，建立起健康的饮食习惯，降低儿童期及成人期挑食偏食及慢性病发生风险。婴幼儿食物烹饪时尽量多采用蒸、煮等方法，不用煎、炸。注意食物营养密度，脂肪可以较成人期高一些，以满足快速生长发育所需。幼儿主食以软饭、麦糊、面条、馒头、面包、饺子、馄饨等交替食用。蔬菜应切碎煮烂，瘦肉宜制成肉糜或肉末，易于幼儿咀嚼、吞咽和消化。

（4）提倡回应式喂养，鼓励但不强迫进食

回应式喂养要求父母或喂养者与婴幼儿之间有充分的交流，及时感知婴幼儿发出的饥饿或饱足的信号，做出恰当的喂养回应，同时尊重婴幼儿对食物的选择，鼓励和协助婴幼儿进食而绝不强迫进食。顺应婴幼儿随月龄增加的感知觉、认知、行为和运动能力等发展，予以相适应的喂养以满足其营养需求的变化，帮助婴幼儿学会自主进食，培养进餐兴趣，教会其遵守必要的进餐礼仪。进餐时应专注，不看电视，不玩玩具，每次进餐时间以不超过 20 min 为宜。父母或喂养者要保持自身良好的进餐习惯，成为婴幼儿的榜样。

（5）注重饮食卫生和进食安全

婴幼儿辅食制作时，原料要选择安全、优质、新鲜无污染的食材，水要清洁。制作辅食遵循食品安全相应的规则，接触食品前先洗手，餐具、制作场所保持清洁，生熟分开，食物应煮熟、煮透。婴幼儿抵抗力弱，是肠道感染性疾病的高危人群，而食物受微生物污染是导致婴幼儿腹泻的重要原因。进食意外是造成婴幼儿窒息死亡的重要原因之一，所以进食时一定要有成人看护，防止进食意外的发生。不吃剩饭菜，整粒的花生、坚果、果冻等食物不适合婴幼儿食用。

（6）定期监测体格指标，追求健康生长

体重、身长、头围等体格指标可以直观反应婴幼儿营养状况，每 3 个月一次监测并评估 7～24 月龄婴幼儿的体格生长指标，并根据指标的变化及时调整营养和喂养，达到适度、平稳生长的最佳生长模式。对于那些营养不足、超重或肥胖以及处于急慢性疾病期间的婴幼儿，应增加监测次数。饮食、睡眠、活动组成婴幼儿每天的主要生活内容，鼓励婴幼儿爬行或自由活动，尽量减少久坐不动的时间。WHO 在 5 岁以下儿童身体活动指南中指出，身体活动可以促进婴幼儿的运动和心理认知发育、心脏代谢功能及骨健康。束缚或限制婴幼儿活动可能会增加超重肥胖风险，并影响婴幼儿乃至儿童期的运动发育。

5.1.4 儿童和青少年营养与膳食

5.1.4.1 学龄前儿童的营养

学龄前儿童指的是 3～6 岁的儿童，这一时期儿童活动能力和范围增加，除了遵循幼儿膳食原则外，食物的份量要增加，并逐渐让孩子进食一些粗粮类食物，引导孩子养成良好、卫生的饮食习惯。此阶段学龄前儿童多在各类托幼机构中，所以这些场所是儿童膳食营养和健康管理的重点。

1. 学龄前儿童的生理及营养需求

（1）身高、体重的稳步增长

3～6 岁的学龄前儿童体格发育速度比婴幼儿期相对减慢，但仍保持稳步地增长，每年身高增长 7～8 cm、体重增长约 2 kg，其生长存在明显的个体差异。此时期儿童户外活动增加，但免疫功能未健全，对外界环境的适应能力以及抵抗疾病能力较弱，患病易导致患儿的体重、身高明显低于同龄儿童，所以在疾病恢复期为儿童提供充足的营养物质以实现"追赶性生长"。神经细胞的分化已基本成熟，但脑细胞体积的增大及神经纤维髓鞘化仍继续进行。足够的能量和营养素的供给是其生长发育的物质基础。

DRIs（2023）推荐：3～6 岁的学龄前儿童能量推荐范围为 1250～1600 kcal/d，男童略高于女童。蛋白质 RNI 为 30 g/d。脂肪供能占总能量的 20%～30%。钙，铁、锌、碘的需要量单位体重较成人高，充足的维生素保障儿童的生长发育，摄入量参见附录 C 表 C6、表 C7。

（2）咀嚼能力有限，消化功能亦有限

3～6 岁儿童咀嚼及消化功能仍不能与成人相比，咀嚼能力仅达到成人的 40%。对固体食物的适应需要时间较长，不宜过早进食家庭成人膳食，建议其膳食应特别烹制，既要保证营养，又要色、香、味多样化，以增加儿童食欲。经常变换食物，增加味觉刺激，可以使儿童熟悉、接受、习惯某些特殊的食物味道，避免其对某些熟悉食物产生偏爱。未形成良好的饮食习惯和卫生习惯。在这个阶段，儿童寄生虫病（蛔虫病）发病率高，偏远山区或农村儿童多见。

（3）学龄前儿童常见的营养问题

就整体而言，铁、锌的缺乏相对较多；农村儿童总体上蛋白质质量不高，总热量偏低；城市儿童相对营养过剩，肥胖儿相对增多（尤其是大中城市及东部发达地区）。挑食和偏食是学龄前儿童常见的不良饮食行为。挑食易引起营养素缺乏，而偏爱高脂肪、高能量和高钠食物摄入的儿童又容易引起超重肥胖和增加高血压等慢性病的风险。挑食和偏食还会在儿童心理和行为上产生不良反应。

还有就是不良零食行为。零食是指非正餐时间食用的各种少量的食物或饮料（不包括水）。不良零食行为主要包括不健康的零食选择、过量的零食摄入、不合理的零食时间、不注意零食食用卫生以及不安全的零食行为等。《中国儿童青少年零食指南》建议，学龄前儿童合理的零食消费原则包括：针对 2～5 岁学龄前儿童的核心推荐包括：①吃好正餐，适量加餐，少量零食；②零食优选水果、奶类和坚果；③少吃高盐、高糖、高脂肪零食；④不喝或少喝含糖饮料；⑤零食应新鲜、多样、易消化、营养卫生；⑥安静进食零食，谨防呛堵；⑦保持口腔清洁，睡前不吃零食。

学龄前儿童肥胖、龋齿、便秘发生率也较高。3～6 岁是儿童乳牙患龋高峰期，龋齿长期未得到治疗可导致儿童偏侧咀嚼，双侧面部发育不对称，还可影响恒牙的正常发育和萌出。喜食肉类而完全不吃或偶尔吃蔬菜、水果，缺乏按时排便习惯的训练，饮水不足，运动量不够等因素，都是导致学龄前儿童便秘的常见原因，应予以适当干预。

2. 学龄前儿童的膳食指南

（1）食物多样，规律进餐，自主进食，培养健康饮食行为要有足够的动物性食品，鉴于学龄前儿童的营养需要和生理特点，建议每日膳食中应有一定量的牛奶或奶制品，适量的肉、禽、鱼、蛋、豆类及豆制品，以供给优质蛋白质。合理膳食及餐次安排尤为重要。建议平均每天食物种类达到 12 种以上，每周达到 25 种以上，烹调用油和调味品都不计算在内。具体方法推荐如下：食物适合小份量选择；与家人共餐；同类食物互换；荤素搭配；根据季节更换和搭配食物；常常变换烹调方式。

学龄前儿童专注进食和自主进食的能力培养有助于其健康成长，应学会使用匙、筷子、杯子、碗等就餐用具，3 ~ 4 岁时能熟练使用勺子吃饭，4 ~ 5 岁时能熟练使用筷子吃饭。进餐时注意以下几个方面：①尽量定时定位就餐；②让儿童自己使用筷子、匙进食；③吃饭细嚼慢咽，30 min 内完成，不拖延；④避免进餐的同时有其他活动。家长应主动示范和辅导儿童使用就餐用具，有条件的可以提供适宜儿童使用的专用餐具，积极引导儿童自己进食，并培养其健康的饮食习惯避免挑食、偏食及过量进食，同时培养其就餐礼仪等。

（2）每天饮奶，足量饮水，合理选择零食

学龄前儿童应每天饮用 300 ~ 500 mL 奶或相当量的奶制品，以满足钙的需求。推荐选择液态奶、酸奶、奶酪等无添加糖的奶制品，限制乳饮料、奶油的摄入。乳糖不耐受或继发乳糖不耐受的儿童空腹饮奶后会出现胃肠不适，如腹泻、腹痛、腹胀等症状，可以在饮奶前或同时进食固体食物如主食，饮用采用少量多次，还可以选用无乳糖奶或饮奶时加乳糖酶。

含糖饮料是添加糖的主要来源，大多数饮料含糖量达 8% ~ 11%，过量摄入添加糖会对学龄前儿童的健康造成危害，如增加患肥胖、龋齿等疾病的风险。推荐 2 ~ 3 岁儿童不摄入添加糖，4 ~ 5 岁儿童添加糖摄入量每天不超过 50 g。首选白水作为饮料，不能用含糖饮料替代。家庭或托幼机构不提供含糖饮料和高糖食品，在烹调食物时尽量少添加糖。按照《中国儿童青少年零食指南》合理选择零食。

（3）合理烹调，少用调料，少油炸

从小培养儿童"淡口味"，限制对高盐、高糖、高脂食物的摄入，养成健康的饮食行为会使其受益终身。建议学龄前儿童每日食盐摄入量 2 ~ 3 岁儿童不超过 2 g，4 ~ 5 岁儿童不超过 3 g。制备膳食时尽量少放盐，包括含盐量较高的酱油、豆豉、蚝油、咸味汤汁及酱料等。烹调方式宜采用蒸、煮、炖、煨等方式，尽量少用油炸、烧烤、煎等方式。宜选用天然、新鲜香料（如葱、蒜、洋葱、香草）和新鲜蔬果汁（如番茄汁、柠檬、南瓜汁、菠菜汁等）进行调味。

（4）参与食物选择与制作，增进对食物的认知和喜爱

提升儿童对食物认知和制作的兴趣，增进其对食物的喜爱，是培养健康饮食行为和建立基本营养健康意识的关键。应尽可能为儿童创造更多认识和感受食物的机会，近距离接触食物，了解食物的形状、颜色、气味和质地等，帮助其接受新食物。当前借助于游学活动，参观体验农场，聆听关于蔬菜、水果的科普知识或故事，激发兴趣。多让儿童参与食物选择和安全制作，提高其积极性，有助于促进食欲。可以在家长的带领下一起选购食物，让儿童参与力所能及的食物加工活动，体会乐趣，获得自信和成就感，同时增进亲子关系。

（5）经常户外活动，定期体格测量，保障健康成长

户外活动不仅可以让儿童身心愉悦，促进其身体、动作、认知、社会性、情绪情感的发展，有助于维生素 D 的合成并促进骨骼和牙齿生长，也是预防近视的重要方式。建议学龄前

儿童每天身体活动的总时间不少于 180 min，其中户外活动时间每天至少 120 min，保持中等及以上强度的身体活动不少于 1 h。家庭和托幼机构应定期组织运动会或亲子游戏，鼓励和带领儿童经常参加户外活动，并养成运动习惯。家长以身作则，限制儿童久坐行为和视屏活动，每次久坐时间和每天累计视屏时间最好都不要超过 1 h，且越少越好。定期进行体格测量，及时发现和纠正儿童营养健康问题，保障儿童健康成长。

5.1.4.2　学龄儿童的营养与膳食

1. 学龄儿童生长发育和营养需求特点

学龄儿童年龄跨度较大，包括 6 ~ 12 岁小学阶段的孩子和 13 ~ 17 岁中学阶段的孩子，此时期儿童体格仍维持稳步增长。学龄期儿童体重平均每年增加 3 ~ 5 kg，身高平均每年增长 5 ~ 7 cm。除生殖系统以外的其他器官、系统，包括脑的形态发育已逐渐接近成人水平，而且独立活动能力逐步加强，可以接受成人的大部分饮食。与学龄前儿童相比，家庭就餐和在校就餐时间相近。其营养需求可以从《中国居民膳食营养素参考摄入量（2023）》获得相应的数据。学龄儿童生长发育迅速，除了要维持生理代谢和身体活动需要，还要满足组织器官生长发育所需的能量和营养素，因此其相对需要量高于成人，而且不同年龄和性别的儿童膳食营养素参考摄入量存在明显差异。这个阶段的儿童其运动、考试等具有一定的特殊性，需要加强合理营养。学校营养供餐是实现学龄儿童均衡膳食和营养改善的重要策略。

学龄期是建立健康心理和形成健康饮食行为的关键时期。近年的研究发现，在不少学龄儿童中仍然存在不吃早餐、挑食或偏食、喜好含糖饮料、不合理零食等不良饮食行为，应该要予以干预和纠正。

2. 学龄儿童存在的营养问题

（1）营养缺乏或不足

与学龄前儿童相似，学龄儿童也存在如缺铁性贫血、维生素 A 缺乏、B 族维生素缺乏、锌缺乏等营养问题，一部分儿童此时期钙相对不足。营养不良的儿童常常生长迟缓和消瘦，贫困农村儿童在这方面的表现仍然相对较高。

（2）超重和肥胖

另一方面，2010—2013 年中国居民营养与健康状况监测数据显示，我国学龄儿童超重率和肥胖率分别为 9.6% 和 6.4%，明显高于 2002 年水平。学龄儿童的肥胖受遗传、环境和社会文化等多因素的共同影响。近年儿童肥胖率的增加主要是环境和行为因素突出，生活节奏的变化，城市儿童体力活动少，看电视时间较多，加上饮食的不平衡而导致超重儿、肥胖儿多。

3. 学龄儿童膳食指南

（1）主动参与食物选择和制作，提高营养素养

创造机会多安排学龄儿童到农田、菜园、市场、超市和厨房，让他们主动参与食物选择和制作，逐步掌握相关技能，参与力所能及的家务活动。学龄儿童通过积极主动参与家庭食物选购，了解并逐步掌握食物种类、搭配、食品安全等的原则和基本知识。在外就餐时，可以参与点餐，了解食物的合理搭配。选择预包装食品时，学会阅读食品标签和营养标识，逐

步学会通过看、闻、触摸等方式对食品品质进行初步的评判。较大的儿童要熟悉厨房，了解安全用火、用气和用电等事项，学会对食物简单地处理并能够烹饪几种简单食物。家庭和学校都要创造和构建健康食物环境，让儿童达到"食育"的目的。积极学习营养健康知识，提高营养素养。

（2）吃好早餐，合理选择零食，培养健康饮食行为

三餐比例恰当，以下三餐能量比例可供参考：早餐占30%，中餐占40%，晚餐占30%。不吃早餐或早餐吃不好会使小学生在上午11点前后因能量不够而注意力不集中，数学运算、逻辑推理能力及运动耐力等下降。建议牛奶300 mL/d，鸡蛋1~2个/d，肉、禽、鱼类100~150 g/d。谷类及豆类食物的供给为300~500 g，以提供足够的能量及较多的B族维生素。蛋类50 g，大豆或豆制品（折算成干豆重）20~30 g，蔬菜50~100 g，植物油10~15 g，食糖15 g。天天喝奶，足量饮水，不喝含糖饮料，禁止饮酒。

学龄期儿童仍处于生长发育阶段，特别是小学高年级儿童开始进入生长发育的第二高峰，女孩常在8~11岁开始，男孩则常在10~14岁开始。同时进入学校生活节奏的改变，学业负担的加重，要求对膳食的安排做适时的调整；膳食品种的多样化以满足平衡膳食要求；合理安排餐次，除三餐外可增加一次点心。三餐能量分配可为早餐20%~25%，午餐35%，晚餐30%，点心10%~15%。小学生一般上午学习比较紧张，应注意早餐的数量和质量，尽可能吃饱吃好。早晨刚起床食欲一般不高，可采用干稀搭配的方式，如面包或蛋糕或包子加牛奶或豆浆或稀饭，再吃1个鸡蛋，一些肉松或午餐肉、素鸡等以补充蛋白质。若早餐不能达到营养要求，也可在上午第二节课后增加一次点心，即课间餐。课间餐的目的是补充早餐能量和营养素的不足，这对于不吃早餐或早餐吃得少的小学生尤为重要。通常课间餐可由1个小面包或糕点或包子加1杯牛奶组成，这样既可补充水分，又可供给能量、优质蛋白质和钙。当然，如果早餐的营养能够满足需要，就不必在课间加餐。

（3）多户外活动，少视屏时间，每天60 min以上的中高强度身体活动

在保证安全的前提下，多开展规律、多样的身体活动，如采用步行或骑车（需要达到要求的年龄）的方式上下学，上好学校的体育课并积极参加球类、田径运动或游戏、远足及其他适合的运动等，做到每天进行累计至少60 min的有氧运动为主的身体活动。进行中、高强度身体活动之前一定要做好充分的热身活动，注意身体活动姿势的正确，活动后进行积极的拉伸练习，避免损伤的发生。不在卧室、餐厅等地方摆放电视、计算机，限制使用手机及其他智能终端，视屏时间累计控制在2 h以内，越少越好。学校和家庭要共建安全、便利的身体活动环境，提供高质量的体育教育和更积极的身体活动体验与机会，培养终身锻炼的意识。保证充足的睡眠，6~12岁儿童每天需保障9~12 h睡眠时间。

（4）定期监测体格发育，保持体重适宜增长

定期测量身高和体重，及时了解学龄儿童体格发育水平的动态变化。学校应为学龄儿童每年至少进行1次身高、体重测量及性征发育检查。对生长缓慢、营养不良或肥胖的儿童还需增加测量的频率，及时发现问题，便于对症治疗。根据我国卫生行业标准《学龄儿童青少年营养不良筛查》（WS/T 456—2014）对儿童营养状况开展评估，发现营养不良儿童并及时予以干预。

5.1.4.3　青少年的营养与膳食

青少年期一般指的是 12～18 岁这一阶段，包括青春发育期及少年期，相当于初中和高中学龄期。这个阶段正值青春发育，从青少年过渡到成人，仍处于生长发育的第二高峰。青春期开始的早晚、生长发育的速度和持续的时间都有很大的个体差异，因此对营养素的参考摄入量也有所不同。

1. 发　育

（1）体格的发育

青春期是发育的重要阶段，身高平均增加 30 cm 左右，体重增加 20～30 kg。

（2）性发育

青春期性腺发育逐渐成熟，性激素促使生殖器官发育，出现第二性征。女孩青春期发育的重要标志是月经初潮，男孩青春期发育的标志是胡须、突出的喉结、低沉的声音。女孩进入青春期的时间比男孩早，持续时间比男孩短。

（3）心理发育

伴随着青少年体格发育的突增，情感和智力发育也迅速加快，青少年的抽象思维能力加强，思维活跃，记忆力强，心理发育成熟，追求独立愿望强烈，为成年后生活、工作的种种挑战做好准备。心理改变可导致饮食行为改变，如追求独立常导致对家庭膳食模式的否定，对美的追求引起过分节食等。

2. 营养需要

（1）能量

此时期由于运动增加和发育，能量需求较平时增加 10 MJ，同期可以超过成人轻体力劳动所需能量。谷类是我国膳食中主要的能量和蛋白质来源，青少年的能量需要量大，每日需要 400～500 g 谷类食物，可因活动量大小而有所不同。宜选用加工较粗糙、保留大部分 B 族维生素或强化 B 族维生素的谷类，条件允许时应适当选择杂粮及豆类。

（2）蛋白质

青春期肌肉组织发育迅速，学习任务又很繁重，需要摄入充足的蛋白质。蛋白质是组织器官增长及调节生长发育和性成熟的各种激素的原料，而且由于生长发育对必需氨基酸要求较高，因此，供给蛋白质中来源于动物和大豆的优质蛋白质应达 50%以上，鱼、禽、蛋、肉、奶及豆类是膳食中优质蛋白质的主要来源。

（3）矿物质

① 钙：有时由于快速生长而致钙不足，出现小腿抽筋或脊柱变形。②铁：对女孩而言，每月行经失血而铁相对不足，对轻者以食物补充，贫血严重者要补充铁剂。③ 碘：青春期甲状腺功能加强，若碘供给不足容易出现甲状腺肿（大脖子病）。青少年碘的参考摄入量为每日 150 μg，高于儿童，与成年人相同。

（4）其他营养素

新鲜的蔬菜和水果，尤其深色蔬菜和水果是胡萝卜素、维生素 C、常量及微量元素的良好来源，每日蔬菜和水果的总参考摄入量约为 500 g，其中绿叶蔬菜类不低于 300 g。

3. 青少年膳食指南

（1）多吃谷类，供给充足的能量

12 岁是青春期的开始，随之出现第二个生长高峰，身高每年可增加 5 ~ 7 cm，个别的可达 10 ~ 12 cm；体重年增长 4 ~ 5 kg，个别可达 8 ~ 10 kg。此时不但生长快，而且第二性征逐渐出现，加之活动量大，学习负担重，其对能量和营养素的需求都超过成年人。

谷类是我国膳食中主要的能量和蛋白质的来源，青少年能量需要量大，每日需 400 ~ 500 g，可因活动量的大小有所不同。蛋白质是器官增长及调节生长发育和性成熟的各种激素的原料。蛋白质摄入不足会影响青少年的生长发育。

（2）保证鱼、肉、蛋、奶、豆类和蔬菜的摄入

青少年每日摄入的蛋白质应有一半为优质蛋白质，为此膳食中应含有充足的动物性和大豆类食物。钙是建造骨骼的重要成分，青少年正值生长旺盛时期，骨骼发育迅速，需要摄入充足的钙。我国中小学生钙的摄入量普遍不足，为此青少年应每日摄入一定量奶类和豆类食品，以补充钙的不足。中小学生中缺铁性贫血也较普遍。青春发育期的女孩应吃些海产品以增加碘的摄入。

（3）参加体力活动，避免盲目节食

近年来，我国有些城市中小学生肥胖发生率逐年增长，已达 5% ~ 10%。其主要原因是摄入的能量超过消耗，多余的能量在体内转变成脂肪而导致肥胖。青少年尤其是女孩往往为了减肥盲目节食，引起体内新陈代谢紊乱，抵抗力下降，严重者可出现低血钾、低血糖，易患传染病，甚至由于厌食导致死亡。正确的减肥方法是合理控制饮食，少吃高能量的食物如肥肉、糖果和油炸食品等；同时应增加体力活动，使能量的摄入和消耗达到平衡，以保持适宜的体重。

5.1.5　老年营养与膳食

5.1.5.1　老年人的生理特点

1. 代　谢

老年期代谢的总量随着年龄的增长而减少，与中年人相比老年人基础代谢下降 15% ~ 20%。而且合成代谢降低，分解代谢增高，合成与分解代谢失去平衡，引起细胞功能下降。另外，随着年龄增高，胰岛素分泌能力减弱，组织对胰岛素的敏感性下降，可导致葡萄糖耐量下降。

2. 形体和身体的成分发生改变

形体上的变化有皱纹增多、须发变白、脂褐斑、老年疣、步态不稳、动作迟缓、变矮变胖等。老年人的身体成分发生了改变，①细胞量下降，突出表现为肌肉组织的重量减少而出现肌肉萎缩；②体内水分下降，主要为细胞内液减少，体脂增加；③骨骼中的矿物质下降，由于钙的脱失骨密度降低，尤其更年期妇女应注意补钙，否则易骨折。

3. 器官、系统及功能变化

（1）消化系统

老年人消化器官功能伴随老化进程（一般在 60 岁以上）而逐渐减退，如由于牙齿的脱落而影响到对食物的咀嚼；由于味蕾、舌乳头和神经末梢的改变而使味觉和嗅觉功能减退；胃酸、内因子和胃蛋白酶分泌减少使矿物质、维生素和蛋白质的生物利用率下降；胃肠蠕动减慢，胃排空时间延长，容易引起食物在胃内发酵，导致胃肠胀气；同时由于食糜进入小肠迟缓，而且因食物消化不全使粪便通过肠道时间延长，增加了肠道对水分的吸收，容易引起便秘；胆汁分泌减少，对脂肪的消化能力下降。

（2）内分泌系统

老年人激素合成、代谢和转运的能力下降，组织对激素的敏感性弱，从而影响老年期代谢功能。女性雌激素受年龄影响最大，随年龄增加明显降低。肾素和肾上腺醛固酮的产生和分泌减少，导致老年期水盐平衡调节能力下降，同时老年期抗利尿激素降低，肾小管对抗利尿激素的敏感性下降，导致夜尿增多。甲状旁腺激素也是随着年龄增长分泌增加，从而促进骨骼中钙的释放，老年女性加上雌激素减少，故而骨质疏松症发生率高。胰岛素敏感性下降，糖耐量呈进行性减退。

（3）免疫功能

老年人胸腺重量变小，T 淋巴细胞数目减少，血中 IgG 下降，细胞免疫和体液免疫功能均降低，使老年人对内外有害因素的抵抗力下降，衰老过程加快。老年期炎性细胞因子水平升高，表现为炎性衰老，这个过程中促炎性反应与老年相关疾病如阿尔茨海默病、帕金森病、急性侧索硬化、多发性硬化症、动脉粥样硬化、心脏病、与年龄相关的虚弱和肌肉衰减综合征密切相关。

5.1.5.2 营养与衰老

衰老是自然界一切生命的生物学过程，这个过程包括生长、发育、成长直到死亡。因此探索人体衰老的机制，力求寻找抗衰老的方法一直是许多科学家的着力点，因此就有不同的关于衰老机制的学说，主要还是从机体的整体水平、组织和器官水平再到细胞和分子水平揭示了衰老发生的机制。这方面的学说主要有自由基学说、代谢失调学说、细胞分裂极限学说、损伤学说、神经内分泌失调学说、营养失衡学说等。

营养失衡学说方面主要的观点，源自 20 世纪 30 年代营养学家麦卡（McKay）发现与自由饮食相比，对常见物种进行限制能量饮食后，可以不同程度地延长物种的平均寿命和最大寿命，并且平均寿命和最大寿命的长短随着能量限制的时间延长而增加，这个被称为"麦卡效应"。营养素是体内代谢的物质基础，营养缺乏、过剩或不平衡都可导致衰老。一些动物方面的研究证明，在保证微量营养素供给的条件下，减少能量供给，可使节食小鼠寿命延长50%。通过限制能量摄入来抗衰老也已在人群研究中得到证实，这可能与能量摄入减少，从而使产生的自由基减少，最终延缓衰老有关联。

5.1.5.3 老年的营养需要

1. 能 量

人体在 45 岁左右，能量需要下降。若维持原来的摄入量，则易导致向心型肥胖的发生，即俗称的"发福"。中老年人要注意维持适当的体重，因为体重是判断能量平衡的客观指标。

按照 DRIs（2023）的建议，作为老年群体，60 岁及以上的老年人能量参考摄入量，按不同年龄段、性别和体力活动水平（PAL）进行划分。60～64 岁分成轻体力、中等体力和重体力三大类，65 岁以上的人群，由于基础代谢方面的下降和体力活动水平的降低，则只分成了轻体力和中等体力两大类。对老年人的个体而言，生活模式和生活质量不同，其变化会大得多，个体膳食营养指导时必须考虑到个体化的因素。具体能量需要量详见附录表 C1。

2. 蛋白质

老年人体内的分解代谢大于合成代谢，蛋白质的合成能力差，而且对蛋白质的吸收利用率降低，容易出现负氮平衡；另一方面由于老年人肝、肾功能降低，过多的蛋白质可增加肝、肾负担。因此，蛋白质的摄入量应质优量足且以维持氮平衡为原则。

65 岁以上人群蛋白质提供的能量占总能量的 15%～20%，具体蛋白质需要量详见附录表 C2。保障优质蛋白质（动物蛋白质和豆类蛋白质）的摄入应占到总蛋白量的 50%，当然还要注意的是动物蛋白质不宜摄入过多，否则会引起脂肪摄入量增加而对机体产生不利影响。

3. 脂 类

老年人能量的需要减少，消化能力下降，并且由于胆汁分泌减少和酯酶活性降低而对脂肪的消化功能下降，故脂类的摄入应减少，占膳食总能量的 20%～30%为宜。植物性油脂较动物性脂肪好。注意摄入低胆固醇的食物，因为体内胆固醇来源可从食物中摄入，也可由体内合成，二者形成动态的平衡。所以不能盲目地限制胆固醇的摄入，也不能过多摄入。但是老年人脂肪摄入不宜过少，过少会影响必需脂肪酸的摄入和脂溶性维生素的吸收，营养不良的风险也增加。

4. 碳水化合物

老年人由于胰岛素分泌减少，组织对胰岛素的敏感性下降及糖耐量降低而容易发生血糖增高；另外，过多的糖在体内还可转变为脂肪，引起肥胖、高脂血症等疾病。因此，根据我国传统的饮食习惯，碳水化合物的适宜摄入量应提供总能量的 50%～65%。要少用精制糖，适当食用果糖多的食物，果糖在体内不易转化为脂肪。同时多食新鲜的蔬菜和水果，增加膳食纤维，防止便秘。膳食纤维对老年人具有重要作用，不仅能促进老年人胃肠道功能，防治老年性便秘，还具有防治高血脂、结直肠癌以及降血糖的作用。建议老年人膳食纤维适宜摄入量为 25～30 g/d。

5. 矿物质

（1）钙

老年人由于胃肠功能降低、胃酸分泌减少、维生素 D 合成下降等原因，对钙的吸收能力下降，吸收率一般在 20% 以下，而青少年对钙吸收率可达到 40% 左右。所以老年人易缺钙，导致骨质疏松。根据 DRIs（2023）有关内容，50 ~ 64 岁人群，当钙摄入量达到 735 mg/d 时可实现钙平衡；当钙摄入量达到 800 mg/d 时，即使额外补充 800 ~ 1200 mg/d，对降低骨折风险无显著临床意义。因此，50 ~ 64 岁人群钙的 EAR 修订为 650 mg/d，RNI 为 800 mg/d。65 岁及以上人群，单独研究的证据较少，综合考虑中老年人研究结果，及我国老年人通过膳食实际可达到的摄入水平及补钙的临床效果，老年人的 EAR 和 RNI 不额外增加，因此 65 岁及以上人群钙的 EAR 同样修订为 650 mg/d，RNI 为 800 mg/d。

（2）铁

老年人对铁的吸收利用能力下降且造血功能减退，血红蛋白含量减少，易出现缺铁性贫血。中国营养学会推荐 60 岁以上老年人膳食铁的适宜摄入量为每日 12 mg。但铁摄入过多对老年人的健康也会带来不利的影响，铁可以通过氧化自由基引起脂质过氧化而导致膜损害，还可以对心血管系统产生不良影响。

（3）硒

可多食富含硒的食物，延缓衰老。硒与维生素 E 一样具有很好的抗氧化作用。

6. 维生素

老年人要注意补充维生素 E、维生素 C、维生素 D、维生素 A、维生素 B_1、维生素 B_2。维生素 A 在维持老年人正常视觉功能、保护皮肤黏膜完整性以及增强免疫功能等方面具有重要作用。维生素 E 是机体重要的脂溶性抗氧化营养素，在清除自由基和抗氧化方面的作用有利于抗衰老。维生素 C 可促进胶原蛋白的合成，保持毛细血管的弹性，减少脆性，防止老年人血管硬化，并可降低胆固醇、抗氧化和增强免疫力，同时维生素 C 具有预防慢性疾病的作用。叶酸不仅能减少体内有害物质对脑血管的损伤，还有助于减少脑神经损伤造成的认知能力下降以及老年痴呆。维生素具体参考摄入量详见附录 C 表 C8。

5.1.5.4 老年人膳食指南

进入老龄阶段，在生理上器官和系统的功能衰退，并且生活环境、社会交往范围等都会出现较大的变化，身心受到相应的影响，因此不仅咀嚼和消化能力下降，视觉、嗅觉、味觉等反应也会迟缓。这些变化无疑会增加老年人罹患营养不良的风险，减弱其抵抗疾病的能力，因此良好的、合理的膳食营养有助于维护老年人身体功能，保持身心健康状态。考虑到这些变化，老年人膳食指南包括一般老年人和 80 岁以上的高龄老年人两部分。

1. 一般老年人膳食指南

（1）食物品种丰富，动物性食物充足，常吃大豆制品

老年人营养膳食可以参考以下实践建议：①品种多样化是前提，以主食为例，除了常吃的米饭、馒头、花卷之外，还宜选择小米、玉米、荞麦、燕麦等杂粮谷物，再辅以薯类更好；②努力做到每餐有蔬菜，特别注意选择深色蔬菜如油菜、青菜、菠菜、紫甘蓝等；③尽可能选择不同种类的水果，血糖代谢异常者需注意水果的血糖生成指数；④动物性食物换着吃，水产品、畜禽肉、蛋、奶类以及一些动物内脏，同类互换；⑤吃不同种类的奶类制品和豆类食物。

（2）鼓励共同进餐，保持良好食欲，享受食物美味

家庭或养老服务机构等要营造良好进餐氛围，鼓励老年人共同制作和分享食物，有助于改善、调整心态，保持积极、乐观的情绪。家人、亲友应劝导、鼓励老年人一同挑选、制作、品尝、评论食物，保持新鲜认知，感受来自家人、亲友的关心和支持，维持良好的精神状态。政府、老年人服务机构和相关社会组织应积极为老年人建造长者食堂、老年人餐桌。采取不同烹调方式，丰富食物的色泽、风味，增加食物本身的吸引力，帮助老年人克服进食障碍，享受食物的美味。

（3）积极户外活动，延缓肌肉衰减，保持适宜体重

优质蛋白质、脂肪酸、维生素 D、维生素 C、维生素 E、类胡萝卜素、硒等营养素都有益于延缓肌肉衰减。主动参加身体活动，积极进行户外活动。根据老年人的自身生理特点和健康状况，选择适合的锻炼方法和合理安排运动负荷，确定运动方式、强度、频率和时间，同时兼顾自己的兴趣爱好和运动设施条件。户外活动尤其是阳光下的户外活动有利于维生素 D 的合成，延缓骨质疏松和肌肉衰减的发展。老年人运动负荷要量力而行，常用的判断方法是数心率，即以 170 - 年龄（岁）作为运动目标心率，如 70 岁老年人运动后即刻心率为 100 次/min 则表明运动强度恰到好处。减少久坐等静态时间，每小时起身活动至少几分钟。进入老年期后，无论过胖或过瘦都不应采取极端措施让体重在短时间内产生大幅度变化。老年人 BMI 在 20.0 ~ 26.9 较为合适。

（4）定期健康体检，测评营养状况，预防营养缺乏

健康管理的重要途径就是定期体检，有利于及时发现营养和健康问题。在国家基本公共卫生服务老年人健康服务中，健康体检是一个主要项目，也是国家惠民政策的体现。一般情况下，每年可以参加 1 ~ 2 次健康体检。定期开展营养状况测评，及时掌握老年人的营养和健康状况，实施有针对性的个性化膳食改善。

2. 高龄老人膳食指南

（1）食物多样，鼓励多种方式进食

高龄老人要注重口腔和牙齿健康，维护咀嚼功能，多种方式鼓励进食，保证充足的食物摄入。吃好三餐，少量多餐，规律进餐。如果高龄老人不能或不愿意自己做饭，可以选择供餐或送餐上门。老年供餐机构应该接受政府和相关部门的监督指导，配备营养专业人员，合理配餐，满足不同老年个体的营养需求，保证食品的新鲜卫生。

（2）选择质地细软，能量和营养素密度高的食物

由于高龄、衰弱老年人的咀嚼吞咽能力、消化功能减退更为明显，在食物的选择上受到一定的限制。所以为高龄老人提供的食物不宜太粗糙、生硬、大块、油腻等，要尽量选择质地松软易消化的食品，能量和营养素密度要高。采用合理的烹调方法，使食物细软容易消化。

（3）多吃鱼禽肉蛋奶和豆，适量蔬菜配水果

鱼、禽、肉、蛋、奶和豆类及其制品要多选择，肉类食物制成肉丝、肉片、肉糜、肉丸等，鱼虾类做成鱼片、鱼丸、鱼羹、虾仁等，使食物容易咀嚼和消化。质地较硬的水果和蔬菜可粉碎、榨汁，但一定要鲜榨，将果肉和果汁一起饮用，或者将水果切成小块煮软来吃。

（4）关注体重丢失，定期营养筛查评估，预防营养不良

　　建议每个家庭配置体重秤，并将体重秤放在平整且不会晃动的地方。规律性地称重，在早上起床排尿、排便后穿着较少的衣裤进行称量，一个月最少称量两次，并记录体重以便于比较。无法测量体重时，可以通过间接方法来估计，如感觉同一件衣服或裤子比以前宽松了、自觉或他人肉眼可见的身体消瘦、腿细了等。有条件的话，还可以测量握力、上臂围、小腿围等，记录入档。也可以测量人体成分来判断体脂、瘦组织量、骨质及水分含量的变化。对于体重过轻或近期体重下降明显的老人，应进行医学营养评估。

　　（5）适时合理补充营养，提高生活质量

　　当高龄或衰弱老年人进食量不足目标量的 80%时，可以在医生和营养师指导下，合理使用特医食品。在特医食品的选择中，标准整蛋白培养适合大多数老年人的需要；氨基酸和短肽类的特医食品适合胃肠道功能不全的老年人；高能量密度配方有利于实现老年人营养充足性；不含乳糖的特医食品适合乳糖不耐受易出现腹泻的老年人。添加膳食纤维的特医食品可改善老年人的肠道功能，减少腹泻和便秘的发生。吞咽障碍的老年人，照护者要注意调整其食物结构，流体食品黏度要适当、固态食品不易松散、密度均匀顺滑，减少进食引起呛咳误吸的风险。

　　（6）坚持健身与益智活动，促进身心健康

　　减少静坐躺卧，任何形式、任何强度的身体和益智活动都有益于身心健康。高龄老人身体活动可以遵循以下原则：①少坐多动，中医认为"动则生阳"，动则有益；坐立优于卧床，行走优于静坐。②建议每周活动时间不少于 150 min，活动形式因人而异。③活动量和时间应循序渐进缓慢增加，活动前做好热身并做好活动后的恢复，安全第一。④强调平衡训练、需氧和抗阻活动有机结合，这样可以减少肌肉萎缩。⑤坚持脑力活动，如阅读、棋牌、弹琴、玩游戏等，延缓认知功能的衰退。

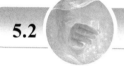

5.2　特殊环境条件下人群营养与健康

　　特殊环境人群指处于特殊生活、工作环境和从事特殊职业的各种人群，包括处于高温、低温、缺氧环境，有毒物质、噪声、放射作业环境下生活或工作的人群，以及运动员、脑力劳动者等从事特殊职业的人群。但事实上，同一个人群可能处于几种特殊环境，比如高原生活者既可能处于低温环境又可能处于缺氧环境；同一种环境（比如高温）既可能在生活中出现，也可能在工作中出现。

　　由于这些人群长期处于物理或化学因素的刺激下，或高强度的体力或脑力应激状态中，他们体内的代谢会发生对机体不利的变化，如果不注意其营养和提高机体的抵抗力，他们适应这些不利环境的能力就会降低，而且容易发生疾病。

　　如果改善处于不利环境人群的营养状况，可增加其习服能力。习服即气候环境适应，如热习服、冷习服、缺氧习服等，习服能力又称适应环境的能力。

5.2.1　高温条件下人群营养与膳食

高温环境分为生活环境和作业环境。高温生活环境如在赤道周围生活的人，终年平均气温为 28 ℃，白昼温度在 30 ℃以上，这些地方属海洋气候，热而且潮湿。高温作业的如冶金工业的炼焦、炼铁、炼钢、轧钢车间工人；机械工业的铸造、锻造、热处理车间工人；陶瓷、玻璃、搪瓷、砖瓦等工厂的炉前作业场所的工人；农业、建筑业、运输业的夏季露天作业环境等。

高温环境可引起人体代谢和生理状况发生一系列变化，如机体代谢增加，体内蓄热，体温升高，中枢神经系统兴奋性降低等。由于炎热大量出汗而随之丢失大量水分、氨基酸、含氮非氨基酸物质、维生素和矿物质等营养物质，加上食欲下降和消化功能降低又限制了营养素的摄取，如果长期在热环境下作业得不到及时的营养补充，势必会影响机体的营养状况，降低耐热及工作能力。

按我国炎热气候的特点，可分为干热和湿热气候两大类。干热气候具有日照长、气温高、太阳辐射强，湿度低、雨量小、蒸发大，烈风多、风力大等特点。湿热气候具有气温高、热期长、辐射强，雨量多、湿度大，雷暴、台风频袭等特点。

5.2.1.1　高温对消化和食欲的影响

1. 消化功能的影响

由于天热，高温作业时体内血液重新分配，皮肤血管扩张，腹腔内血管收缩，消化液（唾液、胃液、胰液、肠液）分泌减少，食物消化过程中必需的游离盐酸、蛋白酶、淀粉酶、胆汁酸等相应减少，致使消化功能减退；同时消化道免疫力降低，故传统医学所言"长夏多肠胃病"。

（1）胃肠运动减弱

在高温环境中，下丘脑-垂体前叶-肾上腺皮质轴因受热应激而活动增加，引起交感神经兴奋性增加。交感神经兴奋时释放去甲肾上腺素，可和胃部平滑肌组织的肾上腺能 α-受体结合，抑制胃壁内丛神经中的胆碱能神经元释放乙酰胆碱，间接抑制胃的运动。另一方面，去甲肾上腺素可与胃部的肾上腺能 β-受体结合，直接抑制胃肠肌肉活动，因而使胃肠活动受抑；为了保持机体的热平衡，反射性引起血流重新分配，使大量的血液回流体表，内脏血流减少。实验资料证明，内脏中以胃肠道的血流量下降最为显著，血循环在胃肠道的运输功能降低，因此提供给胃肠道活动的能源减少，从而使吸收能力下降。另外，在高温环境下作业，机体血乳酸含量明显增加，也是高温环境抑制胃运动功能的原因之一。

（2）消化腺功能减退、消化液分泌减少

在高温环境下，由于交感神经、肾上腺系统活动增强以及胃肠道相对缺血状态，消化腺功能减退，且高温作业时体内血液重新分配，皮肤血管扩张，腹腔内血管收缩，可出现消化液（包括唾液、胃液、胰液、肠液等）分泌减少，食物消化过程中所必需的游离盐酸、蛋白酶、淀粉酶、胆汁酸等相应减少，致使消化功能减退。

（3）胃液中游离盐酸减少

高温环境中不仅胃液的分泌量减少，而且酸度也明显降低。胃液中游离盐酸的氯离子来自血液。高温作业时，由于大量出汗引起氯化钠严重丧失，使血液中形成胃酸所必需的氯离子储备量减少，从而影响胃液中盐酸的生成。胃酸在促进蛋白质等的消化吸收中起着重要作用：它激活胃蛋白酶原，使其转变成胃蛋白酶，并为胃蛋白酶造成适宜的酸性环境以水解蛋白质；它使食物中的蛋白质变性而易于水解；胃酸进入小肠内能刺激胰液、胆汁和小肠液的分泌，并能引起胆囊收缩，排放胆汁，同时有助于小肠中的铁和钙的吸收。因此当胃液酸度降低时，可影响胃肠的消化功能，出现食欲减退、消化不良以及其他肠道不适症状。

（4）胃排空加速

高温环境中，胃排空加速，致使胃中的食物尚未经完全消化就进入了十二指肠，影响营养物质的吸收。国外研究曾用人工气候对停留在高温和低温环境中的受试者，在抽空胃液后注入含有一定量胃液分泌促进剂（如咖啡因）的着色溶液 300 mL，以后每隔 10 min 抽取 10 mL，检测胃酸曲线和胃内容物排出时间。他们观察到高温环境在引起胃酸分泌减少的同时，还引起胃的排空加快。

由于高温环境中胃的排空加速，使胃中的食物在其化学消化过程尚未充分进行的情况就被过早地送进十二指肠，从而使食物不能得到充分的消化。

另有实验资料证明，高温环境对机体的空胃运动有抑制作用，胃收缩力明显减弱，胃蠕动波的频率不明显，胃肌甚至不能发生机械性收缩，胃中食物的固体部分滞留，而液体部分却排空增加。

2. 对食欲的影响

食欲减退，其原因除消化液分泌减少外，神经调节中枢也有影响，而后者对摄食中枢有抑制作用。当气温高于 35 ℃ 时食欲减退明显。高温环境中常常出现食欲减退，人们对其机制进行了许多研究。有人提出食欲的减退与高温环境使消化液的分泌量减少有关，但后来人们又进一步发现环境温度是通过中枢神经系统对食欲产生影响的。在 20 世纪 50～60 年代，一系列的实验证明动物的下丘脑存在着两个摄食调节中枢，即下丘脑外侧区的摄食中枢与下丘脑腹内的饱腹中枢，这两个中枢支配着动物的摄食行为，控制着摄食量。至 70 年代又有人证明了摄食中枢与体温调节中枢之间的关系。曾有研究者对动物的脊髓进行加温刺激也观察到其摄食量的减少。从这些动物试验可以看到高温环境影响食欲的作用过程。首先是环境高温作用于人体后，通过神经传导将高温刺激传给体温调节中枢，而后通过体温调节中枢与摄食调节中枢之间的联系，对摄食中枢产生抑制性影响，从而导致摄食量的减少。了解这一过程对于研究如何采取措施来改善高温作业者的食欲是有重要意义的。

当然，在高温环境中除了体温调节中枢的活动状况对摄食中枢产生影响外，其他中枢的状况对摄食中枢也会产生一定的影响有研究表明高温条件下食欲的降低是由于口渴引起的。这时饮水中枢的兴奋抑制了摄食中枢。研究证明各种原因（如高温环境、不给水或注射高渗盐水）引起的动物口渴均可使动物的食欲明显下降。由于口渴、脱水抑制食欲中枢和大量饮水冲淡胃液，都可引起高温劳动者的食欲减退和造成消化不良。因此可以看出，在高温条件下可用减低饮水中枢兴奋性的方法来防止食欲不振。为此，进餐前喝点饮料或汤水是有助于提高食欲的。

5.2.1.2 高温环境对人体营养代谢的影响

1. 能量代谢

在高温环境中热能消耗量有所增加。高温环境一方面引起机体代谢率增加及 ATP 酶活性升高；另一方面在高温刺激下的应激和适应过程中，通过大量出汗、心率加快等调节方式可引起机体能量消耗增加。在 30 ~ 40 ℃，可按环境温度每增加 1 ℃ 热能参考摄入量增加 0.5% 作为高温作业者的能量推荐摄入量。

2. 蛋白质代谢

高温环境下蛋白质的消耗增加，原因：

（1）大量出汗，引起氮和氨基酸的丢失。汗液中含有尿素、氨、氨基酸、肌酸酐、肌酸、尿酸等含氮物质。每 100 mL 汗液含氮 20 ~ 70 mg。与此同时，研究还发现高温环境下如果水盐代谢和体温调节能力强则不会引起蛋白质分解明显增加。测量热习服人群的尿液成分，发现他们在汗氮增加的同时尿中的排泄氮发生代偿性降低，且随着对热环境的适应，汗氮也逐渐减少。因此，高温环境下蛋白质需要量增多的情况，一般只见于大量出汗未及时补充水而引起体温升高以及对热环境尚未适应时。

（2）失水和体温的升高，能量消耗增加，蛋白质分解代谢增加。在高温环境中人体因大量出汗引起失水，失水又可促进体温升高，而不论失水还是体温升高，皆可引起蛋白质的分解代谢增加，从而引起蛋白质需要量增加。但如果水盐代谢和体温调节良好，则不至于出现蛋白质分解代谢的增强。

高温作业者的蛋白质推荐摄入量可稍高于常温条件下的推荐摄入量，但也不宜过高，避免加重肾脏的负担，特别是在饮水供应受到限制的情况下更应注意。所以蛋白质的供应量可占总能量的 12%。

3. 脂类和碳水化合物代谢

脂类的需要无特殊要求，高温下易出现厌油，故在饮食中要以不反感为主。

关于高温环境中脂肪需要量的研究很少。在膳食调查中有人注意到热带地区居民膳食中脂肪含量很少，但也有人注意到热带环境下人们膳食中的脂肪约占总能量的 30% 或 40%，结果并不一致。看来这种调查结果所反映的与其说是热环境引起的身体对于脂肪的需要，不如说是调查对象的膳食习惯不同所致。曾有人提出高脂肪膳食有利于水分在体内的潴留，但仍然缺乏充分的材料进一步证明高脂肪膳食在提高人体对于热环境耐力中的作用。因此，高温环境中的膳食脂肪量尚无比较特殊要求，一般应根据食物习惯以进食者乐于接受为宜，过高的脂肪反而会引起厌食。高温条件下脂肪的推荐摄入量以不超过总能量的 30% 为宜。

关于高温环境下对碳水化合物代谢影响方面的报道不多。动物实验表明动物进食高碳水化合物饲料可以促进热习服和提高人的耐热能力。目前认为，碳水化合物占膳食总能量的 60% 以上为宜，应不低于 58%。

4. 水、无机盐代谢

由于出汗增加，水和无机盐大量丢失，因此应及时补充，防止水盐代谢紊乱。因出汗而大量损失水盐时，如不及时补充，即可出现一系列失水和失盐症状。由于汗液与体液相比是一种低渗液，如果大量出汗而不补充水，使失水大于失电解质，到一定程度即可出现以失水为主的水和电解质的代谢紊乱，此时出汗减少，体温上升，血液浓缩、口干、头昏、心悸，严重时发生周围循环衰竭。如大量出汗只补充水而不补充盐，则可出现以缺盐为主的水和电解质的代谢紊乱，主要表现为肌肉痉挛，即所谓热痉挛。以上两种情况在医学临床上称为"中暑"。

大量出汗亦可造成钾、钙、镁等元素的丢失。由于热环境下钾排出量的增加，以及一般膳食中钾的摄入量偏低，容易导致血钾负平衡。研究提出，钾的需要量在轻-中度的劳动时为 40 ~ 60 mmol/d，并建议对热环境下中度强度劳动的钾供应量增加到 70 ~ 80 mmol/d。因此研究高温环境下水和无机盐的代谢与补充有重要意义。

高温作业者钙的推荐摄入量应稍高于常温条件下的作业者，使之达到每人每天 1000 mg。铁的推荐摄入量则应按常温作业者的推荐摄入量增加 10% ~ 20%。高温作业者锌的推荐摄入量不应低于 15 mg。氯化钠的补充应考虑出汗量的问题，如全天出汗量<3 L，食盐需要量为 15 g；出汗量在 3 ~ 5 L/d，食盐需要量为 15 ~ 20 g；出汗量 > 5 L/d，食盐需要量为 20 ~ 25 g。

5. 维生素代谢

（1）维生素 C

人体汗液中也含有一定量的维生素 C，因大量出汗时常有维生素 C 随汗丢失；高温作业者的维生素 C 需要量增加，应根据高温程度和劳动强度给予补充。

（2）硫胺素

在硫胺素摄入量不变的情况下，进入高温环境后人体尿中的硫胺素排出量减少；出汗可丢失一定量的硫胺素；补充硫胺素能增强机体对于高温的耐力；当环境温度超过 35 ℃ 时常常引起体温升高，热能代谢增强，为了满足碳水化合物代谢增加的需要，硫胺素的需要量也要增加。

（3）核黄素

高温环境中因出汗丢失相当量的核黄素，有时汗中丢失量甚至比随尿排出的还多，这可能是高温作业者核黄素需要量增加的原因之一。

维生素 C 每人每日推荐摄入量为 150 ~ 200 mg。硫胺素推荐摄入量为 2.5 ~ 3.0 mg，核黄素推荐摄入量则比常温作业时增加 1.5 ~ 2.5 mg。同时，维生素 A 推荐摄入量亦高于常温作业者，建议每人每日供给维生素 A 按视黄醇当量 1500 μg RAE。

5.2.1.3　高温条件下的营养和膳食

1. 饮料的补充

（1）补充水

水在一般情况下并不作为必须补充品。高温下一次补充亦不宜过多，每次量不可太大。一次补充量过大时可造成大量出汗。

（2）补充无机盐

①可以多喝汤；②高温作业者，可补充专用的高温饮料或炼钢工人补充盐片等。

（3）饮用的温度和方式

温度在 10 ℃ 较为合宜，温度过高则引起出汗增多，温度过低则会刺激胃肠道；饮用方式宜以少量多次。

（4）常用饮料

①含盐饮料；②不含盐的饮料；③茶（苦丁茶）。

2. 高温条件下的膳食

（1）汤作为饮料，汤中适当加入盐分，不仅补充了水分同时补充了盐分。

（2）新鲜的蔬菜和水果可以补充丰富的无机盐和一定量的水分。

（3）谷类食物为主，注意动物性食品的摄入，保证充足的蛋白质、能量、维生素等。

（4）避免食物太油腻，可以通过芳香味的调味品如葱、姜、蒜等增进和刺激食欲。

3. 促进食欲的措施

如前所述，环境高温作用于机体后通过神经传导将高温刺激传给体温调节中枢，而后通过体温调节中枢与摄食中枢之间的联系，对摄食中枢产生抑制性影响。因此，要改善食欲，必须尽可能在就餐过程中解除高温刺激，下述办法可供选用：

（1）为高温环境作业者安排一个凉爽的就餐环境。如给食堂多安装一些风扇，多开一些通风的窗户，最好选择夏天比较凉爽的房子做食堂，并尽量安排宽敞一些，不要过于拥挤。

（2）为高温作业者安排合适的淋浴场所，在离开高温环境进入食堂之前提供淋浴机会，冲去全身热汗，使之能凉快舒适地进入食堂。

（3）餐前可以饮用适量的冷饮（10 ℃，100~200 mL）以促进食欲。但量不宜过多。否则反而影响食欲。

（4）食物中准备一些凉的粥、汤等，既可补充盐又能促进食欲。

（5）消暑清凉食品如绿豆稀饭、荷叶粥、苦瓜（苦瓜茶）、苦笋等。

5.2.2 低温条件下人群营养与膳食

5.2.2.1 低温环境对人体散热的影响

在寒冷环境中，因气温低、风速大或衣着单薄，体热散失过快，极易导致体温或局部肢体温度下降。人体的能量绝大部分是通过皮肤直接散热，主要通过三种方式：

1. 辐射散热

当气温低于皮肤温度时，则外界物体吸收皮肤放散的能量（负辐射方式），外界温度越低，辐射散热就越多。

2. 传导、对流散热

机体通过直接接触低于皮肤温度的物体，将体热散热，称为传导散热。散热量取决于接触物体的温度，温差越大，传导散热越多。但外界风速大时，可促进对流散热。机体有冷感，风速越大，对流散热越多，冷感越强。

3. 蒸发散热

在炎热条件下，人体主要靠蒸发散热，每蒸发 1 mL 汗水可吸收 2.44 J（0.583 cal）的能量。而在寒冷条件下蒸发散热的能量较小，但在进行大强度训练或劳动时会出汗。因此，暴露部位的皮肤，如脸、手等部位蒸发散热不容忽视，可造成暴露部位散热过快，容易发生冻伤。

5.2.2.2　低温对人体代谢的影响

1. 能量代谢

能耗加大。低温环境下人体基础代谢率平均增加 10% ~ 15%，总能量需要可增加 5% ~ 25%。低温环境下人体出现寒战和其他不随意运动，从而使能量代谢增加。低温环境下生活或低温条件下工作（如冻库）的人，穿着笨重的服装，造成额外的能量消耗。低温下甲状腺分泌增加，使体内物质氧化所释放的能量不能以 ATP 储存，而以热的形式向体外发散，造成能量的耗损。

2. 三大生热营养素代谢

在寒冷环境中脂肪和碳水化合物往往很重要，因为它们能增强人体的耐寒能力。在膳食组成不变的情况下，进入寒冷环境中机体对于脂肪的利用增加。脂肪供能应占总能量的 35% ~ 40% 为宜。

碳水化合物能迅速提供能量，因此在低温环境中糖类被优先利用，与脂肪一样在增强人体耐寒能力中各有所长。在小鼠的耐寒试验中，给予小鼠高碳水化合物饲料时，小鼠对短时低温的耐寒能力增强，而给予其高脂肪饲料膳食时，发现小鼠要经过较长时间才能达到氧化最大值。

寒冷环境中对蛋白质供应量无特殊要求，既要充分保证但不需要过高。研究发现，某些氨基酸能提高机体的耐寒能力，如蛋氨酸经过甲基转移作用后可以提供寒冷适应所需要的甲基，酪氨酸也能提高寒冷环境下的作业能力。蛋白质供给量应占总能量的 15% 左右，其中动物蛋白应在 50% ~ 65%。

3. 水和无机盐代谢

低温条件下，出汗少而尿液多，钠、氯、钾、钙、镁等随尿液排出增多。同时低温环境会引起肾上腺素分泌增加，使交感神经兴奋，从而导致血钙减少和尿钙排出增加，故低温环境下的作业人员应注意钙的供应。

当体温低于 28 ℃，电解质的变化首先表现为 K^+ 转移至细胞内，Na^+ 从细胞内转移至细胞外，并从肾脏排出，导致渗透性利尿。随体温下降，呼吸中枢受抑制，CO_2 排出明显减少，导致呼吸性酸中毒。体温过低时，由于组织的血流灌注明显减少，可产生循环性缺氧，分解代谢从需氧分解转为缺氧分解，乳酸堆积增多，可发生代谢性酸中毒。

4. 维生素代谢

维生素 C 被认为与寒冷适应有较密切的关系，有人在研究中曾观察到摄取大量维生素 C 可明显减少寒冷环境中直肠温度的下降，缓解肾上腺的过度应激反应，增强对寒冷的耐受性。由于能耗加大及尿液排出增多，维生素 B_1、维生素 B_2、维生素 B_6、烟酸的需要量也有所增加。一般认为低温环境下维生素的摄入量应较温带地区增加 30% ~ 50%。

5.2.2.3　低温对消化功能的影响

1. 消化液和胃酸分泌增多

在低温环境中胃酸的分泌有所增加，其酸度也有所增强，胃排空时间减慢，食物的消化、吸收充分。寒冷环境使人的食欲增加，消化功能增强，反映了机体对能量需要量的增加。

2. 喜欢含脂肪多的食物

脂肪对机体有保护作用，同时也有良好的保温作用。膳食调查表明，当人们由温区进入寒区或是由秋季进入冬季时，其膳食中的脂肪摄入较以前有明显增多。同时，研究发现持续暴露在寒冷环境下，小鼠血清中有关碳水化合物代谢的酶活性降低，而脂肪代谢的酶活性增强，小鼠的能量供应开始转为以脂肪为主。

3. 喜食热的食物

低温环境中的人群除了比较嗜好高能量、高脂肪的食物外，更喜欢摄入热的食物，民间还有"一热当三鲜"的说法。食物温度和环境温度会综合影响消化系统的应激反应。有研究发现，冷环境会刺激交感神经系统兴奋，从而使胃黏膜血管收缩，引起缺血、缺氧，从而引起消化性溃疡。

5.2.2.4　低温环境下的饮食和营养

1. 摄入足量的食物，提供充足的营养与能量

足量的食物方能满足寒区作业人员所需，要为其提供比普通人群高 10% ~ 40%的能量，并且根据工作强度进一步调整。膳食安排中要注意，增加能量的摄入具体而言就是增加粮食和食用油的供应量，并在副食品的配备中选用脂肪含量较高的食品，动物性食品（肉、禽、蛋、鱼）及豆类食物增加，以满足充足的能量、脂肪和蛋白质。在吃好正餐的同时，可以吃些零食，时机可以选择在睡前从而达到摄入充足能量的目的。

2. 供给充足的蔬菜和水果

寒区蔬菜供应尤其是冬季不以满足需要，从而导致低温条件下维生素的摄入不足，出现如维生素 A、维生素 C 和维生素 B$_2$ 等缺乏症状。北方冬季来临前常常通过窖藏等传统方法大量贮藏胡萝卜、大白菜、土豆、大葱等，以保障冬季所需。随着大棚蔬菜、水果的种植以及物流的发达，现在寒区、蔬菜水果供应较以前有了很大的改观。积极发展冷冻脱水菜的生产和贮藏也能解决一些问题。

3. 供应热食

在低温环境中人体散热增加，除采取各种防寒保暖措施外，在饮食上也要注意供应热食。在寒冷中凉饭菜对胃肠道有不良刺激，并且影响消化，因为化学消化过程中包括酶的作用适合在接近体温的温度中进行。热食使皮肤血管发生反射性的舒张，使更多湿热的血液流经皮肤，从而感到暖和，当然这也能激发食物特殊动力作用。食物的调味可以较平时浓、厚一点，既可以满足寒冷环境中人们的口味需求，并且浓、厚的调味能改善食物的风味。

4. 注意水的供应

低温环境下，由于衣着笨重、行动困难等容易导致大量出汗，机体此时会出现脱水的情况。再者，寒冷可以导致经呼吸道丢失的水分增多，并且还有利尿作用，部分人群会为了减少排尿而降低饮水量。因此低温环境，必须建立良好的饮水制度如列出饮水时间表以保证充足饮水量。如果需要雪或冰作为水源，首先应进行融化、净化处理充分加热后方能饮用。供应热水、热茶或热咖啡，限量饮用含酒精饮料。

5. 建立适宜的膳食制度

俄罗斯学者根据寒地居民能量需要量高、食量大的特点，也考虑劳动强度大、劳动时间长等因素，建议应该安排一日四餐，即早餐占 25%，间餐占 15%，午餐占 35%，晚餐占 25%。

6. 适当增加一些促进冷习服营养功能食品或因子的摄入

某些营养素和植物化学物能够激活人体脂肪组织产热，像辣椒素及其类似物（黑胡椒、白胡椒、姜酚、姜烯酚等）、绿茶儿茶素、麝香草酚、白藜芦醇、姜黄素、小檗碱、共轭亚油酸和 ω-3 脂肪酸等。研究表明，这些物质均有促进机体代谢的作用，其中有些物质具有促进白色脂肪细胞向棕色脂肪组织转化的作用。中医食养建议可以多摄入温热性的食品以帮助耐寒，如牛羊肉、狗肉、鹿肉、人参、附片等。

5.2.3　高原环境条件下人群营养与膳食

5.2.3.1　缺氧对人体的影响

1. 一般的生理反应

（1）肺通气量变化：高原人群的肺通气量明显高于平原人群。通过对肺通气功能测定发现随海拔增高，大气压降低，气道阻力减小，肺通气量增加，其原因是在低氧刺激下，机体通过调节，使肺泡全部开放，容量增加，肺泡表面积增大，以提高肺泡氧分压，增强肺泡氧弥散能力，肺弹性回缩压也增强。同时呼吸增快，CO_2 呼出增多，易导致呼吸性碱中毒。

（2）血液循环加快，心排血量加大，红细胞和血红蛋白增加以及酶活性增强等。

2. 消化道及功能变化

食欲减退甚至厌食，可能出现恶心、呕吐、腹胀、腹泻等症状，从而导致体重下降。食欲减退以进入高原最初几天最为明显，可以持续数周。体重减轻的主要原因是摄入的热能不足而消耗的热能增加。体重的变化是缺氧习服的一个重要的也是最简单的指标。

3. 能量代谢

初次抵达一定高度后，能量消耗增加，其原因主要有：①本身能耗增多；②气温低，散热多；③当人进入高原后，对缺氧环境由不适应到适应（该过程也叫习服），调整过程能耗加大。即一系列代偿和适应反应导致基础代谢增强和活动时的热能消耗量增加。

4. 营养素代谢

（1）碳水化合物

高原缺氧初期碳水化合物代谢增强，如糖原分解作用和糖原异生作用增强、葡萄糖利用率增加等。在习服过程中，一些需氧氧化酶的活性首先增强，经一段时间后，一些糖酵解和调节磷酸戊糖旁路的酶活性也增强。酶活性变化具有代偿和适应的特征。

低氧时食欲下降，食物摄取量减少，葡萄糖吸收减慢，血糖降低。儿茶酚胺分泌增加，糖原分解加快，合成酶活力下降，糖原异生受阻，糖原贮备量减少。动物实验表明，血糖和肝糖原显著降低。此外，有氧代谢下降，无氧酵解加强，血液乳酸含量增高。乳酸在体内潴留，口服葡萄糖时，糖耐量曲线为平坦型，可能受到吸收抑制或利用增加的影响。静脉注射时，4 min 血糖达到最高峰，可能是细胞外液的减少所致；以后下降较快，说明利用增加。葡萄糖的利用与血糖浓度有关，在一定浓度时高原的利用速度快于平原。

（2）蛋白质

高原缺氧初期，蛋白质合成减弱而分解增强，因而出现不同程度的负氮平衡。在习服过程中，脑和心肌的蛋白质和核酸、肌红蛋白和血红蛋白含量增加。这种增加具有代偿和适应的特征。

低氧时蛋白质代谢主要表现为：①氮的摄入量减少；②蛋白质和氨基酸分解代谢加强，氮的排出量增加；③蛋白质合成率下降；④血清必需氨基酸/非必需氨基酸比值下降等。

（3）脂肪

高原缺氧条件下脂肪动员供能加强，酮体生成增多，表现为体脂减少，血和尿中酮体增多。酮体大量积聚进一步使缺氧耐力降低。高脂肪的膳食是生酮膳食，不利于习服。

海拔 5486 m 的家兔实验结果表明，血浆游离脂肪酸、甘油三酯、胆固醇、磷脂等均高。其代谢途径可能由于脂蛋白脂肪酶活力减弱和激素敏感脂肪酶活动增强，脂肪分解大于合成，脂肪贮量减少而血浆脂肪成分增高。

进入高原（4300 m）初期，脂肪摄入量虽然减少，但血清中游离脂肪酸和甘油三酯明显增加。血脂增高的原因可能由于交感神经（儿茶酚胺）和肾上腺皮质激素（糖皮质激素）分泌增多所致。游离脂肪酸的增加会促进它的利用，但在严重低氧时，脂肪氧化不全，尿中可出现酮体。在高原上，人体血清脂肪的组分也有改变。

（4）水、微量营养素

进入高原后的一段时期内有尿量增多的现象，这是一种适应性反应；低温也能导致尿量增加。如果最初几小时少尿，则预示容易发生急性高原反应。

急速进入高原的人应进食含钾多的食品或适当补充钾盐，同时也应当适当限制钠的摄入量，对于缺氧初期少尿的人更为重要。

急性低氧时，细胞易水肿，电解质代谢出现紊乱。体液从细胞外进入细胞内，细胞外液减少，细胞内液增加，细胞水肿。在攀登珠穆朗玛峰的过程中观察到，血浆中钠、钾、氯都有升高，在登顶峰时，尿中钠、钾、氯排出量明显下降。未见到钙受低氧的影响，但钙代谢可受高原紫外线的影响，高原地区的调查表明，多数地区偏高（在高原地区补充维生素 D 后，血钙含量增高，而血磷和碱性磷酸酶活性未见明显改变）。所以高原血钙的增高，可能是通过维生素 D 的作用。在急性低氧时，由于血液氧分压和二氧化碳分压的降低，血液 pH 上升和碱贮备减少。

5.2.3.2　高原环境下的合理营养

概括地说，凡是有利于少消耗氧、多摄取氧和有效利用氧的营养素均有利于加速习服过程。凡是能提高缺氧耐力和减轻急性高原反应症状的营养素也有利于加速习服过程。

1. 能　量

从平原进入高原地区，由于基础代谢率的升高，加上呼吸加快、气温变化等原因，机体能量消耗明显高于平原。印度研究结果显示，在 4107 m 高度、环境温度 4 ℃ 时，机体能量需要增加 32%。美国研究表明，进入 4300 m 的高原后的第 5 天，能量消耗增加 3% ~ 15%，第 9 天时能量消耗增加 17% ~ 35%。我国学者根据高原现场研究结果，在国家军用标准《军人营养素供给量》（GJB 823B—2016）中规定了高原部队每日能量供给量，即高原轻度劳动为 2800 ~ 3300 kcal，中度劳动为 3300 ~ 3800 kcal，重度劳动为 3800 ~ 4400 kcal，比相应的平原部队每日能量供给量高出 10%。

2. 生热营养素

有关生热营养素产能构成适宜比例的研究一直是高原营养研究中的热点问题之一。如苏联学者曾提出"高碳水化合物、低脂肪、适量蛋白质"的原则，建议分别占总能量的 65% ~ 75%、20% ~ 25%、10% ~ 15%。但是，后来的一些研究表明，上述原则可能只适合于初入高原的急性缺氧期，对于居住高原达 1 年以上或者对高原产生习服的人，没必要过分强调上述高碳水化合物、低脂肪膳食，适当增加脂肪和蛋白质的供给，还可以增加菜肴的美味以促进食欲。对于慢性低氧暴露者，或者高原环境习服者，三大生热营养素适宜比例可与平原无区别。

3. 维生素

高原环境下一些维生素的需要量也有所增加。有研究证明维生素 B_2 与维生素 C 的需要量显著高于平原。空腹血与尿、负荷尿等试验结果显示，高原青年人维生素 B_2 需要量达 1.58 mg/d，维生素 C 需要量达 80 mg/d，且初入高原者的维生素 B_2 需要量高于久居高原者，达到 1.80 mg。补充维生素可抵抗缺氧，利于高原环境习服。

4. 无机盐

与低温条件下的人群相似，宜增加钾的摄入，限制钠的摄入。高原环境还应注意补充铁，因为补充铁有利于合成血红蛋白、肌红蛋白、含铁蛋白质和酶。

5.2.3.3　对初入高原者的膳食安排

1. 维持正常的食欲，保持健康的体魄

进入高原前，应进行体育锻炼或体力劳动而达到体力适应；消除对高原的顾虑，保持良好的心理状态。如果能够保持高度的精神振奋状态和良好的体力状态，进入高原时就有可能维持正常食欲。

2. 供给营养合理又易于接受的膳食

（1）热能

当海拔高于 3000 m，能耗加大，减少体力活动，避免剧烈运动。热能参考摄入量一般按平原地区轻度或中度体力劳动的标准供给即可。重要的是使机体保持良好的食欲。

（2）三大营养素供热比例要合适

供热比：蛋白质 10%~15%，脂肪 20%~25%，碳水化合物 60%~70%。海拔高于 6000 m 时，蛋白质 10%，脂肪 10%，碳水化合物 80%。

（3）维生素

原则上可大剂量补充维生素（主要是水溶性维生素），可促进习服。

3．膳食原则及注意事项

（1）提高食欲。提供的食品应感官性状良好。为了维持正常的食欲，供给的食品要符合初入高原者的饮食习惯，又要适合高原饮食喜爱性的变化，如喜欢甜味和酸味食品，不喜欢油腻食品等。既要有一定品种的食品供人们选择，又要保证食品的质量。

（2）多米少面。米饭和大米粥（尤其是加有白糖的甜粥）可抑制恶心、呕吐，相反面食易诱致恶心、呕吐。

（3）多予以酸、甜的食品，如橙汁、柠檬汁等。这有利于纠正碱中毒，补充热能及水分。以酸味新鲜果汁为最好，因为高原味敏感度有所降低，饮料中糖量可适当增加。浓茶有可能导致恶心、呕吐和腹泻。

（4）少食多餐，晚餐少食。避免暴饮暴食，否则可诱发消化道症状。每餐吃七分饱，餐间补充糖食和酸甜饮料。晚餐更宜少吃，以免腹痛腹胀影响睡眠。

（5）避免食用产气及含大量纤维的食物，如豆类、啤酒、韭菜等，不利于消化。

（6）避免生、冷饮食。高原气压低，需要以高压锅煮食物，否则不易煮熟。

（7）节制烟、酒。避免其加重缺氧。

（8）宜用高原耐缺氧饮食。可食用如红景天、酥油茶、牦牛肉、蘑菇、虫草等抗缺氧食物或药物。

（9）由于阳光强烈、紫外线强，初入高原者应着长袖，戴上帽子、太阳镜，防止晒伤。

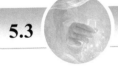

5.3 特殊职业人群营养与健康

5.3.1 运动员营养与膳食

影响运动员的运动能力的因素有多种，其中合理营养便是其中重要因素之一。合理营养可以提供运动所需的能源物质，保证身体的充足水分和电解质平衡，提供足够的维生素和矿物质，提高血红蛋白水平及其摄氧和运氧能力，减轻氧化应激，调节器官组织、细胞功能，改善物质和能量代谢水平。营养与运动员的合理体重、耐力、力量与爆发力、运动后的恢复等，有着密切的关系。运动有利于健康，合理营养有助于更好地运动。

5.3.1.1　运动与能量、营养素

1. 运动与能量

随着运动强度的增加，热能代谢增加。

（1）热能代谢的特点

① 基础代谢，与年龄、性别、体表面积、外界环境、生理状态、运动水平、运动量及肌肉的增长有关。② 食物特殊动力作用，较非运动员高，因为其肌肉、神经兴奋性增加，膳食蛋白质比例高。

（2）能量需要量

运动员的能量需要因不同的运动项目而有别。但通常较一般人增加 1/3，强度大的项目如马拉松运动员需要量则可增加 1 倍。

（3）能量来源

运动员在运动中，其能量来源随不同运动强度有别。体内的 ATP、CP 供能迅速，如短跑（1 min 以内）能量来源即由此供给。随时间的延长，运动员体内的糖原（储存在肝脏、肌肉中）分解供能。脂肪在运动持续 30 min 以上便成为主要供能形式。

长时间、小运动量的锻炼，体内物质代谢呈有氧氧化形式；高强度、短时间的运动，呈无氧酵解，可造成酸的堆积。

膳食三大营养素比例，蛋白质、脂肪、碳水化合物的质量之比为 1 : 1 : 4。不同的运动项目又有不同的要求，如登山运动员应减少脂肪的含量，三者比例为 1 : 0.9/0.8 : 4；大运动量消耗性的运动则可以适当增加脂肪的含量，三者比例为 1 : 1（或 1.2）: 4。

2. 运动和蛋白质营养

（1）运动员蛋白质营养的重要性

运动时蛋白质的合成和分解均增强；器官与肌肉肥大；尿中的氮排出增加；运动中常出现外伤，其愈合及恢复均需要蛋白质的参与；肌肉兴奋性较一般人高；体内激素合成的需要。

蛋白质充足利于血液、肌肉等蛋白质的合成，利于外伤的恢复，利于提高肌肉的兴奋性，利于体内激素的合成。

（2）蛋白质与运动性贫血

大运动量或接近极限的运动时，会出现红细胞大量破坏，导致运动性贫血；运动影响神经、激素的调节。运动性贫血，心脏代偿性地肥大。

（3）运动员的蛋白质需求

不同项目、不同运动量、不同的生理状态对蛋白质的需求不同。运动量加大，需求量增加；营养水平下降时，需求量增加；处于生长阶段的运动员，需求量增加；减体重时，需求量增加；出汗较多的项目，需求量增加。

3. 运动员与脂类营养

长时间运动项目及冬季运动项目，脂类可以供能和增加饱腹感；运动降脂是减体重的良方。突然停止训练属于危险因素，可引起：①脂代谢紊乱，出现肥胖或胆固醇升高；②心脏

代偿性肥大，突然停训后，心脏功能会受到影响。

脂肪不宜太高，否则会出现：①消化不佳；②影响供氧，使成绩下降。脂肪摄入量以占摄入能量30%为佳，冬季运动或游泳运动员可占35%，登山运动员占20%。

4. 运动与碳水化合物营养

糖是体内最迅速、有效的供能形式。糖的代谢产物是 CO_2 和 H_2O，对人体毒性小。为保持充足的糖储备，可在赛前数天或24 h前予以人为补充碳水化合物，利于提高运动成绩。

5. 运动和水分

运动中的耗能和生热、散热均需要水的参加。汗出过多就该补水，补水应该根据气温、湿度、气压、运动量、饮食咸淡及能量高低来进行。如果是高气温、高湿度及大运动量，就应大量补水，并且需提前补水，每次补水小于500 mL。如马拉松运动员出汗可达6 L，失水过多则会影响成绩，因此要及时补水。

6. 运动与无机盐

（1）钾

肌肉、神经的兴奋性需求量充足的钾离子。在一般运动量时其需要与常人相同，但大运动量、高气温时由于排汗、尿液排出需补钾。通过食物补钾，食物中含钾丰富的有香蕉、牛肉、鱼肉及新鲜的蔬果。体液偏酸时，钾离子从细胞进入血液，运动时出现血钾升高，但在休息后逐渐恢复。

（2）钠

大运动量时，钠离子大量排出体外，钠离子缺乏会引起类似中暑情况。因此需要补盐，如可以用咸菜、汤、咸鱼、咸肉等。一般不以盐片直接大量地补盐，否则会出现短时性的高血钠而对运动员不利。

（3）钙和磷

运动可以使骨骼坚实，同时钙的需求增加。钙充足则骨骼、牙齿坚实，心肌的兴奋性提高；如果钙缺乏，会出现抽搐。磷主要储存在骨骼之中，受维生素D调节，与钙相同，都需要磷酸化过程。钙缺乏较多见，而磷的缺乏较少。

（4）镁

镁是很多酶的重要组成成分，镁缺乏可引起抽搐和情绪激动。镁一般不易缺乏，但在大运动量时，因出汗增多后随汗液排出增多，可以在饮料中添加；减体重时因饥饿、利尿、熏蒸易出现缺乏，应及时补充。

（5）铁

铁与运动时运氧有关，持久、耐力项目易缺铁，故这些项目中运动员出现缺铁性贫血的比例大。

7. 运动和维生素

（1）维生素A

维生素A与视力及应激状态有关，尤其是视力集中的项目，应注意维生素A的补充。

（2）维生素 B_1

维生素 B_1 缺乏易疲劳，心肌功能受到影响，易患脚气病。

（3）维生素 B_2

维生素 B_2 缺乏会导致肌肉无力，耐力下降。

（4）维生素 C

运动能促进维生素 C 代谢，从而使组织中的维生素 C 下降。

（5）维生素 E

维生素 E 与肌肉营养有关，缺乏会导致肌肉萎缩。

5.3.1.2　运动员的饮食安排

运动时消化机能受到抑制，运动后立即进食不科学；反之，进食后立即进行剧烈运动有害无益。进食的时间应与训练、比赛的时间相适应，包括：①饭后 2.5 h 后进行训练或比赛较科学，4～5 h 后运动亦不可，此时胃已排空有饥饿感；②运动后休息半小时以后进食，若运动前 1～1.5 h 进食则会出现恶心、呕吐、腹痛等。

训练或比赛在上午者，食物应易于消化；早餐中含充足的能量。训练或比赛在下午者，午餐不宜过饱，否则负担重，难消化食物安排在早、晚餐。晚餐能量不宜高，不含刺激成分。训练或比赛在晚上者，晚餐宜早一些，赛后要加餐。

运动员需要合理的营养要求：

（1）运动员的饮食应当满足不同的训练项目与比赛需要的平衡膳食。

（2）热能参考摄入量和消耗量基本一致。能源物质中蛋白质供能占总能量的 15%，脂类占 30%，碳水化合物占 55%，以此来适应不同项目的需要。

（3）食物要浓缩，能量高，但重量和体积小。一般一日食物总重量应小于 2.5 kg。

（4）食物要新鲜、多样化，如肉、鱼、蛋、奶、蔬菜、水果、谷类及豆制品等合理搭配。食物合理烹调，能促进食欲并最大限度地保存其中的营养素。

（5）运动员一日至少 3 餐，多则 4～5 餐亦可。其食物量的分配及饮食时间应考虑到消化机能的生理特点，根据训练或比赛情况合理安排。

因此运动员营养膳食的目的是提高成绩和恢复体力、状态，获得最佳成绩。

5.3.1.3　比赛期间的膳食安排

1. 比赛期间的营养和膳食影响运动成绩

运动时消化功能下降，本身的紧张与高度兴奋也会影响消化机能。膳食安排得当有助于其发挥及成绩的提高；反之，不仅影响成绩，还可能使之出现腹痛、恶心、呕吐、低血糖等。

2. 比赛当天的膳食

需要高热、速效、易消化，体积要小，在体内能迅速氧化分解；膳食中含无机盐、维生素等要丰富一些；无刺激（强烈的麻辣不适合）；避免摄入干豆、韭菜、粗杂粮等产气食物；纤维太多、太粗亦不适合；口味特点符合其平时习惯及喜好。

3. 赛前不宜大量服用糖

可以提前补充，若赛前服则会刺激胰岛素的分泌，易使运动员在比赛开始时出现低血糖。少量含淀粉的食物影响不大，但不摄入过多的蛋白质和脂肪，只是对于长时间耗能项目可给予一些脂肪。

4. 赛前饮用水

为防止脱水，水量应小于 500 mL，在比赛中亦需补水。补水原则上少量、多饮，不增加其出汗量。

5. 服用维生素 C

当天可以服用较大剂量的维生素 C。维生素 B_1、维生素 B_2、维生素 A 应在赛前 10 d 补充。

6. 避免产气食物

注意应在赛前 2.5 h 把饭吃完。

7. 比赛前后的营养

① 赛前应根据运动量的变化调整膳食。如果赛前封闭训练，高强度、大运动量，训练后至赛前宜予以一定时间恢复体力，因为这段时间由于运动量下降，能量也应降低，否则体重就会出现增高。赛前多吃蔬菜、水果，保证充足的无机盐，必要时人为补充制剂。②赛后对赛程长的运动员，注意其营养、膳食，使之恢复体力。保证充足而适量的能量、蛋白质、无机盐、维生素等，且食物应易消化。

5.3.1.4　专项运动的营养和膳食

1. 力量型的运动

如举重、摔跤、投掷、短跑。这些项目需要爆发力和神经协调性。故短时间内身体缺氧严重（氧债），因此蛋白质需要增加，占总能量的 15% ~ 20%（2 g/kg）。运动过程中物质代谢属于无氧酵解，产酸较多，故赛前应提供充足的碱和无机盐储备。蔬菜、水果的供给量增加。

2. 耐力项目

如马拉松、长跑、汽车或摩托车拉力赛、长距离游泳、滑雪等。其运动特点是持续时间长、能耗大，物质代谢以有氧氧化为主，氧化充分。

蛋白质和铁的需要量应增加，可以多食瘦肉、猪肝、深色绿叶蔬菜、鸡蛋；可以摄入相对较多的脂肪，达 30% ~ 35%，亦不宜过多，否则不易消化且运动中负荷大；应摄入含蛋氨酸较多的食物，利于体力的恢复，多食牛奶、牛羊肉、乳制品等；注意维生素 C 和 B 族维生素的补充，利于消除疲劳。

3. 灵敏、技巧型项目

如击剑、体操、乒乓球、跳水、花样游泳等。总的能耗小，但神经高度紧张。要求蛋白质、维生素充足；钙、磷充足；维生素 B₁ 有助于神经功能的调节；脂肪、碳水化合物根据需要摄入。

4. 技巧、力量及灵敏并重的项目

如足球、篮球、排球、冰球、曲棍球、垒球、棒球等。其营养要求全面。

5. 视力要求高的项目

如击剑、射击、射箭、乒乓球等项目。要注意维生素 A 的补充。

5.3.1.5　减体重的膳食措施

需要运动员在比赛前减体重来适应比赛体制或须保持形体美的运动项目包括举重、拳击、摔跤、散打、艺术健美操、体操、跳水、花样游泳。

1. 减体重的方法

① 控制饮食，分为一般控制和饥饿法；②脱水法：包括熏蒸和使用利尿剂。饥饿法和利尿剂都对人体健康有害，若运动员正处在发育期，则危害更大。

2. 原　　则

（1）减重不可过快、过多，一般不超过体重的 5%，并且应在一到一个半月完成。分为三个阶段：①少量减重（1 周至 10 天），供给平时能量的 80%；②主减期（根据状况），供给平时能量的 60%；③巩固期，供给平时能量的 80%。

（2）减重阶段，蛋白质在三大营养素中的比例较平时应略高，适量的脂肪，低碳水化合物，供能约占 40%。

（3）减重时，妥善处理饥饿感，可以采取多餐制和多纤维食物。

（4）保持水分，考虑摄入充足的维生素和无机盐。饮料可用柠檬酸饮料。

（5）青少年一般不适宜减体重。

5.3.1.6　运动员的途中饮料

不同的运动项目，尤其是中途需要补充水分的运动项目，如马拉松、自行车、长距离的竞走、滑雪、游泳、皮划艇、划船等，应中途给予饮料。

1. 目　　的

补充热能；补充水分；补充无机盐、维生素；防止体力下降；防止出现心律失常、抽搐等。

2. 成　　分

葡萄糖或蔗糖；无机盐；天然果汁；氨基酸或蛋白质；天门冬氨酸；麦芽油；乳制品等。
中药中人参、田七、灵芝、五味子、红景天、麦冬，及咖啡因等可以改善心肌供血，提高心肌功能。

5.3.2 职业接触有毒（害）物质人群营养与膳食

有毒（害）物质种类很多，金属如铅等；非金属如砷、氟等；卤烃类如四氯化碳、三氯甲烷等；芳香烃类如苯、甲苯、硝基苯等；有机磷农药等；某些食品添加剂；粉尘如矽尘、煤粉、棉尘等；还有近年来在动物（家畜、家禽及鱼类中的甲鱼、牛蛙、黄鳝）饲养中应用的雌激素和家畜饲养中使用的瘦肉精等。

5.3.2.1 营养在人体解毒功能上的作用

"毒"是指极小剂量进入人体造成严重损害者。人体具有解毒功能，可以通过氧化、还原、水解、结合等反应完成。人体排毒则通过尿液、粪便及其他如汗液、呼吸道等渠道。营养可以促进解毒、排毒功能的完成，营养可促进解毒酶的合成。

1. 蛋白质

尤其是蛋氨酸、半胱氨酸，其结构中含巯基。

2. 脂　类

脂肪过高不利于解毒，且促进一些脂溶性毒物的吸收。但是磷脂可促进解毒，提高混合功能氧化酶的活性。

3. 碳水化合物

碳水化合物对肝脏有利，且其代谢产物葡萄糖醛酸与毒物结合，自肝通过胆汁的分泌经肠道排出。

4. 无机盐

硒可以促进汞和镉的代谢；钙、镁及铁对其他金属有拮抗作用，如对金属铅；碘可以抵抗有机磷农药的毒性；维生素 B_{12}（钴）对氰化物有抗毒性。

5. 维生素

参与体内羟化和配合反应。维生素 C 可维持体内谷胱甘肽等含巯基物质的活性。

5.3.2.2 营养对有害化合物损伤的保护作用

1. 营养对肝脏的保护作用

人体摄入对肝脏有毒性的物质会导致肝毒性，使消化功能下降，如食欲减退、厌食等。

（1）蛋白质、核苷酸利于损伤组织的修复；

（2）碳水化合物、糖可保护肝脏；

（3）高脂膳食不利于肝脏的解毒功能；

（4）维生素 B_1、维生素 B_6、维生素 B_{12}、维生素 C 对肝脏有保护作用；

（5）蛋氨酸、胆碱、磷脂、谷胱甘肽等也有保护肝脏的作用。

2. 营养对神经系统的保护作用

神经毒物如毒蕈、蛇毒、金属汞等。

（1）蛋白质的数量和质量均对中枢神经有影响；

（2）维生素 B_1、B_2、E、C、B_6 等对神经功能的保护作用明显。

3. 营养对造血系统的保护作用

（1）蛋白质，因为血红蛋白是由珠蛋白和铁构成；

（2）铁、铜；

（3）叶酸、维生素 B_{12}；

（4）维生素 C、维生素 E。

5.3.2.3　铅作业人员的营养与膳食

1. 铅的危害

铅被人体吸收以后，通过血液进入骨髓。①对造血系统，可抑制血红蛋白的合成从而导致贫血；②在神经系统可表现为神经衰弱综合征；③消化系统表现为消化吸收障碍、食欲不振及铅绞痛等。铅容，即面色苍白，表情呆板；口腔有金属味，牙齿上出现铅线。

2. 铅作业者的营养与膳食

（1）维生素 C 有助于解毒：① 维生素 C 可以与铅结合形成抗坏血酸铅，使其溶解度降低，减少肠道对铅的吸收；② 维生素 C 可以保持谷胱甘肽的还原性（含巯基）；③ 已发生铅中毒者，予以维生素 C 有效。

（2）可供给一些保护神经系统及促进血红蛋白合成的营养素，如维生素 B_1、维生素 B_6、维生素 B_{12}、叶酸、铁、钙等。

（3）补充含硫多的优质蛋白质，如牛奶、牛羊肉，同时摄入足量的膳食纤维。

（4）成酸性食物与成碱性食物交替使用。

（5）限制膳食中的脂肪含量，脂肪可促进铅的吸收，尤其是有机铅。

5.3.2.4　汞作业人员的营养与膳食

1. 汞的危害

在仪表生产、汞的开采和冶炼、传统口腔医学、淘金等行业的从业人员，均是汞的易接触者。汞的危害有：①神经功能的影响，出现共济失调（指鼻、扣纽扣实验阳性）、下肢肌肉萎缩，同时还可以影响体内巯基的活性；②对造血系统的影响是可导致贫血；③肾脏损伤即肾功能的改变。如日本曾出现的"水俣病"。

2. 汞作业人员的膳食

（1）优质蛋白质，尤其是含巯基多的氨基酸；

（2）补充维生素 C、维生素 E 和硒，还有膳食纤维（吸附）；

（3）多供给促进造血的营养素如维生素 C、Fe、维生素 B_{12}、生物素等；

（4）应限制脂类的摄入，因为脂肪会促进汞的吸收并不易排出体外。

5.3.2.5 苯作业人员的营养与膳食

1. 苯的危害

苯的来源为有机溶剂、装饰材料、油漆、化工制药等，具有挥发性，易从呼吸道吸入。

（1）神经系统：苯具有脂溶性，易在脂肪中蓄积，其表现症状为"神经衰弱综合征"；

（2）造血系统：使血小板及白细胞数量下降，出现全身无力、疲乏等。

2. 苯中毒的营养与膳食

（1）优质蛋白的摄入要增加，尤其是含硫的氨基酸；

（2）限脂，体脂多会使苯的吸收增加，蓄积量亦增加，故胖人更易中毒；

（3）碳水化合物可提高机体对苯的耐受性；

（4）维生素 C 能促进苯的代谢，可以参加苯的羟化反应，具有解毒功能；

（5）有利于造血功能的营养素如叶酸、维生素 B_{12}、铁、维生素 B_6 应摄入相对较多，可以增加白细胞。

5.3.2.6 农药作业人员的营养与膳食

1. 常见农药及其危害

农药是除化学肥料以外用于农业、渔业、林业、畜牧业等的化学药物，包括灭蚊、灭蝇、灭鼠药。其种类早期是有机汞、有机氯、有机砷等，现在是有机磷及其他除草剂。有机汞、有机砷在 1972 年已经被禁用，因其在人体内具有蓄积作用，并且在生物浓集作用下提高。有机氯稳定性高，在土壤中会残留，在 1983 年已经被禁用。

有机磷农药慢性毒性小，但急性毒性大。有机磷农药能抑制胆碱酯酶的活性，从而使乙酰胆碱堆积表现出中毒症状，有机磷中毒会出现迟发性神经毒性。

2. 接触农药人员的营养与膳食

（1）蛋白质要充足，若其不足引起酶活性下降，从而解毒能力降低，使多种农药的毒性增加；

（2）补充蛋氨酸可使毒性减低；

（3）维生素 C、维生素 B_1、维生素 B_2、叶酸对其有良好的防治效果。

➕ **思考与练习**

1. 女性在怀孕期间生理特征和营养需求与非孕期相比有何特点？为了均衡地摄入营养，怀孕的不同阶段如何科学合理地安排饮食？

2. 母乳喂养对于亲子双方有哪些健康意义？

3. 婴幼儿辅食添加的意义和原则有哪些？

4. 儿童常见的营养问题有哪些？

5. 儿童青少年应该如何合理进行零食消费？

6. 一般老年人的膳食指南主要包括哪些内容？

7. 试述环境因素对机体生理状况和代谢的影响。

8. 什么是高温环境？简述高温环境及对人体生理的影响，以及高温环境中的食物选择要求。

9. 低温环境对人体生理有哪些影响？简述低温环境中人群膳食注意事项。

10. 初入高原旅游者膳食营养如何安排？

11. 不同类型运动项目营养需求有什么特点？

12. 营养对有害化合物损伤有哪些保护作用？

第 6 章

中医食养

 学习目标

1. 掌握：中医食养的概念；饮食的养生作用。
2. 熟悉：中医食养的原则；中药的四气、五味、毒性。
3. 了解：中医食养的发展简史；中药的升降浮沉和归经。

【导入案例】

《国民营养计划（2017—2030 年）》明确提出"大力发展传统食养服务"，在巨大需求与良好发展氛围下，具有调理身体、养生保健功用的中医食养有能力也有使命发挥其维护全民健康的作用。

江西中医药大学和江西中医药大学循证医学中心于 2019 年 9 月—2020 年 3 月，为调查居民对食养的认知情况并探索食养发展的模式，面向社会进行问卷调查。调查涉及 30 个省（自治区、直辖市）以及香港特别行政区居民。结果显示百姓具有对食养的强烈需求，超过 50% 的居民认为自己需要食养品，且愿意在食养产品消费中进行必要的支付。但实际认知情况不容乐观，仅 26.3% 的被调查者能区分保健食品、中成药与食养品，存在着"盲目进补""不辨宜忌"等误区。从性别上看，女性当前的食养认知度优于男性。从年龄段来看，无论是从当前已经食用食养品还是未来愿意为食养支付费用，年轻者均优于年老者。从学历来看，学历高者比学历低者对食养有着更深层次的认知与更强的信任。研究者认为百姓对中医食养有需求，但受到了解途径、经济条件限制，他们对食养认知不够，对食养的需求没有完全被释放。提高居民对食养的认知，生产便捷实惠的食养产品，让中医食养真正普惠百姓、促进全民健康，成为当下亟待解决的问题。

案例来源：何庆英，王立元，方建和，等. 居民对中医食养认知现状及建议——基于横断面研究的分析[J]，江西中医药，2021，3（3）：32-40.

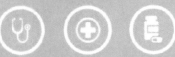

6.1  中医食养理论

中医食养，全称为中医饮食养生。养生，指的是养护、保养生命。通过摄取食物，不仅可以维持生命，还能实现对生命的养护和保养。中医食养，是在中医药理论的指导下，以养护生命为目的，认识并应用食物的过程。

中医药理论体系和现代医药理论体系是两个不同的知识系统，对食物、药物有不同认识和应用。在中医药理论体系中，食物最基本的功能是通过以脾胃为中心的脏腑系统进行加工处理，为人体提供"水谷精华"，是人体重要的"气、血、津、精"的物质来源；而药物最基本的功能是治疗疾病，即通过祛除致病因素，调节脏腑失常，纠正人体的气、血、阴、阳的失衡等作用来使人体恢复健康。

6.1.1 中医食养发展简史

中医食养在我国有着悠久的历史。远古时代，人类在艰难求生的经历中，不断发现可以食用的动植物。随着时间的推移，人类生活经验不断积累，在与各种疾病做斗争的过程中，发现有些植物不仅可以充饥，还可以治疗疾病，此即"药食同源"。《淮南子》曾记载："神农尝百草之滋味，水泉之甘苦，令民知所避就。当此之时，一日而遇十毒。"这里所指的"毒"，就是包括食物、药物和毒物等的天然食物。

西周时期出现了专职从事饮食调理的"食医"，食医"掌和王之六食、六饮、六膳、百馐、百酱、八珍之齐"，可称为世界上最早的营养师。战国至秦汉时期成书的《黄帝内经》，对饮食养生和饮食治疗做了较为系统的论述，指出："五谷为养，五果为助，五畜为益，五菜为充，气味合而服之，以补益精气。"其他如《山海经》《盐铁论》等书中都有关于食疗的记载。汉代出现的《神农本草经》共记载了365种药物，其中枣、藕、山药、芡实等被列为能强身保健、延年益寿的上品。

隋唐时期经济发展迅速，也是我国食养食疗发展的重要阶段。著名医药学家孙思邈在《备急千金要方》中，专有"食治篇"论述食疗的重要意义。他的弟子孟诜又写成了《补养方》，后经张鼎增补改写为《食疗本草》，这是我国第一部药膳食疗专著。

宋、金、元时期，食养和食疗获得了长足的发展。宋代医方巨著《太平圣惠方》，记载了28种疾病的药膳疗法，如牛乳治消渴病，黑豆粥治水肿等。元代御医忽思慧著有《饮膳正要》，这是一部较为完整的营养学专著。书中反映了当时宫廷膳食的特点，阐述了饮食与健康的关系，如饮食卫生，养生避忌，妊娠食忌，乳母食忌，四时所宜，五味偏走等；还介绍了多种药膳菜品，各种食物的性味与功能。

明、清时期的中医药发展很快，有关饮食保健的著作大量涌现，如《食物本草》《随息居饮食谱》《随园食单》《野菜谱》等，明代的名著《本草纲目》收载了千余种药物，其中

有 200 多种为具有食养作用的食物。

新中国成立以后，中医药得到充分保护和促进，具有中医特色的食养为我国人民的健康事业做出了极大的贡献。

6.1.2 中药药性理论

6.1.2.1 四 气

"四气"指寒、热、温、凉四种药性，亦称"四性"。其中寒与凉、热与温有共性，只是有程度上的不同，温次于热，凉次于寒。药物的寒、热、温、凉这四种药性，是从药物作用于机体所发生的反应概括出来的，是与疾病的寒热性质相对应的。能减轻或消除热证的药食，一般属于寒性或凉性，如西瓜、荸荠等；能减轻或消除寒证的药食，一般属于热性或温性，如生姜、羊肉等。《素问》言："寒者热之，热者寒之。"这是药膳食疗选择药食的重要依据。

在常见食物中，平性食物居多，温热性食物次之，寒凉性食物最少。如粳米、山药、鸡蛋性平；花椒、胡椒、辣椒性热，糯米、桂圆、南瓜、洋葱、海参、牛肉性温；海带、鸭肉、藕、蟹性寒，番茄、黄瓜、莴笋、苹果性凉。

6.1.2.2 五 味

"五味"，指辛、甘、酸、苦、咸五种味道，滋味不明显者为淡味，所以，有时称六味。早期五味理论来自药物的真实滋味，用以反映各药物功用与其滋味间的对应关系。前人认为药食"入口则知味，入腹则知性"。后来，五味作为中药的性能，主要用以体现药物作用的性质和特征。

辛味药食具发散、行气、行血等作用，用于外邪束表或邪毒宜发散诸证，如生姜散邪，芫荽透疹；对于气血运行不畅者，可用陈皮、薤白。辛味药食实际还包括芳香、麻辣、辛臭等味道。

甘味药食能补、能缓、能和，即有补益、缓急止痛、调和药性以及和中的作用。用于机体虚弱，如山药、鸡肉；用于气滞拘急的腹痛，如饴糖；而甘草在药方中可调和诸药。某些甘味药食如甘草、绿豆等还具有解药食中毒的作用。

酸味药食具有收敛、固涩、止泻的作用，多用于虚汗、遗精、久泻、久咳不止等。如覆盆子止遗精滑泄，乌梅可涩肠止泻，五味子敛肺止咳等。

苦味药食具有清热、泄降、燥湿、健胃作用，多用于素体偏热或热邪为患的病症，如苦瓜常用于清解热毒，夏天热郁成痱时多有效验。

咸味药食有软坚散结、泻下的作用。如海带可破积软坚，海蜇能通便秘。

五味之外，淡味药食有渗湿、利尿的作用，多用于治疗水肿、小便不利等证。涩味药食能收敛固涩，与酸味作用相似。

6.1.2.3 升降浮沉

升、降、浮、沉是指药食的四种作用趋势。在正常情况下，人体的阴阳气血、脏腑功能均存在升降浮沉的不同运动方式。在病理状态下，疾病的反应也可能表现为不同的升降浮沉病理趋势。如呕吐、咳喘，是病邪上逆；而泄泻、脏器下垂等则属于正气或病邪沉降下陷。

药食的升降浮沉，则是指药效在机体内的不同功效趋向。升是药效上行，浮指药效的发散，降是药效的下行，沉指药效的内行下降。一般来说，凡升浮的药食，具有升阳、发表、祛风、散寒、开窍、涌吐、引药上行等作用；凡沉降的药食，多主下行向内，有清热、泻下、利水渗湿、潜阳镇逆、止咳平喘、消积导滞、安神镇惊、引药下行等作用。

升、降、浮、沉可指导临证药食的选择。病变部位有上、下、表、里的不同，病势有上逆下陷的差异。病位在胸膈者属上，不能用沉降药食以引邪深入，只能用升浮药食以上越发散；病势为上逆者，不能用升浮药食以助邪势，只可用潜镇药食以导邪下行。如果应对不当，就可能导致病情加重。

6.1.2.4　归　经

归，指作用的归属；经，虽然是以经脉为名，实际上是指以脏腑为主的功能系统。归经指药食对于机体某部分的选择性作用，主要对某经（脏腑及其经络）或几经发生明显的作用，而对其他经作用小或没有作用。比如同为寒性药食，都具有清热作用，但菊花偏于清肝热，梨偏于清肺热。同为补益药食，又有偏于补脾、补肾、补肺的区别。对各种药食的不同功用，各种功用的相互差异，中医学用"归经"的概念总结概括药食的选择性作用。

药食的这种归经理论早在《黄帝内经》中就有叙述，如酸入肝、苦入肺、甘入脾等，指出凡酸味的药食入肝经，苦味药食入心经，甘味入脾经等，这也是归经理论形成的基础。另外，还有以五行理论为依据，按五行五脏五味的关联，确定药食的归经。除五行五脏五味相关外，还存在五色、五臭入五脏的系统，即白色药食入肺经，青色药食入肝经，黑色药食入肾经，如黑芝麻入肾经，具有养肾作用。五臭系统，则是焦味药食入心经，腥味药食入肺经，香味药食入脾经等，如鱼腥草味腥，入肺经。

药食的色、味、臭只能是确定药物归经的一个方面，由于药食的成分复杂，功能是多方面的，归经的最后判定应依据临床疗效的总结。归经理论揭示选用药食的一般原则，对指导食疗的配方具有重要意义。

6.1.2.5　毒　性

毒性指药食对人体的损伤、危害作用，是在食疗食养中选择药食必须重视的方面。

在古代，"毒药"是一个笼统的概念，一定程度上是指药物的作用。如《素问》所说"毒药攻邪，五谷为养，五果为助……"，《周礼》提到"医师聚毒药以共医事"等，对凡作用较强的药物统称为"毒"。但在《神农本草经》中，概念就比较明确了，对药物已区分了有毒无毒，这里的"毒"已经是"损害"的概念了。由于一些药物具有毒性作用，在运用时必须充分认识其毒性大小、毒性产生的原因及排毒解毒的方法。

"毒性"具有双重性。一方面对人体可能产生损伤，应尽量避免；另一方面，则是借助这种"毒性"治疗疾病，运用得当，常可收到很好的疗效。如蜂毒虽能造成损伤，但对治疗关节、肌肉疼痛的效果却很好。

一般来说，药膳食疗终究是膳食，故所选原料应避免毒性较强的原料，以避免用膳者的畏怯心理，增强其对药膳的良好印象，通过较长时间的服食而达到调理的目的。

6.2 饮食的养生作用

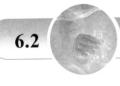

6.2.1 滋养作用

中医学认为构成和维系人体生命活动的基础是精、气、神，称为人身"三宝"。精，泛指人体一切营养物质，是人体生长发育及维持各种功能活动的物质基础，先天之精禀受于父母，后天之精则来源于饮食。气，是维护人体生命活动所必需的精微物质，是推动人体脏腑组织机能活动的动力。《类经》言："人之有生，全赖此气。"神，是指人体的一系列精神意识、思维活动，由心所主。神气充足则身强，神气涣散则身弱。人体的精、气、神都离不开饮食的滋养，因为饮食含有人体所必需的水谷精微物质，能够支持人体的正常需要。合理的饮食能使精足气充神旺，正如《寿亲养老新书·饮食调治》所说："主身者神，养气者精，益精者气，资气者食。食者生民之天，活人之本也。"饮食养生主要通过水谷精微的滋养作用达到使机体气血充足，五脏六腑功能健旺的目的。《素问·上古天真论》又言："上古之人，其知道者，法于阴阳，和于术数，食饮有节，起居有常，不妄作劳，故能形与神俱，而尽终其天年，度百岁乃去。"反之，如果缺乏了食物的滋养，则"谷不入，半日则气衰，一日则气少矣"（《灵枢·五味》）。

6.2.2 延寿作用

合理的饮食是实现健康长寿的重要条件。历代医家都十分重视通过饮食养生达到延衰防老、延年益寿的目的。《养老奉亲书·饮食调治》说："高年之人真气耗竭，五脏衰弱，全仰饮食以资气血。"所以，对于老年人而言充分发挥饮食的延衰益寿作用尤为重要。

从人体的精微物质来看，养生特别强调"精"在延年益寿中的作用。《素问·金匮真言论》说："夫精者，身之本也。"精是构成人体的最基本物质。先天之精是生命产生的本源；后天之精能够濡养全身的脏腑组织和官窍，并有化气、化血、化神的功能。人出生后，"先天之精"得到"后天之精"的充养，肾中精气不断充盛，促进着幼儿身体及智力的发育，继而在青春期使男子产生精子，女子月经来潮，具备了生殖能力。当肾中精气充足时，成年人表现为精力充沛，骨坚牙固，耳目聪明，毛发润泽。随着肾中精气由充盛逐渐转向衰退，生殖能力下降，甚至消失，人也就逐渐进入老年，出现骨枯髓减、腰膝酸软、耳鸣耳聋、齿摇发白等衰老表现。可见，肾中精气是决定人的生、长、壮、老、死等生命活动，更主宰着人的寿命和生命质量。很多食物有直接或间接的补精作用，如动物脊髓和肝脏等，适当服用有助于健康长寿。另外，从人的脏腑功能来看，养生特别强调肾和脾胃的功能在延衰益寿中的作用。肾乃先天之本，《医学正传》指出："肾元盛则寿延，肾元衰则寿失"，肾虚则会出现各种衰老的征象；脾胃乃后天之本，脾胃虚弱则会出现多种身体衰弱的表现。如果脾肾功能正常，则气血生化有源，肾精固密充实，因此，具有补养脾肾作用的食物，如甲鱼、羊肉、桑葚、龙眼肉、胡桃等，常用于延缓衰老，延年益寿。

6.2.3 防病作用

中医学历来重视疾病的预防，《古今医统大全》提出："是故已病而后治，所以为医家之法；未病而先治，所以明摄生之理。"这种防患于未然的预防医学思想，充分体现在中医食养之中。中医认为疾病产生的重要条件是邪气侵扰人体。邪气或由内、或由外侵害人体，导致生理机能失调、脏腑组织的形质损害，从而导致疾病发生。许多食物都具有抗御邪气的作用，如生姜、紫苏可以辛温解表，菊花、薄荷可以辛凉解表，马齿苋、鱼腥草可以清热解毒，荷叶可以清热解暑等。

中医学发病观认为正气是决定发病的主导因素。正气代表人体的抗病能力，《素问》曰："正气存内，邪不可干"，气和则生机盎然，机能旺盛，抗病能力亦强，故曰"气得其和则为正气"（《医门法律》）。否则，气失其和则人体机能低下，抗病能力减弱，易被邪气侵袭而为病，故曰："气失其和则为邪气"（《医门法律》）。而正气的重要来源是由脾胃化生的水谷之精气，因此在未病先防中，特别强饮食调养在扶助正气中的作用。饮食养生能通过饮食的滋养作用，达到扶助正气的目的。另外，注重在日常生活中发挥某些食物的特殊作用，可直接用于某些疾病的预防，如食用动物的肝脏预防夜盲症，食用海带预防瘿瘤，食用大蒜预防痢疾，夏季食用绿豆汤预防中暑，食用葱白、生姜、芫荽预防感冒等。

6.2.4 治病作用

饮食与药物一样内禀了四气、五味和归经等特性，合理地运用这些特性，能够有针对性地用于某些疾病的治疗或辅助治疗，能够在邪气袭扰人体，脏腑功能失调，气血阴阳失衡时，起到祛邪扶正的治疗作用。

首先，饮食能起到祛除邪气的作用。六淫、痰瘀等邪气，或由内或由外侵害人体，皆可伤人，妥善使用食物，能够祛除邪气。许多食物都有抗御邪气的作用，如生姜辛温解表，可以发散在表之风寒，薄荷可以轻宣风热，陈皮可以理气化痰，玫瑰花可以活血化瘀等。

其次，饮食能调节失常的脏腑功能。中医学理论体系核心部分的藏象学认为脏腑之间，脏腑与机体之间是一个统一的整体，特别强调五脏在人体生理和病理活动中的中心地位。五脏能够正常发挥其功能，离不开来自饮食的水谷精华的滋养，而五脏功能失常时，也可以通过合理安排饮食来调节恢复。如心藏神，主血脉，心血亏虚而见面色苍白，失眠多梦时，可用桂圆养血安神；肝藏血，主疏泄，肝失疏泄而见两胁不舒，心情郁烦时，可用金橘、玫瑰花来疏肝解郁；脾主运化，为"后天之本"，脾气不足而见纳食不化，口淡无味，可用山药、白扁豆等消食健脾；肺主气，有宣发肃降之功，肺气失宣而见鼻窍不通时，可用葱白宣肺通窍。

此外，《素问》云："形不足者，温之以气；精不足者，补之以味"，当人体出现气、血、精、津等基本物质不足或输布壅滞不畅时，可以通过饮食进行有目的补养和疏通调理。气不足而形体衰弱者，可用糯米、大枣等甘温或甘平的食物补气；精不足者，可选择鸡肉、海参等血肉有情之品以填精，或根据"精血同源"的理论用牛乳、猪肝等补血以养精。气滞津停，血行不畅时，可用白萝卜、山楂等行气祛湿、活血化瘀。

总之，中医学认为人体的脏腑、气血等物质或功能必须保持相对的稳定和协调，才能达到"阴平阳秘，精神乃治"（《素问》）的正常生理状态。当人体在受病邪等因素的影响下，出现机体物质失衡、功能失调等疾病状态时，饮食可以作为干预工具，对人体进行调整，以恢复阴阳平衡。而药物的使用，一般只在病邪炽盛时用以顿挫病势的一种手段，一旦病邪已衰就应当适可而止，特别是一些作用峻猛或有毒性的药物，更宜尽早停用，加入饮食调养。

6.3　中医食养的原则

6.3.1　辨证施食

辨证施食是辨证施治的内容之一，是指将望、闻、问、切四诊收集到的人体症状和体征等相关信息，在中医食养理论的指导下，通过比较、分析和综合，了解机体疾病与健康问题的根本，并以饮食为干预手段，制定相应的养疗原则和方法。

辨证施食，要了解机体的阴阳偏盛偏衰的情况。阴阳是概括人体生理、病理的基础理论。正常人体阴阳的平衡状态，称之为"阴平阳秘"。一旦发生偏盛或偏衰的变化，出现了不平衡，就成为病理状态，表现为不同程度的病症。调治的途径，须遵循《内经》所说"谨察阴阳所在而调之，以平为期"，即审清阴阳的虚实盛衰所在，恰当地施用饮食，以恢复阴阳的平衡。如阳虚者，可用牛肉、羊肉等甘温的食物以温补阳气；如阴虚者，可用墨鱼、银耳等甘凉、咸寒的食物以养阴生津。

人体各组织器官的功能，表现为五脏为中心的功能系统。临床的多种病症，均以脏腑功能失调为其主要机理，常常表现为各脏的或虚或实，或虚实兼见。通过辨证施食可对脏腑功能进行调治，消除病理状态，恢复人体的生理功能。食疗中以脏补脏的方法，如肝病夜盲，用羊肝、鸡肝等治疗；肾虚腰痛，用杜仲炒腰花；心悸怔忡用猪心配人参、当归等，是调理脏腑功能的常用方法。

6.3.2　三因制宜

6.3.2.1　因时制宜

四时气候的变化，对人体的生理功能、病理变化均会产生一定的影响。故应用中医食养时，应根据季节时间的特点及其与机体脏腑、气血、阴阳的密切关系选用适当的饮食。《素问》指出："用寒远寒，用凉远凉，用温远温，用热远热，食宜同法。"一般来说，春季气候转温，万物复苏，一派欣欣向荣，机体以肝主疏泄为特征，饮食应以疏泄清散为主，可选食韭菜炒猪肝等；夏季酷暑炎热，腠理开泄，机体以心喜凉为特征，饮食应消暑生津为主，可选食荷叶粥等；秋季凉爽干燥，万物肃杀，机体以肺主收敛为特征，饮食应平补润肺，可选食银耳羹等；冬季气候寒冷，万物收藏，机体以肾脏阳气内藏为特征，饮食应补肾温阳，如选食羊肉羹等。

6.3.2.2 因地制宜

我国地域辽阔，不同地区由于地势高低、气候寒热及生活习惯各异，人的生理活动和病变特点也不尽相同，在进行中医食养时，应针对不同的地域特点，区别搭配饮食。如我国东南沿海地区，气候温暖湿润，居民易感湿热，宜食清淡除湿的食物；西北高原地区，气候寒冷干燥，居民易受寒伤燥，宜食温阳散寒或生津润燥的食物。各地区口味习惯不同，如山西、陕西多喜吃酸；云、贵、川、湘等喜欢辛辣；江浙等地则喜吃甜咸味；沿海居民喜吃海味，西北居民喜吃乳酪等，在选择食物配料和调味时应予以兼顾。

6.3.2.3 因人制宜

人的生理特征、气血盛衰是随年龄、性别和体质而变化的，食疗应根据各类人群特征而配制饮食。儿童生机旺盛，稚阴稚阳，易伤食罹虫，饮食应健脾消食为主，可选食山药粥、蜜饯山楂等，慎食温热峻补食物。老年人生机减退，阴阳渐衰，气血不足，饮食宜易消化而补益为主，如选食琼玉膏、羊肝羹等，慎食难于消化及寒凉等食物。性别的不同，男女生理各有特点，配制膳食时应注意男女的区别。妇女有经、孕、产、乳等过程，屡伤于血，血偏不足而气偏有余，平时应食以补血为主的饮食。如在经期、妊娠期宜食鸡子羹、阿胶糯米粥等养血补肾食物，慎食滑利动血食物。产后应考虑气血亏虚及乳汁的分泌等，可选食归参炖鸡、花生炖猪蹄等养气血、通乳汁的食物。体质的差异，使膳食有宜凉宜温，宜补不宜补的不同。阳盛阴虚之体，饮食宜凉，宜食养阴食品，如银耳羹、山药炖甲鱼等，慎食温热补阳食物。阳虚阴盛之体，饮食宜温，宜食补阳食物，如羊肉虫草汤、肉桂鸡肝汤等，慎食寒凉伤阳食物。气虚之体食宜补气，如黄芪粥、板栗烧鸡块等。血虚之体食宜补血，如玉灵膏、红枣粥等。

6.3.3 食饮有制

6.3.3.1 搭配合理

搭配合理首先要食物的种类齐全，没有哪一种食物能够提供人体所需的全部精微物质，必须食用多种不同类别的食物，才能保证人体的正常需要。《素问》明确提出"五谷为养，五果为助，五畜为益，五菜为充，气味合而服之，以补精益气"的饮食养生原则，主张人们的饮食原料要以粮谷类为主体，动物类、蔬菜和水果类食物为重要辅助。

搭配合理还要注意各类食物在膳食中的比例。首先，从食物原料的种类上看，应是"荤素搭配、以素食为主"。《素问》中所述五谷、五果、五菜都是素食，只有五畜是荤腥。元代的朱丹溪还专门著有《茹淡论》，提倡荤素搭配，素食为主，少吃肉食。其次，从食物的五味来看，应该"谨和五味，以甘淡为宜"。食物的酸、苦、甘、辛、咸五味与五脏的生理功能密切相关，正如《素问》所说："是故谨和五味，骨正筋柔，气血以流，腠理以密，如是则骨气以精，谨道如法，长有天命。"如果五味过偏，则不利于人体的健康，甚至可能导致疾病的发生。《素问》说："五味入胃，各归其所喜，酸先入肝，苦先入心，甘先入脾，辛先入肺，咸先入肾。久而增气，物化之常也。"指出五味入口后，对人体有选择性作用，但过于偏嗜就会引起不同的疾病。最后，从四气理论来看，应该"不寒不热，以暖食为佳"。寒、热、温、凉是食物的偏性，会影响人体气血阴阳。不寒不热，一方面指食物的寒热属性应相互协调，总体上以平为准；另一方面指食物入口时的温度要适宜。唐代养生家孙思邈指出"热无灼唇，冷无冰齿（《千金翼方》）。"过食热烫食物，容易损伤脾胃阴液，甚至烫伤口咽；过食寒凉食物，则容易损伤脾胃阳气，变生各种病症。

6.3.3.2 烹制得法

通过合理的烹调加工，除了可以增强食物的可食性，还能减少食物中水谷精微的损失，同时令食物易于消化。如动物性食物一般难于消化，因此烹调时应彻底制熟，如老人、儿童食用时，更应切碎炖烂，以利于其消化吸收。

根据食养的不同目的，采用适当的烹制方法是非常重要的。如防治感冒多采用辛味或芳香食物，宜用汤饮类，用沸水浸泡即可，如果煎水，不宜煎煮过久，以免香气挥发，药效流失，从而减弱解表作用。又如脾胃病往往采用粥食，以利脾胃运化。如虚证宜选择补益类食物，宜用炖汤、蒸糕、熬膏或浸酒等。总之，应根据生活习惯及疾病的具体情况采用相应的烹制方法。

6.3.3.3 饮食有节

饮食有节，是指在饮食内容和行为上要有节制，进食适时适量，烹饪则滋味有度。《吕氏春秋》说："食能以时，身必无灾。凡食之道，无饥无饱，是之谓五脏之葆。"

饮食适时，就是按照一定的时间，有规律地进食。《文端集》中指出："人所最重者，食也。食所最重者，时也……当饱而食，曰非时；当饥而不食，曰非时；适当其可，谓之时。"强调了适时进食的重要性。如果饮食不适时，或忍饥不食，或零食不断，均可导致脾胃运化功能失常，影响水谷精微的吸收。

饮食适量，就是按照适宜的量进食，保持饥饱适度。过饥，则化源不足，精气匮乏；过饱，则脾胃负担过重，影响运化功能。《备急千金要方》中指出："不欲极饥而食，食不可过饱；不欲极渴而饮，饮不欲过多。"历代养生家均认为食至七八分饱是饮食适量的标准。

滋味有度是指食宜清淡，不偏嗜肥甘厚味。清淡的饮食有利于水谷精微的消化和吸收；过食肥甘厚腻之品则易伤脾胃，导致运化失常，形成肥胖、痰湿、消渴、胸痹等病。保持饮食清淡的方法，除了常规的控糖控油控盐之外，还可采用一些合理的烹饪方法。如以植物油替代动物油；多用蒸煮炖，少用煎炒炸；做肉汤时，撇去浮油，能降低肉汤的油腻感；恰当使用辛香调料等。尤其对于老年人，由于阳气不足，味觉功能下降，可能有饮食口味加重的现象，更需注意清淡饮食。需要注意的是，清淡饮食并不意味着完全放弃对饮食味道的要求，无肉无油、无滋无味的饮食并不利于人体健康。

6.3.3.4　慎避禁忌

饮食禁忌，是食养食疗应用时需注意的问题。在《金匮要略》中有"所食之味，有与病相宜，有与身为害，若得宜则益体，害则成疾"的记载，说明了饮食禁忌的重要性。

饮食禁忌首先是防止误食。如发芽土豆、野生毒菌、河豚的血液和内脏等，不仅影响人体健康，甚至危及生命。《金匮要略》中分别有《禽兽鱼虫禁忌并治》和《果实菜谷禁忌并治》两篇，指出"肉中有如米点者，不可食之""果子落地经宿，虫蚁食之者，人大忌食之"等。

其次是病症的饮食禁忌。总体而言，热证忌食辛热之品；寒证忌食生冷之品；脾胃虚弱忌食生冷油腻之品；服用治疗感冒的药膳时，不宜进食过分油腻的食物，以防滞邪。对于五脏之病，《灵枢五味》提出："肝病禁辛，心病禁咸，脾病禁酸，肾病禁甘，肺病禁苦。"

最后是服药期间的饮食禁忌。《调疾饮食辩》中有："病人饮食，借以滋养胃气，宣行药力。故饮食得宜，足为药饵之助；失宜，则反与药饵为仇。"在古代文献中有服用某些中药时忌食生冷、辛辣和肉等，还有螃蟹忌柿、荆芥，人参忌萝卜、茶叶，何首乌忌葱、蒜、萝卜等记载，其中不少得到现代药物学研究的证实，但也有不少内容需要继续深入研究。

思考与练习

1. 中医食养历史上出现了哪些具有代表性的书籍？
2. 中药的性能主要有哪些？
3. 四气、五味有哪些内容？怎么在食养中具体应用？
4. 食物与药物对人体健康的影响有什么区别？

第7章

营养与疾病

学习目标

1. **掌握**：基本膳食和治疗膳食的种类与适用对象；常见试验诊断膳食的原理；肠内营养和肠外营养的适应证、禁忌证；膳食各种营养素与常见慢性疾病的关系；原发性高血压的营养干预；糖尿病的营养干预；肥胖的营养干预；恶性肿瘤的营养干预。

2. **熟悉**：基本膳食和治疗膳食的配制原则；肠内营养的支持途径、输注方式和常见并发症；常用肠内营养制剂种类及特点；肠外营养的输注途径、供给方式和常见并发症；营养因素对原发性高血压的影响；营养因素对糖尿病的影响；肥胖的发生机制、影响因素及分类；食物中抗癌因素。

3. **了解**：医院膳食的食物选择；常用肠外营养制剂种类及特点；动脉粥样硬化的营养干预原则；原发性高血压的概念；糖尿病的流行病学、诊断和分型；肥胖的流行病学、预防和治疗；食物中存在的致癌物和常见的营养相关性癌症。

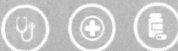

【导入案例】

案例一：患者钱某，男，59岁，因"阵发性胸骨后疼痛3 h"入院。临床诊断急性心肌梗死，当天行冠状动脉造影并植入支架2枚。患者身高：165 cm，体重：82 kg；喜爱肉食、火锅和饮酒，蔬菜水果少，爱吃瓜子花生，每次0.25 kg左右。活动不足，嗜好麻将和棋牌。

案例二：广东药学院王飞燕等探索通过饮食行为实验、案例讨论、饮食软件等方法改变糖尿病前期患者饮食认知、态度及行为的有效模式。随机选取120例病患，对入选患者进行问卷调查及各种临床客观指标的检测作为原始资料。随机分为两组，第一组为实验组60例，第二组为对照组60例。两组均对其进行糖尿病相关知识讲座、饮食治疗宣传、教育。而实验组通过饮食行为实验、案例讨论、糖尿病饮食软件、食物磅秤等手段进行糖尿病前期饮食行为干预。定期对两组患者进行各种指标的检测。干预一年后患者能真正掌握糖尿病饮食治疗的技巧，各种糖尿病客观指标与对照组有显著性差异（P<0.05）。饮食行为干预有助于糖尿病前期人群逐步建立健康的生活行为，降低糖尿病前期人群糖尿病的发生率，增加正常糖耐量的逆转率，提高人们健康水平。

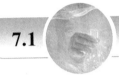

7.1 常用临床营养干预方法

7.1.1 医院膳食

医院膳食是通过调整膳食营养成分与性状以适应住院患者营养需要，并对疾病进行治疗或辅助治疗的膳食。医院膳食的种类很多，概括起来可分为基本膳食、治疗膳食和试验诊断膳食三大类。因住院患者病情及治疗手段不同，且对营养物质的消化吸收能力有所差异，故必须根据具体情况选择适当的膳食种类，尽量做到既符合特定病情需要，又符合营养的基本原则。

7.1.1.1 基本膳食

住院患者的基本膳食是按照不同疾病的病理和生理需要，通过改变食物质地或烹调方法配制而成的膳食。按其质地分为四种类型：普通膳食、软食、半流质膳食和流质膳食。

1. 普通膳食

简称普食，与正常人膳食基本相同，是医院膳食中最常见的一种类型。

（1）适用对象

体温正常或接近正常、无咀嚼吞咽困难、消化吸收功能无障碍以及疾病恢复期的患者，即在饮食上无特殊要求且不需限制任何营养素的患者，如眼科、骨科、妇科的患者。

（2）配制原则

普食是一种平衡膳食，要求供给充足的能量以及种类齐全、数量充足、比例适当的营养素。

① 食物要求：食物种类应多样化，选择合理的烹饪方法，做到色、香、味、形俱全，以增进患者食欲并促进消化。同时食物要有适当的体积，以满足饱腹感。

② 能量与营养素要求：能量供给量应根据个体差异（如年龄、身高等）适当调整，其中三餐的能量分配比例应为 3：4：3。蛋白质供给量应占总能量的 10%~15%，总量为 70%~90 g/d，其中优质蛋白占 1/3 以上。碳水化合物和脂肪供给量应分别占总能量的 55%~65% 和 20%~30%。维生素与矿物质应参考 DRIs 标准进行供给。如无消化系统疾病，膳食纤维供给量可同正常膳食。

（3）食物选择

不宜用辛辣刺激性食物及调味品，如辣椒、胡椒、大蒜、芥末等。不易消化、过分坚硬以及易产气食物也需尽量避免，如肥肉、奶油、牛肉干、干豆类等。

2. 软　食

其特点是质地比较柔软，比普食更易咀嚼吞咽，也更易消化吸收。

（1）适用对象

轻度发热、消化吸收不良、咀嚼功能欠佳的患者、恢复期患者、老人及幼儿，也可作为术后患者的过渡饮食。

（2）配制原则

① 适宜的烹饪加工方式：食物加工和烹饪要做到细、软、烂，尽可能保证食物细软、易咀嚼、易消化。如蔬菜可煮烂或制成菜泥，而水果可制成水果羹食用。烹调方式宜选用蒸、煮、炖等。

② 食物要求：限制含膳食纤维和动物肌纤维较多的食物，如选用应切碎、煮烂后食用。但此加工方法易导致蔬菜及肉类中维生素和矿物质的丢失和破坏，故应多补充果蔬汁、果蔬泥等。

③ 能量与营养素要求：软食也是一种平衡膳食，能量与各类营养素应能满足患者需求。能量供给量需根据个体差异（如年龄、性别等）和疾病情况做适当调整，一般为 1800 ~ 2200 kcal/d。蛋白质供给量为 70 ~ 80 g/d，其他营养素按正常需要量供给。

（3）食物选择

① 宜用食物：主食可选用软米饭、馒头、包子、花卷、面条、馄饨等；肉类应选择肌纤维细短的瘦肉，如鸡肉、剔刺鱼肉、虾肉等，也可制作成肉丸、肉末等；蛋类宜选用蒸蛋羹、蛋花、炒鸡蛋等形式；蔬菜水果类应选用含膳食纤维较少的，如南瓜、冬瓜、花菜、茄子、胡萝卜以及香蕉、桃、杏、橘子等；豆制品如豆腐、豆浆、豆花、豆腐乳等均可食用。

② 忌用食物：忌选煎炸、过于油腻的食物，如煎鸡蛋、油条、肥肉等；忌选生冷及含纤维多的蔬菜，如芹菜、韭菜、竹笋、豆芽、生萝卜等；忌选坚果类食物，如花生、杏仁、核桃、榛子等，但制成坚果酪或坚果酱后可食用；忌选整粒的豆类、糙米饭、玉米粒等；忌选刺激性的调味品，如辣椒、胡椒、芥末、咖喱等。

3. 半流质膳食

简称半流食，该膳食呈半流体状态，易于咀嚼和消化，是介于软食和流质膳食之间的过渡膳食。

（1）适用对象

高热、身体虚弱、消化道疾病和口腔疾病患者、耳鼻咽喉术后患者、咀嚼吞咽困难患者、手术后患者及刚分娩的产妇。

（2）配制原则

① 食物要求：食物细、软、碎，呈半流体状态，易咀嚼吞咽，也易消化吸收。注意食物种类多样化，但应尽量避免辛辣、油腻、坚硬食物。

② 能量与营养素要求：能量供给量一般为 1500 ~ 1800 kcal/d。主食需定量，一般全天不超过 300 g，蛋白质供给量为 50 ~ 60 g/d。注意补充足量维生素和矿物质。总之要尽量保证膳食的平衡性。

③ 餐次要求：少量多餐，以保证在减轻消化道负担的同时，满足病人能量及营养素的需求。通常每日供应 5 ~ 6 餐，每餐间隔 2 ~ 3 h。

（3）食物选择

① 宜用食物：主食宜选用粥、稀饭、汤面条、面片汤、面糊、藕粉等；肉类应选用瘦嫩的猪肉制成肉泥、肉末、肉糜等，鸡肉和鱼肉均可制成泥状；蛋类则以蛋羹、蛋花汤等形式为宜；乳类及其制品，如牛奶、酸奶、奶酪等形式都可选用；豆类宜制成豆浆、豆腐脑、豆花等食用；水果及蔬菜应做成蔬果汁或蔬果泥后再食用，也可选用少量碎嫩菜叶加入汤面或粥中。

② 忌用食物：忌选坚硬而不易消化的食物，如粗粮、蒸饺、煎饼等；忌选干豆类、大块肉类、大块蔬菜、坚果类食物，如腊肉、熏鱼、杏仁等；忌选油炸煎食物，如油条、油饼、煎鸡蛋等；忌选浓烈、有刺激性的调味品。

4. 流质膳食

简称流食，是一种将全部食物制成流体或在口腔能融化成流体的膳食，较半流质更易吞咽和消化。但此膳食属于不平衡膳食，能量密度与营养素密度均较低，故只能作为过渡膳食使用，或者同时辅以肠内或肠外营养。

医院常用流质膳食一般分为 5 种形式，分别是普通流质、浓流质、清流质、冷流质和不胀气流质。

（1）适用对象

高热、急性重症、极度衰弱、无力咀嚼者，消化道急性炎症、食管狭窄、肠道手术术前准备及术后病人。

清流质和不胀气流质可用于从肠外营养向流质或半流质膳食过渡。清流质也可用于急性腹泻和严重衰弱病人恢复肠内营养的最初阶段。浓流质适用于口腔、面部、颈部术后。冷流质可用于咽喉部术后最初 1～2 d。

（2）配制原则

① 食物要求：食物呈流体状态，或进入口腔后即融化成液体，甜、咸应适宜，以增进食欲。同为流质食物，应尽量多选择营养密度高的，如奶类、豆浆、肉汤、肝汤、鱼汤等。

② 能量与营养素要求：能量供给不足，平均每日仅 800 kcal 左右，最多能达到 1600 kcal 。有时为了增加能量供应，在病情允许情况下，可给予少量芝麻油、奶油、黄油和花生油等易消化脂肪。

③ 餐次要求：少量多餐，每餐液体量 200～250 mL，每日 6～7 餐。

（3）食物选择

① 宜用食物：普通流质可选用各种肉汤、蛋花汤、牛乳、米汤、果蔬汁、豆浆、绿豆汤等，并可加入适量油脂以提高能量摄入，常用于肺炎、高热患者；清流质不含产气食物、残渣最少，较流质膳食更加清淡，所提供的能量及营养素更少，可选用稀米汤、过箩肉汤、过箩排骨汤、过滤蔬菜汤、过滤果汁等，适用于食道及胃肠大手术前后的患者；浓流质应选用无渣较浓稠的流体食物，如较稠的藕粉、鸡蛋薄面糊、牛乳、可可乳等，适用于口腔手术后吞咽困难的患者；冷流质一般选用冷牛乳、冷米汤、冷豆浆、冰淇淋、冰砖、冰棍等无刺激性食物，扁桃体术后最初 2 d 应采用；不胀气流质，腹部手术后应忌用蔗糖、牛乳、豆浆等产气食物，其他同普通流质。

② 忌用食物：一切非流质的固体食物、膳食纤维含量较高的食物以及过于油腻、厚味、

刺激性食物均不宜选用。

7.1.1.2 治疗膳食

治疗膳食也称成分调整膳食，是根据病人特定病情调整营养素，满足不同疾病治疗对营养素的需要，以治疗疾病和促进健康的膳食。治疗膳食的基本原则是以平衡膳食为基础，除必须调整的营养素外，其他均应种类齐全、数量充足、比例适当。同时还应考虑患者的消化吸收和耐受能力，并兼顾其饮食习惯，要注意食物的色、香、味、形和品种的多样化。治疗膳食的种类很多，本节将介绍常用的几种类型。

1. 高能量膳食

是指所提供能量高于正常人普通膳食标准的膳食。基础代谢增高、机体组织修复或体力消耗增加时，机体能量消耗会有明显增加，需进行补充。

（1）适用对象

代谢亢进者，如甲亢、严重烧伤和创伤、高热患者；蛋白质-热能营养不良者；疾病恢复期患者；体力消耗增加者，如运动员、重体力劳动者。

（2）配制原则

① 增加能量摄入：供给量应根据具体病情而定，一般以每日增加 300 kcal，且总量大于 2000 kcal（35 kcal/kg）为宜。可通过增加主、副食量来实现，但需要限制精制糖的摄入。

② 充足蛋白质：供给量应不低于 1.5 g/(kg·d)，其中优质蛋白占 50% 以上。

③ 控制脂肪：增加动物性食物摄入的同时，可能会导致饱和脂肪酸和胆固醇摄入增加，故需加以控制以防止血脂升高。

④ 充足维生素和矿物质：重点增加与能量代谢密切相关的多种 B 族维生素的供给。此外随着膳食中蛋白质摄入量的增加，易出现负钙平衡，故应及时补充钙及维生素 A。

（3）注意事项

增加能量摄入时应循序渐进，少量多餐，以避免胃肠功能出现紊乱。随时关注患者病情、血脂和体重的变化，以便及时调整膳食方案。

（4）食物选择

① 宜用食物：一般没有明确限制，加餐宜选用面包、馒头、蛋糕、藕粉等高能量高碳水化合物食物。

② 忌（少）用食物：无特殊禁忌，只需选择高能量食物代替部分低能量食物即可。

2. 低能量膳食

是指所提供能量低于正常人普通膳食标准的膳食。

（1）适用对象

需减重的，如单纯性肥胖患者；需减少机体代谢负担而控制病情的，如糖尿病、高脂血症、冠心病等患者。

（2）配制原则

① 控制能量：成年患者能量摄入应每日减少 500～1000 kcal，具体减少量根据患者病情而定，但摄入总量应不低于 1000 kcal/d，以防体脂动员过快，引发酮症酸中毒。

② 充足蛋白质：由于能量供应受到限制，则需适当提高膳食中蛋白质的供能比，以占总能量的 15% ~ 20% 为宜。此外蛋白质供给量不低于 1 g/(kg·d)，且优质蛋白应占 50% 以上。

③ 控制脂肪和碳水化合物：应减少脂肪供给量，占总能量的比例为 20% ~ 30%。碳水化合物则占总能量的 50% ~ 60%，并尽量减少精制糖的供给。

④ 充足矿物质、维生素和膳食纤维：由于进食量减少，易出现矿物质（如铁、钙）、维生素（如维生素 B_1）供给不足，应注意补充，必要时可采用制剂。应多选用富含膳食纤维的蔬菜和低糖水果，以增加患者的饱腹感，并有效降低脂肪、葡萄糖的吸收。

⑤ 适当控盐：病人体重减轻后可能会出现水钠潴留，故应适当减少钠盐的供给量，一般不超过 5 g/d。

（3）注意事项

采用低能量膳食的患者，注意保持一定的运动量，否则难以达到预期效果。并注意饮食与心理平衡，防止出现神经性厌食症。

（4）食物选择

①宜用食物：谷类（尤其是粗粮）、薯类、蔬菜、水果（尤其是低糖水果）和低脂肪高蛋白食物如瘦肉、鱼类、脱脂乳、豆类及其制品等，但应限量选用。宜用蒸、煮、炖、拌等少油烹饪方式。

② 忌（少）用食物：主要是高脂肪食物和甜食，如肥肉、肥禽、动物油脂（猪油、牛油、奶油等）、坚果、甜点、糖果、蜂蜜、蜜饯等。禁用油炸、油煎、爆炒等烹饪方式。

3. 高蛋白膳食

此类膳食蛋白质含量高于正常人平衡膳食的标准。因疾病（感染、创伤、恶性肿瘤等）导致机体蛋白质需要量增加，或机体处于康复期涉及组织的再生、修复时，需在原有膳食的基础上额外增加蛋白质的供给量。

（1）适用对象

明显消瘦、创伤、烧伤、手术前后、低蛋白血症患者；慢性消耗性疾病患者，如结核病、恶性肿瘤、贫血、溃疡性结肠炎等；孕妇、乳母；生长发育期儿童。

（2）配制原则

高蛋白膳食一般不需单独制作，在普通膳食的基础上添加富含蛋白质的食物即可。如在午餐或晚餐增加一个全荤菜（如京酱肉丝、肝腰合炒）。

① 充足能量：根据病人病情适当增加能量摄入量，以 25 ~ 30 kcal/kg 为宜。

② 足量优质蛋白：每日摄入量应达到 1.5 ~ 2.0 g/kg，但不宜超过总能量的 20%，其中蛋、奶、肉、鱼等优质蛋白质应占总蛋白的 1/3 ~ 2/3。另外为了增加蛋白质的利用效率，一般需要同时适量增加能量的摄入量，以发挥节约蛋白质作用。

③ 适量脂肪和碳水化合物：脂肪一般 60 ~ 80 g/d，以防血脂升高。适当增加碳水化合物摄入，400 ~ 500 g/d 为宜，以防止蛋白质分解供能。

④ 充足的维生素和矿物质：高蛋白膳食会增加尿钙排出，长期食用，易出现负钙平衡，故膳食中应增加钙的供给量；长期高蛋白摄入，维生素 A 的需要量也会随之增加，且营养不良者肝脏中维生素 A 储存量往往偏低，故应及时补充；另外需补充足量 B 族维生素以促进机

体能量代谢；若是贫血病人，则应注意补充铁、铜、维生素 C、维生素 K、维生素 B$_{12}$、叶酸。

（3）注意事项

在摄入高蛋白食物的同时，应注意控制胆固醇及饱和脂肪酸的摄入。机体氮排泄障碍时禁用此膳食。

（4）食物选择

① 宜用食物：高蛋白食物，如瘦肉、鱼类、蛋类、乳类、豆类。富含碳水化合物食物，如谷类、薯类、芋头、山药等。

② 忌（少）用食物：尽量避免使用易引起变态反应的食物。

4. 低蛋白膳食

其蛋白质含量低于正常膳食，可有效减少体内氮代谢废物的产生，并减轻肝肾负担。

（1）适用对象

急慢性肾炎、急慢性肾功能不全、肝性脑病或肝性脑病前期患者。

（2）配制原则

① 食物要求：使用低蛋白膳食的患者往往易受病情和心理的影响，食欲一般较差，故应注意烹饪的色、香、味、形和食物的多样化，以促进食欲。

② 充足能量：能量供给量需根据具体病情而定，充足的能量供给可发挥节约蛋白质的作用，从而减少机体组织尤其是瘦组织的分解。可采用含蛋白较低的食物作为主食，如麦淀粉（凉皮、凉粉制品）、马铃薯、红薯、芋头等代替部分主食，以减少非优质蛋白质的摄入。

③ 少量优质蛋白：蛋白质摄入量一般不超过 40 g/d，应尽量选择富含优质蛋白质的食物，如瘦肉、鱼类、蛋类、乳类等。蛋白质需要量根据肝肾功能而定，病情好转后需逐渐增加摄入量，否则既不利于机体蛋白质营养状况的维持，也不利于疾病康复，这对生长发育期的患儿来说尤为重要。

④ 充足的矿物质和维生素：供给充足的蔬菜和水果，以满足机体对矿物质和维生素的需要。另外矿物质的摄入量应根据具体病情进行调整，例如有水肿的病人，需限制钠的供给。

（3）注意事项

① 正在进行透析的肾病患者不需严格限制蛋白质的摄入。

② 肝功能衰竭的病人应选择含高支链氨基酸、低芳香族氨基酸的食物，通常以豆类食物为主，避免动物类食物；肾衰竭的病人应尽量选择含必需脂肪酸丰富的食物，如蛋、乳、瘦肉类等，使优质蛋白达到 50% 以上。

（4）食物选择

① 宜用食物：蔬菜、水果、食糖、植物油以及麦淀粉、藕粉、马铃薯、芋头等低蛋白质的淀粉类食物。

② 忌（少）用食物：主要是含蛋白质丰富的食物，如肉、鱼、乳、蛋类等。但为了适当供给优质蛋白，可在蛋白质限量范围内，肾病患者适当选用蛋、乳、肉类等，肝病患者选用豆类及其制品。此外谷类食物含有一定量蛋白质，且为非优质蛋白，故应适当限量食用。

5. 低脂膳食

又称限脂肪膳食，通过减少食物中脂肪的摄入量，可以有效改善因机体脂肪代谢紊乱和吸收不良引起的各种疾患。

（1）适用对象

高脂血症、冠心病患者；罹患肝胆胰疾病患者，如急慢性胰腺炎、胆囊炎和胆结石；脂肪消化吸收不良，表现为脂肪泻的患者，如肠黏膜病变、胃切除和短肠综合征等所致的脂肪泻；肥胖患者。

（2）配制原则

① 食物要求：为了达到限制脂肪摄入量的要求，除选择脂肪含量较少的食物外，还应减少烹调油用量。应多选择用油少的烹饪方式，如蒸、煮、炖、烩、煲等，禁用油炸、油煎和爆炒食物。

② 脂肪限制标准：根据脂肪限量程度将膳食分为以下三种：严格限制脂肪膳食，膳食中脂肪供能比控制在 10%以下，脂肪总量（包括食物所含脂肪和烹调油用量）不超过 20 g/d，必要时采用完全不含脂肪的纯碳水化合物膳食；中度限制脂肪膳食：膳食中脂肪提供的能量控制在 20%以下，脂肪总量不超过 40 g/d；轻度限制脂肪膳食：膳食脂肪供能不超过总能量的 25%，脂肪总量不超过 50 g/d。

根据病情灵活调整脂肪摄入量，如急性胰腺炎患者宜供应无脂肪富糖类膳食，随病情好转，脂肪可由每天 10 g 以下逐渐递增至 40 g。

③ 其他营养素：应符合平衡膳食的基本要求，可适当增加薯类、蔬菜、水果和豆类的摄入。脂肪摄入过低，容易导致必需脂肪酸和脂溶性维生素的缺乏，因此应注意补充。

（3）注意事项

脂肪是脂溶性维生素的主要食物来源，并且可以有效促进其吸收和转运，严格限制膳食脂肪可造成脂溶性维生素的缺乏。因此，必要时可补充能溶于水的脂溶性维生素制剂。由于中链甘油三酯不会在血液中堆积，可适当使用以代替部分长链甘油三酯。胆囊炎和胆结石患者尚需限制胆固醇的摄入。

（4）食物选择

① 宜用食物：谷类、瘦肉类、禽类、鱼类、脱脂乳制品、蛋类、豆类、薯类、各种蔬菜和水果。

② 忌（少）用食物：主要是脂肪含量高的食物，如肥肉、肥禽、全脂乳及其制品、坚果、蛋黄、油酥点心及各种油煎炸食品等。

6. 低饱和脂肪低胆固醇膳食

此膳食有意识控制饱和脂肪酸和胆固醇的摄入，以降低血清胆固醇、甘油三酯和低密度脂蛋白水平。

（1）适用对象

高胆固醇血症、高甘油三酯血症、高脂蛋白血症、动脉粥样硬化、冠心病、肥胖症、胆结石患者等。

（2）配制原则

① 控制总能量：膳食应控制总能量，以使患者达到或维持理想体重。但总能量供应不低于 1000 kcal/d，否则不易坚持，且有害健康。

② 限制脂肪和胆固醇：脂肪供能应占总能量的 20% ~ 25%，一般不超过 50 g/d。调整膳食脂肪酸比例，饱和脂肪酸有升高血清胆固醇作用，不应超过总能量的 10%，必要时不超过 7%；单不饱和脂肪酸能降低血总胆固醇和 LDL，且不饱和双键少，不易被氧化，可提高供能比例至 10%或更多；多不饱和脂肪酸不饱和双键较多，易发生氧化反应，不宜多用，占总能量的 10%左右即可。此外胆固醇摄入量应控制在 300 mg/d 以下，有高胆固醇血症者，控制在 200 mg/d 以下。

③ 蛋白质：在限制脂肪和胆固醇时，应注意保证优质蛋白的供给，并选择一些生物价高的植物性蛋白（如大豆及其制品）代替部分动物性蛋白。

④ 碳水化合物：碳水化合物占总能量的 60% ~ 70%，并以复合碳水化合物为主（如淀粉、非淀粉多糖、低聚糖等），少用精制糖，因其会升高血甘油三酯水平。

⑤ 充足的维生素、矿物质和膳食纤维：可多选用粗杂粮、薯类、豆类及其制品、蔬菜和水果等。

（3）注意事项

奶类应首选脱脂乳或低脂乳。因膳食中多不饱和脂肪酸所占比例增加，故应相应增加维生素 C、维生素 E、胡萝卜素和硒等抗氧化营养素的供给。

（4）食物选择

① 宜用食物：谷类、薯类、豆类、各种蔬菜水果、适量植物油与坚果、脱脂乳制品、蛋类（蛋白不限、蛋黄每周限 3 个）、瘦肉类、鱼类等。

② 忌（少）用食物：高脂肪食物如肥肉、全脂乳及其制品、畜禽类的皮及其脂肪、巧克力、奶油等；高胆固醇食物：如蛋黄、动物内脏和脑组织，动物脂肪（鱼油除外）、蟹黄、鱼籽等。

7. 限钠（盐）膳食

限钠膳食通过限制膳食中钠的含量，以减轻机体内水钠潴留的程度。食盐是钠的主要来源，故限钠实际上主要是指的限制食盐摄入。

（1）适用对象

患有心功能不全、肾脏疾病、高血压、肝硬化腹水、水肿和先兆子痫等疾病患者。

（2）配制原则

① 食物要求：根据病情及时调整钠盐摄入量。如肝硬化腹水患者，开始时可使用无盐或低钠膳食，然后逐渐改为低盐膳食，待腹水消失后，则可恢复正常饮食。对有高血压或水肿的肾小球肾炎、肾病综合征及妊娠子痫的患者，使用利尿剂时可采用低盐膳食，不使用利尿剂而水肿严重者，则必须采用无盐或低钠膳食。不伴高血压或水肿及排尿增多者不宜限钠。最好是根据 24 h 尿钠排出量、血钠和血压等指标确定是否需限钠及限钠程度。

② 优化烹饪加工方式：通过调整烹调加工方法可达到减少膳食含钠量的目的，例如对一些含钠高的食物，如芹菜、菜心、豆腐干等，可用水煮或浸泡去汤方法减少其含钠量，用酵母代替碱或发酵粉制作馒头也可达到相同效果。此外鉴于限钠（盐）膳食风味欠佳，应注意合理烹调以提高患者食欲，例如可采用番茄汁、芝麻酱、糖醋等调味，或用原汁蒸、炖法以保持食物本身的鲜味。必要时还可适当采用市售的低钠盐或无盐酱油，这类调味品会以氯

化钾代替氯化钠，故不适用于高血钾病人。

③ 限钠标准：临床上限钠膳食一般分为三种：低盐膳食：供钠 2000 mg/d 左右，烹调用盐控制在 2 ~ 4 g/d，禁用一切咸食，如咸肉、咸鱼、泡菜、榨菜、面酱等；无盐膳食：供钠 1000 mg/d 左右，烹调时不加食盐和酱油，改用糖醋等调味。禁用一切咸食；低钠膳食：供钠不超过 500 mg/d。除无盐膳食要求外，含钠高食物也需禁食，如油菜、芹菜等含钠 100 mg/100 g 以上的蔬菜以及豆腐干、猪肾等。

（3）注意事项

对某些年龄大、储钠能力迟缓的病人、心肌梗死、回肠切除术后、黏液性水肿和重型甲状腺功能低下合并腹泻的病人，限钠应慎重，最好是根据血钠、血压和尿钠排出量等临床指标来确定是否限钠以及限制标准。

（4）食物选择

① 宜用食物：谷薯类、畜禽肉类、鱼虾类、乳类、豆类及其制品、蔬菜水果（若采用低钠膳食，则其含钠量不宜超过 100 mg/100 g）。

② 忌（少）用食物：各类腌制品，如咸肉、咸蛋、咸菜和腌萝卜等，各类调味品，如盐、酱油、鸡精、豆瓣酱等。

8. 高纤维膳食

膳食纤维每日摄入总量不低于 25 g，主要目的包括：软化粪便，刺激肠道蠕动，促排便，有效减少多种营养素在肠道的吸收。

（1）适用对象

习惯性便秘，预防和控制肥胖、高脂血症、冠心病和糖尿病等。

（2）配制原则

① 增加膳食纤维摄入：在普通饭的基础上，增加富含膳食纤维的食物，如韭菜、芹菜、粗粮、麦麸等，建议每天摄入 25 ~ 35 g。

② 多饮水：每日饮水 6 ~ 8 杯，特别是清晨饮水，可有效刺激肠道蠕动。

③ 添加有润肠通便作用的食物：如蜂蜜、香蕉等。适当增加植物油的摄入，也有利于排便。

（3）注意事项

如患者咀嚼困难，可选用膳食纤维配方。长期过多食用膳食纤维会引发胃肠胀气，并导致腹泻，此外还会影响钙、镁、铁、锌及一些维生素的吸收与利用，故需加以控制。

（4）食物选择

① 宜用食物：含膳食纤维丰富的食物，如燕麦、玉米、小米、黑米等粗粮，韭菜、芹菜等蔬菜，蘑菇、海带等菌藻类，水果类，魔芋制品，琼脂，果胶等。

② 忌（少）用食物：少用精细食物，不用辛辣调味品。

9. 低纤维膳食

又称少渣膳食，是一种膳食纤维（植物性食物）和结缔组织（动物性食物）含量极少，易于消化的膳食。目的是尽量减少膳食纤维对肠道的刺激和梗阻，减慢肠道蠕动和减少粪便量。

（1）适用对象

消化道狭窄并有梗阻危险的患者，如食管或肠管狭窄、食管静脉曲张；肠憩室病，各种急慢性肠炎、痢疾、伤寒、肠道肿瘤、肠道手术前后、痔瘘患者等；全流质饮食至半流质或软食的过渡饮食。

（2）配制原则

① 限制膳食纤维：选用的食物应细软、渣少，便于咀嚼和吞咽，如肉类应选用嫩的瘦肉部分，蔬菜选用嫩叶、花果部位，瓜类应去皮，果类用果汁。尽量少用富含膳食纤维的食物，如粗粮、蔬菜、水果、整粒豆、坚果以及含结缔组织多的动物跟腱、老化肌肉等。

② 控制脂肪：膳食中脂肪含量不宜过多，腹泻患者对脂肪的消化吸收能力偏弱，易致脂肪泻，故更需控制摄入量。

③ 充足维生素和矿物质：限制蔬菜和水果，易引起维生素 C 和部分矿物质缺乏，必要时可补充维生素和矿物质制剂。

④ 适宜的烹饪加工方式：将食物切碎煮烂，做成泥状，忌用油炸、油煎的烹调方法。

（3）注意事项

禁用强刺激性调味品。有些果汁含较多有机酸，容易刺激肠道蠕动，需加以注意。长期采用低纤维膳食，易导致便秘、痔疮、肠憩室及结肠肿瘤的发生，也易引发高脂血症、动脉粥样硬化和糖尿病，故不宜长期使用，待病情好转应及时调整。

（4）食物选择

① 宜用食物：精细米面制作的软饭、软面条、包子、面包、蛋糕等。含结缔组织少的嫩肉、鸡、鱼等；豆浆、豆腐脑；乳类、蛋类；菜汁、果汁、去皮瓜类等。

② 忌（少）用食物：各种粗粮、整粒豆、坚果，富含膳食纤维的蔬菜、水果；油炸、油煎食物；辣椒、胡椒、芥末等浓烈刺激性调味品；大块肉类，如带骨鸡鸭、多刺鱼、整虾等。

7.1.1.3 试验诊断膳食

试验诊断膳食是指在临床诊断过程中，短期内暂时调整患者膳食中营养素的构成，观察机体的反应，从而达到辅助临床诊断目的的膳食。

1. 口服葡萄糖耐量试验膳食（OGTT）

（1）目的

临床上对于空腹血糖正常或稍高，偶有尿糖，但糖尿病症状又不明显的病人常用此试验来明确诊断。

（2）原理

正常人口服一定量葡萄糖后，在短时间内暂时升高的血糖即可降至空腹水平。当糖代谢紊乱时，口服一定量葡萄糖后则血糖急剧升高，经久不能恢复至空腹水平；或血糖升高虽不明显，但在短时间内不能降至原来的水平，称为糖耐量异常。

（3）方法

试验前数日，患者正常饮食，每日进食碳水化合物不少于 250～300 g。试验前一天晚餐后禁食，忌喝咖啡和茶。试验当天早晨空腹时给予受试者一定量的碳水化合物，然后分别测定空腹血糖及进食后 30、60、90 和 120 min 血糖，观察空腹及进食后血糖上升和下降的变化情况，来推测糖耐量是否正常。

（4）膳食要求

高糖少渣膳食（含碳水化合物 75 g），一般取葡萄糖 75 g 溶于 300 mL 水中制成葡萄糖溶液。

2. 肌酐试验膳食

（1）目的

配合检查内生肌酐清除率的一种膳食。

（2）原理

肌酐是人体内蛋白质代谢的产物，是含氮物质正常代谢的最终产物，随尿液经肾脏排出体外。内生肌酐则是由肌肉的肌酸衍生而来，在血浆中浓度较为稳定，一般情况下由肾小球滤过，肾小管不重吸收，因此内生肌酐清除率反映了肾小球的滤过功能。

（3）方法

受试者先进食低蛋白无肌酐膳食 3 d，使体内外源性肌酐被清除，血浆中肌酐就不受外源性的影响。第 4 天上午采集抗凝血 2 mL 和收集 24 h 尿样送检。

（4）膳食要求

膳食蛋白质控制在 40 g/d 以下，并禁食肉类，用牛乳、鸡蛋作为动物蛋白的来源。全天主食不超过 300 g，以免蛋白质超量。为保证热能及减轻饥饿感，可增加麦淀粉、藕粉、粉条、薯类、果汁等含碳水化合物多而蛋白质很少的食物。

3. 胆囊造影检查膳食

（1）目的

辅助胆囊造影术检查胆囊和胆管是否存在病变。

（2）原理

口服造影剂后，造影剂在小肠吸收并蓄积于肝脏，随胆汁同时分泌入胆管及胆囊。胆囊显影后进食高脂肪膳食，大量的脂肪摄入可引起胆囊收缩和排空。若胆囊不缩小，则提示其功能异常。

（3）方法

造影前一日午餐应进食高脂肪膳食，以促使胆囊排空陈旧、浓缩的胆汁，便于新分泌的含造影剂的胆汁进入胆囊。晚餐服用高碳水化合物少渣清淡膳食，以免刺激胆汁分泌和排出，晚餐后服用造影剂。造影当日早餐禁食，在服造影剂后 12 ~ 24 h 内摄片。胆囊显影后给予高脂膳食，一般 5 min 后胆囊开始收缩，1 ~ 2 h 收缩明显。

（4）膳食要求

① 高碳水化合物少渣清淡膳食：可选用的食物有馒头、面包、麦淀粉、藕粉、马铃薯、果汁等，含脂肪及蛋白质多的食物忌用。

② 高脂肪膳食：脂肪含量不低于 50 g。可用的食物有肥肉、油煎鸡蛋、奶油、巧克力等。

7.1.2　肠内营养

肠内营养是指对不能正常进食或进食量不足的患者，经胃肠道给予由不需消化或只需化学消化营养素组成的流质营养制剂的治疗方法。肠内营养是临床营养支持治疗的重要手段之一，原则上只要病人胃肠功能正常，就应首选肠内营养。

7.1.2.1　适应证

实施肠内营养的可行性主要取决于小肠是否有吸收功能。当病人因原发疾病和因诊断与治疗的需要而不能或不愿经口摄食，或摄食量不能满足机体营养需要，或经肠外营养不能提供足够的营养素而小肠的吸收功能尚可时，可考虑部分或全部采用肠内营养。

1. 经口进食困难

由炎症、手术、神经系统疾病、肿瘤等引起的咀嚼、吞咽障碍，或由严重恶心、呕吐、神经性厌食等引起的无法正常进食。

2. 经口进食不能满足营养需要

因疾病导致营养素需要量增加，但进食量不足，如大面积烧伤、创伤、恶性肿瘤、甲亢等。

3. 其　他

肠内营养还可作为肠外营养的补充或向正常饮食的过渡。

7.1.2.2　禁忌证

（1）严重应激状态，如重症胰腺炎急性期、麻痹性肠梗阻、上消化道活动性出血且出血量大、顽固性呕吐、严重腹泻、腹膜炎。

（2）小肠广泛切除术后 4～6 周内。

（3）完全性肠梗阻及胃肠蠕动严重减慢的患者。

（4）无法经肠道给予营养，如高流量的小肠瘘。

（5）年龄小于 3 个月的婴儿。

（6）存在违背伦理学的指征，如多器官功能衰竭的终末期患者。

7.1.2.3　支持途径

支持途径的选择主要取决于患者的疾病情况、手术方式、喂养时间、精神状况及胃肠功能等因素，其中应用最多的是鼻胃管和空肠造口。

1. 口　服

口服又称经口喂养，多为全营养补充，也可只补充某种或某类营养素。口服剂量应能满足营养素的需要并纠正过去的缺失。常采取加餐制或少量多次啜饮的方式摄入。口服营养的起始剂量、浓度和速度需视病人胃肠道耐受性，大部分病人能够在 1～3 d 内达到目标量。

吞咽功能良好且上消化道无梗阻的患者不要轻易放弃口服，但口服不应替代或减少患者经口摄入自然食物。虽然老年患者接受口服给予营养补充的方式比较困难，也耗费时间，但是这种方式对其生理和心理的康复均有益处，因此，不推荐仅为了方便操作和节省人力而对老年患者实施管饲。

2. 管　饲

管饲途径的选择原则包括以下几个方面：满足营养需要、置管方式尽量简单、方便，患者感觉舒适，有利于长期戴管。管饲途径分为两大类：无创置管和经鼻放置导管，根据病情需要，导管远端可放置在胃、十二指肠或空肠中；有创置管，根据创伤大小，又分为微创和外科手术下的各类造口（如咽造口、食道造口、胃造口、空肠造口等），微创在内镜协助下进行，如经皮内镜下胃造口术。

鼻胃管喂养适用于接受肠内营养少于 2 ~ 3 周的患者，其优点在于胃容量大，对肠内营养制剂的渗透压不敏感、无创、简便、经济，缺点是对某些特定病人，如反复呕吐、胃食道反流、食道狭窄者，可因反流将营养液吸入气管，从而导致吸入性肺炎的发生。鼻肠管喂养适用于采用鼻胃管喂养有吸入危险的患者，也适用于肠道功能基本正常而存在胃排空障碍的病人。另外空肠造口喂养，喂养管可长期放置，适于需长期营养支持的患者，且这种喂养方式发生液体饮食反流的概率较低。

7.1.2.4　输注方式

1. 间歇性推注

间歇推注法又称一次性投给法，是将一定量的肠内营养制剂用大容量注射器（≥50 mL）通过喂养管缓慢推注（推注速度≤30 mL/min），每次 250 ~ 400 mL，每日 4 ~ 6 次。这种方式主要适用于能够活动或不想连续使用输注泵的患者。

2. 间歇性重力滴注

将肠内营养液置于塑料袋或其他容器中，营养液在重力作用下经鼻饲置管缓慢滴入胃内。每次 250 ~ 400 mL，每日 4 ~ 6 次，滴速一般为 30 mL/min。多数病人可耐受这种喂养。间歇滴注法的优点是简便，病人有较多的下床活动时间；缺点是可能发生胃排空延缓。

3. 连续性泵注

将肠内营养液置于密封袋或瓶中，经硅胶管嵌入输注泵内，在泵的控制下连续泵入，一般每天可持续输注 16 ~ 24 h。适用于危重病人及十二指肠或空肠近端喂养者。连续性泵输入的优点是输注速度慢，最大限度地减轻胃肠道负担，也有利于营养物质的充分消化吸收；缺点是病人不易离床活动，可能加重病人焦虑、烦躁的情绪。

7.1.2.5　肠内营养制剂

根据肠内营养制剂组成的不同，可将其分为非要素制剂、要素制剂、组件制剂和特殊治疗用制剂，均为流质状态，可经口喂养和管饲。前两者所含营养素齐全，摄入一定量可满足患者的营养需要，为完全膳食。

1. 非要素制剂

以完整型蛋白质、甘油三酯、糖类多聚体等宏量营养素为基础配方的营养制剂，又称多聚体膳。其优点包括：营养均衡完整，渗透压接近等渗、低渣、口感较好、使用方便、耐受性强等。既适用于口服，也可管饲。适用于胃肠道功能基本正常的患者。

2. 要素制剂

蛋白质水解形成的短肽或氨基酸，淀粉水解形成的葡萄糖、蔗糖、麦芽糖、糊精以及甘油三酯、矿物质和维生素的混合物，是一种营养素齐全，化学组成明确的营养制剂，又称单体膳。要素制剂具有易吸收、无渣或少渣、无乳糖、低脂等优点，适用于消化功能明显减弱，但肠道吸收功能部分存在的患者；其不足之处在于渗透压高、口感较差。

3. 组件制剂

以某种或某类营养素为主的肠内营养制剂，也称不完全营养制剂。主要包括蛋白质组件、脂肪组件、糖类组件、维生素组件和矿物质组件等。主要用于对完全制剂进行补充或强化，以弥补其在适应个体差异方面欠缺灵活的不足。也可采用两种或两种以上的组件制剂构成组件配方，以适合患者的特殊需要。例如蛋白质组件主要适用于严重创伤、恶性肿瘤等需要增加蛋白质的患者，或与其他组件一起构成含少量蛋白质的组件配方，用于肝肾功能衰竭等需要限制蛋白质的患者。

4. 特殊治疗用制剂

根据患者所患疾病特点，既达到营养支持目的，又有治疗作用的肠内营养制剂。为满足疾病状态下特殊代谢与治疗需要，各制剂间营养成分和含量也不尽相同，主要包括糖尿病、肾病、肝病、肿瘤、创伤等多种适用类型。

举例：① 糖尿病适用型 为低血糖指数、高膳食纤维配方，通过改良碳水化合物的来源（添加抗性淀粉、膳食纤维、低聚糖等成分）以延缓葡萄糖的吸收；② 肾病适用型 含有足够的能量、8 种必需氨基酸及组氨酸。目的是利用体内分解的氨重新合成非必需氨基酸，既可降低血液尿素氮的水平，缓解尿毒症症状，又可合成蛋白质，达到正氮平衡；③ 肝病适用型 为高支链氨基酸配方，而芳香族氨基酸含量较低，目的是既防止肝性脑病的发生或减轻其症状，又给予营养支持，促进肝功能的恢复与肝组织的再生。

7.1.2.6 并发症

一般情况下，肠内营养不容易出现并发症，即使出现，症状也不严重。在严格掌握肠内营养适应证，加强临床监测和重视患者原发病处理的情况下，大多数肠内营养的并发症是可以预防的。

1. 胃肠道并发症

以腹胀、腹泻、恶心、呕吐和反流为主要表现，是肠内营养最常见的并发症。引起腹胀、腹泻的常见原因有营养制剂选择不当、营养液渗透压偏高、浓度大、温度低、输注速度快等。引起恶心、呕吐、反流的常见原因有不耐受营养制剂气味、胃肠动力差、喂养体位不正确等。

2. 代谢并发症

由于营养液配方很难匹配所有个体的需要,危重、年老、意识障碍的患者比较容易出现代谢并发症。最常见的症状是脱水和高血糖。预防和治疗代谢并发症的关键是认真监测水出入量、离子、血糖、血脂、肝等指标,若有异常应及时纠正。例如在对糖尿病或高应激状态下病人进行肠内营养支持或治疗时,常常会并发高血糖。此时一般建议给予糖尿病专用型肠内营养制剂,并减缓营养液输注速度或降低其浓度,同时输注胰岛素以调节血糖。

3. 感染并发症

常见原因有肠道菌群易位和误吸引起的吸入性肺炎。另外,营养制剂及输送系统容器管道的污染也可造成病人的感染,应注意配制中的无菌操作、定期更换输注器具。配制后的营养液应放入 4 ℃ 冰箱中保存,并在 24 h 内使用完毕。

4. 机械并发症

其发生主要与喂养管大小、质量、置管位置有关,也与医生的置管经验有关。常见的有鼻咽部糜烂、鼻窦炎、中耳炎、咽喉部溃疡、食道炎和食道溃疡等。对需长期置管者,建议行胃或空肠造口。

7.1.3 肠外营养

肠外营养即静脉内营养,是指经静脉为无法经胃肠道摄取和利用营养物的患者提供能量以及各种营养素,以纠正或预防营养不良,维持机体生理功能的营养支持治疗方法。所有营养素完全经肠外获得的营养支持方式称为全肠外营养,部分营养来自肠外途径的称为部分肠外营养。

7.1.3.1 适应证

(1)重度营养风险或蛋白质-能量营养不良,经口或经肠道营养素摄入不足,且短期内(10 ~ 14 d)无法恢复正常饮食者。

(2)胃肠道功能障碍。

(3)肠梗阻、消化道瘘(尤其是高位小肠瘘、多发性肠瘘)、短肠综合征。

(4)重症活动期炎性肠病,无法耐受肠内营养。

(5)重症胰腺炎,肠内营养出现不良反应或能量供应不足需联合应用肠外营养。

(6)放射性肠炎。

(7)大面积烧伤、严重复合伤、大范围手术、严重感染与败血症等强烈应激状态。

7.1.3.2 禁忌证

(1)严重水、电解质紊乱,酸碱平衡失调。

(2)休克、器官功能衰竭终末期。

7.1.3.3 输注途径

肠外营养的输注途径分为中心静脉置管和周围静脉置管两种途径，最终选择哪种途径，需综合考虑以下多种因素：患者病情、营养需要、预计实施肠外营养的时间、外周静脉的生存力、中心静脉置管的风险、住院与否以及操作者的技术熟练程度等。

1. 周围静脉置管

周围静脉营养通常选择上肢的周围静脉（以手背静脉为主）进行置管，其疗程一般在 15 d 以内，主要用于改善患者手术前后的营养状态或纠正营养不良。由于采用外周静脉穿刺，操作比中心静脉营养简便，故在普通病房就可实施。但需注意的是：若营养液含葡萄糖超过 10%、含蛋白质超过 5%、pH<5 或 >9、渗透压 > 600 mOsm/L，则不适于经周围静脉输注，因其会对静脉造成损伤。若确需输注，应稀释后输注。但此时液体容量往往较大，对于需要限制液体量的病人而言，可能无法满足其营养需要。

2. 中心静脉置管

中心静脉置管主要包括经皮穿刺中心静脉置管、经外周穿刺置入中心静脉导管。前者以经锁骨下静脉和颈内静脉穿刺最为常用，后者常选择的穿刺部位是肘窝的贵要静脉、肘正中静脉、头静脉。不管如何选择穿刺部位，导管的尖端均应达上腔静脉。

上腔静脉被选为中心静脉置管的最终部位是因其管径较大、液体流速快、血流量大。输入的液体很快被血液稀释，不引起对血管壁的刺激，不受浓度和速度的限制，而且能 24 h 持续输注。能够最大限度满足机体的营养需要，还能减少患者因反复静脉穿刺所遭受的痛苦，同时避免表浅静脉栓塞、炎症等并发症的发生。

中心静脉置管适合长期（ > 2 周）应用。需长期肠外营养支持、输注的液体量受限以及营养需求较高的患者应采用此置管途径。

7.1.3.4 供给方式

早期常采用多瓶输注的方式进行营养液的供给，即用输液瓶同时或相继输注葡萄糖、氨基酸溶液与脂肪乳剂等，不仅加大了工作量，还增加了错输漏输以及营养液污染的概率。目前主要采用"全合一"的输注方式，该方法将所有营养成分在无菌条件下均匀混合在一个容器中，具有诸多优点：费用较低；减少管道连接、输液瓶更换等操作，败血症发生概率明显降低；添加脂肪乳剂可降低营养液渗透压，从而减少对静脉的刺激。

7.1.3.5 肠外营养制剂

因采用静脉途径输注，故肠外营养制剂需具备无菌、无毒、无致热源、适宜的 pH 和渗透压、良好的相容性等基本要求。其制剂的组成成分均为中小分子营养素，需按患者每日所需能量和各种营养素进行供给。

1. 脂肪乳剂

脂肪乳剂主要由水、甘油三酯、乳化剂（大多为卵磷脂）和稳定剂（甘油）组成，其中甘油三酯常采用大豆油、红花油、椰子油、橄榄油和鱼油等。

常用的脂肪乳剂包括长链脂肪乳剂、中/长链脂肪乳剂、橄榄油/大豆油混合脂肪乳剂和鱼油脂肪乳剂。其中，中/长链脂肪乳剂含50%可快速转换的中链甘油三酯，与长链甘油三酯相比具有氧化快速完全、很少引起脂肪浸润、对肝功能影响小的优势，适用于肝功能出现轻度异常或需较长时间输入脂肪乳剂的患者。但因其生酮作用较强，故不适用于肝硬化、糖尿病患者。

输注脂肪乳剂时需注意调节输注速度，输入太快可能会出现急性反应，如发热、畏寒、心悸、呕吐等。

2. 葡萄糖溶液

葡萄糖是临床最常用的能量制剂，可提供机体所需能量的50%~60%，包括5%、10%、25%和50%等规格的注射液。目前不主张单独使用葡萄糖制剂，而应与脂肪乳剂合用，以减少葡萄糖的用量，避免糖代谢紊乱的发生（高血糖、糖尿及高渗性脱水等）。在大量输注葡萄糖时，需补充适量的胰岛素以弥补内源性胰岛素的不足。一般每日提供葡萄糖200~250 g，不宜超过300 g。

3. 氨基酸溶液

复方氨基酸溶液包括必需氨基酸和某些非必需氨基酸，除了可供给能量外，主要用于为机体提供氮源、维持正氮平衡、促进体内蛋白质合成、组织愈合及合成酶、激素。具有纯度高、含氨量低、不良反应小和利用率高等优势。

目前临床上常规使用的成人平衡型氨基酸溶液中含有13~20种氨基酸，包括所有必需氨基酸。此外，对于肾功能衰竭患者，则应专门选择高比例的必需氨基酸溶液，以使尿素氮水平降低。对于肝功能不全病人，由于其血中芳香族氨基酸水平上升，易导致肝性脑病的发生，因此应选择以支链氨基酸为主的氨基酸溶液。在某些特殊情况下，如急性感染、严重创伤、肿瘤等，应注意谷氨酰胺等条件必需氨基酸的补充。

4. 微量元素

有供成人用的复方微量元素制剂和专供儿科用的制剂。

5. 维生素制剂

多为复方制剂，有只含水溶性或脂溶性维生素的，也有两者均有的。应用时应加入全合一营养液或脂肪乳剂内。

6. 电解质制剂

主要用于维持血液的酸碱平衡和水盐平衡，以保持机体内环境的稳定。其补给量因病人病情而定，需根据血清及24 h尿中电解质检查结果予以灵活调整。电解质制剂均为单一制剂，主要包括10%氯化钠、10%氯化钾、10%葡萄糖酸钙、25%硫酸镁等，一般稀释在营养制剂中滴注。

7.1.3.6 并发症

1. 置管并发症

这类并发症均与中心静脉导管的置入技术及护理有关，常见的有空气栓塞、气胸、血胸、血肿、臂丛神经或分支损伤、血管和胸导管损伤等。此外，护理不当也可造成导管脱出、折断等并发症。若能准确把握锁骨下静脉、颈内静脉及其周围组织的解剖，并严格按照操作规程和熟练掌握操作技术，这些并发症大部分是可以预防的。

2. 感染并发症

导管相关性感染包括导管的局部感染和全身导管相关血流感染两种情况，其发生主要是由置管时无菌操作不严、插管后局部伤口处理欠妥、导管护理不当、放置时间过长以及营养制剂在配制、输注过程中受到污染所致。

其中，全身感染可引起菌血症或败血症，而导管性败血症是肠外营养常见的严重并发症。营养液是良好的培养基，可使细菌迅速繁殖，引发脓毒血症，因此每一步骤必须严格按照无菌操作技术规定进行。在中心静脉营养过程中，突然出现寒战高热，而无法用其他病因解释时，则应考虑导管性败血症。此时应立即拔除旧导管，做导管头及血细菌培养，同时辅以周围静脉营养。必要时应根据药物敏感试验配合抗生素治疗。

3. 代谢并发症

（1）液体量超负荷

液体输注量过多可致心肺超负荷，严重的会引发器官衰竭。故对老年、心肺功能与肾功能不全患者，应特别注意控制液体输入量与输液速度。

（2）糖代谢紊乱

主要包括低血糖、高血糖和高渗性非酮性昏迷。

长期肠外营养治疗的患者，若突然停止输液，容易引发反应性低血糖。因为静脉持续输入葡萄糖，会刺激胰腺大量分泌胰岛素。若突然停用，有可能导致血糖急性下降，发生低血糖反应，甚至昏迷，严重者还会危及生命。故在高糖液体输完后，应以等渗溶液维持数小时过渡，再改用无糖溶液，以免诱发低血糖。

若葡萄糖输入过多、过快，外源性胰岛素补充不足，则会出现高血糖。因此应控制糖的摄入速度，并监测血糖和尿糖。也可提高营养液中脂肪的比例，或在葡萄糖溶液中加入适量胰岛素。

高血糖所致的高渗状态可使脑细胞脱水，从而导致高渗性非酮性昏迷。一旦发生，应立即停用含糖溶液，改用大量低渗盐水以纠正高渗环境，同时加用适量胰岛素以降低血糖。

（3）肝脏损害

长期肠外营养可致肝功能损害，一般表现为转氨酶和碱性磷酸酶升高。营养液用量越大，肝功能异常发生的机会就越多，尤其是葡萄糖的用量。处理措施主要是尽量去除或纠正诱因，积极进行护肝等治疗。

（4）电解质紊乱

电解质紊乱是肠外营养较为常见的并发症，最常见的是低钾、低镁及低磷。其中尤其要注意磷的补充。应通过定期监测其血液浓度，因病因人及时调整补充量。

（5）代谢性骨病

长期应用肠外营养支持治疗，因营养液中钙、磷含量有限，故容易引发骨质软化症、骨质疏松症，儿童患者则易出现佝偻病。因此在补充钙磷的同时，还应适量补充维生素 D，以防止代谢性骨病的发生。

4. 肠道并发症

主要是肠黏膜萎缩。长时间的肠外营养，特别是不能经口摄食者，容易发生胆囊结石和肠黏膜萎缩。后者又容易导致肠道内细菌和内毒素移位，损害肝脏及其他脏器的功能，引发内源性感染性并发症。预防此并发症的有效措施是尽早恢复肠内营养，促使萎缩的黏膜增生，以维持肠道的正常功能。另外有研究显示，补充谷氨酰胺可预防肠黏膜萎缩。

7.2 常见慢性病的营养干预

7.2.1 肥 胖

7.2.1.1 概 述

肥胖症是指体内储存过多的脂肪。表现为脂肪细胞体积增大和（或）脂肪细胞数增多。肥胖症可分为单纯性肥胖和继发性肥胖两大类。前者是遗传因素和环境因素共同作用的结果，后者是某些疾病的临床表现。随着生活水平的改善和体力劳动的减少，肥胖症有逐年增加的趋势。男性肥胖患者脂肪通常分布在腰部以上，集中在腹部，称为苹果型肥胖；女性肥胖患者脂肪通常分布在腰部以下，称为梨型肥胖。苹果型比梨型肥胖患者更易发生代谢综合征。

7.2.1.2 营养代谢特点

1. 能 量

能量摄入量长期大于能量消耗量，多余的能量转变成脂肪储存在体内，即可引起肥胖。控制能量摄入和增加能量消耗，才能纠正能量代谢的失衡。摄入过多能量可发生在任何年龄，成年起病者多为脂肪细胞体积增大，幼年起病者多为脂肪细胞数量增多和体积增大。

2. 脂肪和碳水化合物

膳食脂肪的能量密度高，过多摄入易使能量超标。饱和脂肪酸易转化为体脂，引起肥胖。单糖和双糖消化吸收快，反馈性引起胰岛素过度分泌，促进葡萄糖进入细胞合成体脂。

3. 蛋白质

肥胖患者由于限制膳食能量摄入量，会引起机体组织蛋白分解，易发生蛋白质营养不良，应提高低能量膳食中蛋白质，尤其是优质蛋白质的比例。但蛋白质摄入过量，含氮代谢产物增加，会加重肝肾负担。

7.2.1.3 营养治疗方法

1. 营养治疗目的

肥胖是一种慢性病，需长期控制能量摄入和增加体能消耗，促进体脂分解。营养治疗的目的是通过长期摄入低能量平衡膳食，增加运动消耗体脂，减轻体重并维持身心健康。

2. 营养治疗原则

（1）限制总能量摄入量。能量摄入量应低于能量消耗量。减少能量摄入量应循序渐进，体重也不宜骤减，一般以每月减重 0.5 ~ 1.0 kg 为宜。

（2）限制脂肪摄入。脂肪应占膳食总能量的 20% ~ 25%，不宜超过 30%；膳食胆固醇供给量少于 300 mg/d 为宜。饮食中控制动物脂，多用植物油。食物以少油烹调方法制备，烹调用油控制在 10 ~ 20 g/d。

（3）减少碳水化合物。摄入膳食碳水化合物占总能量的 45% ~ 60%为宜。以复合碳水化合物为主，尽量少用或不用富含精制糖的食品。

（4）充足的蛋白质供给。蛋白质供给应充足，但不能过量。一般蛋白质占总能量的 20% ~ 30%为宜，其中至少有 50%为优质蛋白质。

（5）充足的维生素、无机盐和膳食纤维。各种无机盐和维生素应供给充足。新鲜蔬菜和水果是无机盐和维生素的重要来源，且富含膳食纤维和水分，属低能量食物。

（6）良好的饮食和运动习惯。一日三餐定时定量，晚餐不宜吃得过多过饱，少吃甜食和含糖饮料。吃饭细嚼慢咽。坚持运动增加能量消耗。

7.2.2　糖尿病

7.2.2.1　概　述

糖尿病是由多种病因引起的、以慢性高血糖为特征的代谢性疾病。临床表现为糖耐量减低、高血糖、糖尿，以及多尿、多饮、多食、消瘦、乏力等症状。久病可引起多系统损害，最终导致脏器功能缺陷或衰竭。糖尿病与遗传和环境等多种因素有关。

糖尿病分为 1 型糖尿病、2 型糖尿病和其他特殊类型糖尿病（如妊娠糖尿病）。2 型糖尿病的危险性随年龄、肥胖和缺乏体力活动而增加，是最常见的糖尿病类型。这类患者占糖尿病人总数的 80% ~ 90%。

7.2.2.2　糖尿病的危险因素

遗传因素：糖尿病是多基因疾病，具有遗传易感性和遗传异质性。如"节约基因"学说，有了这种基因的人群，当食物摄入充足或消耗减少时，易产生肥胖，致胰岛素分泌缺陷和胰岛素抵抗，成为诱发糖尿病的潜在危险因素之一。

环境因素：①饮食因素：长期摄入高能量高脂肪低膳食纤维的膳食，易诱发糖尿病和肥胖，超重和肥胖是糖尿病的重要危险因素。②生理因素：年龄增大、妊娠。③病理因素：高血脂、高血压、向心性肥胖、感染等。④社会因素：轻体力劳动者，体力活动减少。

7.2.2.3　临床表现

糖尿病的典型症状是三多一少，即多尿、多饮、多食、消瘦乏力。1 型患者大多发病较快，病情较重。2 型患者多数发病缓慢，病情相对较轻，常在出现并发症时才被发现。成年患者在发病的早期或发病前可有餐前低血糖反应，进食后即可缓解，症状有轻有重，病程可持续几年、十几年。

7.2.2.4 营养代谢特点

胰岛素是体内唯一促进能源贮备和降低血糖的激素。一旦胰岛素不足或缺乏，可引起机体物质代谢紊乱。长期的代谢紊乱可导致糖尿病并发症，甚至昏迷和死亡。

1. 能　量

糖尿病患者易发生能量代谢的紊乱。能量摄入过低，易引发脂类代谢紊乱，产生过多的酮体，导致酮血症；能量摄入过高易使体重增加，血糖难以控制。应根据糖尿病患者的年龄、性别、活动状况和体重来确定合适的能量供给量。

2. 碳水化合物

糖尿病患者易出现糖代谢紊乱，导致血糖增高、尿糖排出增多，引起多尿、多饮和多食。糖尿病患者摄入碳水化合物过多时，极易出现高血糖；但碳水化合物摄入不足时，易导致酮血症。

3. 脂　类

糖尿病患者易形成脂肪肝。糖尿病患者为防止酮血症，需要适量地摄入碳水化合物，减少体脂的过多动员氧化，限制饱和脂肪酸摄入量。

4. 蛋白质

糖尿病患者能量代谢紊乱，动员蛋白质分解供能，易发生负氮平衡，影响儿童生长发育，患儿消瘦，易感染，伤口不易愈合。

5. 维生素

糖尿病患者糖异生作用增强，B 族维生素消耗增多。充足的维生素对调节机体的物质代谢有重要作用。

6. 矿物质

糖尿病患者多尿，易导致低血锌和低血镁。缺锌会引起胰岛素分泌减少，组织对胰岛素作用的抵抗性增强。低镁血症会引起 2 型糖尿病患者组织对胰岛素不敏感，并与视网膜病变和缺血性心脏病有关。三价铬是葡萄糖耐量因子的组成成分，是胰岛素的辅助因素，有增强葡萄糖利用和促进葡萄糖转变为脂肪的作用。

7.2.2.5 营养治疗方法

综合治疗措施包括：①营养治疗；②运动治疗；③药物治疗；④宣传教育；⑤自我监测。其中营养治疗是最基本的措施，部分轻型患者单纯采用营养治疗即可。

1. 营养治疗目的

保护胰腺功能，改善血糖、尿糖和血脂水平，使其达到或接近正常，减少急慢性并发症的发生。供给适合患者的平衡膳食，维持健康和从事正常活动，提高生活质量。

2. 营养治疗原则

（1）糖尿病营养治疗的首要原则是合理控制能量摄入量。能量的供给根据病情、血糖、尿糖、年龄、性别、身高、体重、活动量大小以及有无并发症确定。能量摄入量以维持或略低于理想体重为宜。在每日总能量摄入量范围内，适当增加餐次有利于改善糖耐量，预防低血糖。

（2）适当提高碳水化合物摄入量。可提高胰岛素的敏感性，减少体内脂肪和蛋白质分解，预防酮血症。碳水化合物供给量占总能量的 50%～60% 为宜，相当于主食 250～400 g。食物血糖指数越低，对血糖的升高反应越小。进食速度、食物中水溶性膳食纤维和脂肪的含量、胃排空速度、胃肠道的消化功能、膳食中食物的种类及食物中有否阻碍消化吸收的因子等，都会影响食物的血糖指数。食物品种多样化，多用粗粮和复合碳水化合物，少用富含精制糖的甜点。食用低 GI 水果时，应适当减少部分主食。

（3）适当限制膳食脂肪摄入量，尤其是饱和脂肪酸摄入量。一般膳食脂肪占总能量的 20%～30%，其中饱和脂肪酸占总能量应少于 10%，多不饱和脂肪酸不宜超过总能量的 10%，单不饱和脂肪酸可占总能量的 10%～20%。胆固醇摄入量应少于 300 mg/d，合并高脂血症者，应低于 200 mg/d。

（4）适当增加蛋白质供给量。蛋白质可达到或高于总能量的 20%。伴有肾功能不全时，应限制蛋白质摄入量。膳食中应有 1/3 以上的蛋白质为优质蛋白质。

（5）供给足够的维生素。补充 B 族维生素可改善患者的神经系统并发症，补充维生素 C 可防止微血管病变，补充维生素 A 可弥补患者维生素 A 缺乏，补充维生素 E、维生素 C 和胡萝卜素可加强患者抗氧化能力。

（6）供给充足的矿物质。适当增加钾、镁、钙、铬、锌等元素的供给。但应限制钠盐摄入，以防止和减轻高血压、高脂血症、动脉硬化和肾功能不全等并发症。

（7）供给适量的膳食纤维，有效改善糖代谢。水溶性膳食纤维能吸水膨胀，吸附并延缓碳水化合物在消化道的吸收，有助于患者的血糖控制。非水溶性膳食纤维能促进肠蠕动，加快食物通过肠道，减少吸收，间接缓解餐后血糖。建议膳食纤维供给量 20～35 g/d。

7.2.3 高脂血症

7.2.3.1 概 述

高脂血症是指机体血浆中胆固醇和（或）甘油三酯水平升高。可表现为高胆固醇血症、高甘油三酯血症，或混合型高脂血症（两者兼有）。血脂异常是一类较常见的疾病，饮食、肥胖、年龄、性别等是其重要发病因素。

高脂血症患者由于血液黏稠度增加，血流速度缓慢，表现为倦怠易困，肢体末端麻木、感觉障碍，记忆力减退，反应迟钝等。出现动脉硬化或原有动脉硬化加重，细小动脉阻塞时，出现相应靶器官功能障碍。

7.2.3.2 营养代谢特点

1. 脂 类

饱和脂肪酸能抑制低密度脂蛋白受体活性,摄入过高可使血浆胆固醇水平升高。单不饱和脂肪酸能降低血总胆固醇和低密度脂蛋白,而且不降低高密度脂蛋白,不易引起低密度脂蛋白氧化。多不饱和脂肪酸能降低血液总胆固醇、低密度脂蛋白。膳食胆固醇可影响血中胆固醇水平,升高低密度脂蛋白,但个体内对膳食胆固醇摄入量的反应差异大。

2. 蛋白质

蛋白质的构型和氨基酸组成均可影响血脂代谢。补充足量的精氨酸,能对抗因高胆固醇血症引起的内皮 NO 活性降低的作用。

3. 碳水化合物

碳水化合物摄入过多,除引起肥胖外,会引起血浆极低密度脂蛋白和甘油三酯含量升高,降低高密度脂蛋白。

4. 维生素

维生素 E 能降低血浆低密度脂蛋白和阻止低密度脂蛋白氧化,增加高密度脂蛋白水平。维生素 C 参与胆固醇代谢,促进肝脏胆固醇转化为胆汁酸排出,从而降低血胆固醇水平。

5. 矿物质

镁能改善脂质代谢。缺钙会引起血胆固醇和甘油三酯升高。铬是葡萄糖耐量因子的组成成分。缺铬可引起糖代谢和脂类代谢紊乱。补铬可降低血甘油三酯、胆固醇和低密度脂蛋白,并提高高密度脂蛋白的含量。

7.2.3.3 营养治疗方法

1. 营养治疗目的

以平衡膳食为基础,维持正常的体重。控制总能量摄入,限制膳食脂肪尤其是饱和脂肪和胆固醇,缓解血脂异常,预防并发症。

2. 营养治疗原则

(1)控制总能量摄入。总能量摄入应以体重为基础,适当增加运动量,维持正常体重。

(2)限制脂肪和胆固醇摄入。脂肪供能占总能量的 20%~25%为宜。一般膳食以饱和脂肪酸、单不饱和脂肪酸和多不饱和脂肪酸比例约为 1∶1∶1 为宜。饱和脂肪酸、多不饱和脂肪酸不宜过量摄入。胆固醇摄入量应<300 mg/d。少吃猪肉,适当吃些鸡、兔、牛、羊等瘦肉,海鱼类适当多吃。烹调选择植物油。动物内脏、脑和蛋黄的胆固醇含量高,尽量不吃。大豆含磷脂和不饱和脂肪酸多,豆制品是较好的保健食品。

(3)适量的蛋白质和碳水化合物。蛋白质摄入量占总能量的 13%~15%为宜,碳水化合物占总能量的 55%~65%。少吃甜食和含糖的饮料。甘油三酯血症患者,碳水化合物应减少至占总能量的 50% ~ 55%。

（4）充足的维生素、矿物质和膳食纤维。提倡多吃新鲜蔬菜和水果，适当吃些粗粮、杂粮，以保证充足的维生素、矿物质和膳食纤维的摄入量。饮食宜清淡、少盐，伴有高血压者，应限盐。

（5）少饮酒，多喝茶。酒会促进肝脏合成内源性甘油三酯和低密度脂蛋白，建议少饮酒，如饮酒也应饮低度酒。茶叶含有茶多酚等成分，可降低胆固醇在动脉壁的沉积，抑制血小板凝集，促进纤溶酶活性，抗血栓形成，建议多喝茶。

7.2.4　痛　风

7.2.4.1　概　述

痛风是嘌呤合成代谢紊乱和（或）尿酸排泄减少、血尿酸增高所致的一组疾病。其临床表现为高尿酸血症及尿酸盐结晶、沉积所引起的特征性关节炎、痛风石和尿酸肾结石形成，严重者可致关节活动功能障碍和畸形。根据导致血尿酸升高的原因，痛风可分为原发性和继发性两大类。原发性痛风大多病因尚未明确。继发性痛风可由肾脏病、血液病、药物等多种因素引起。

7.2.4.2　临床表现

痛风多见于体型肥胖的中老年男性，女性发病多在绝经期后。发病前常有无症状高尿酸血症史。主要表现如下：

（1）急性关节炎。常是痛风的首发症状，最易累及第一跖趾关节，其次为踝、跟、膝、腕、指、肘等关节。多数为单一关节受影响，反复发作则受累关节增多。典型发作起病急骤，患者常在午夜痛醒。一般数小时至数周后自然缓解。多次反复发作可发展为慢性关节炎和痛风石。

（2）痛风石及慢性关节炎。痛风石是痛风的特征性病变，呈黄白色大小不一的隆起，初起质软，随着纤维组织的增生渐变硬如石。痛风石沉积不断扩大增多，关节结构及其软组织会被破坏，引起关节畸形、活动受限、功能丧失。

（3）痛风性肾病。尿酸盐结晶在肾组织沉积可引起慢性间质性肾炎，进而发生肾功能不全症状群。肾小管急性、大量、广泛的尿酸盐结晶阻塞，可产生急性肾功能衰竭。

（4）尿酸性尿路结石。绝大多数为纯尿酸结石，泥沙样结石常无症状，较大者有肾绞痛、血尿。

秋水仙碱试验性治疗对急性关节炎期诊断有意义。

7.2.4.3　营养代谢特点

1. 嘌　呤

人体尿酸来源有两个途径。外源性占 20%，来自富含嘌呤或核蛋白食物在体内的消化代谢；内源性占 80%，是由体内氨基酸、磷酸核糖和其他小分子化合物合成的核酸所分解而来。嘌呤最终代谢产物是尿酸。高嘌呤饮食可使血尿酸值增高，诱发痛风发作。停止摄入嘌呤，可使痛风患者血尿酸减低。

2. 宏量营养素

食物中的嘌呤多与蛋白质共存,高蛋白质饮食不但嘌呤摄入增多,也可促进内源性嘌呤的合成和核酸的分解。脂肪摄入过多,血酮浓度增加,会与尿酸竞争并抑制尿酸排泄。果糖促进核酸分解,增加尿酸产生,应减少摄入。

3. 维生素

B 族维生素和维生素 C 可促进组织沉积的尿酸盐溶解,有利于缓解痛风。

7.2.4.4 营养治疗方法

1. 营养治疗目的

限制外源性嘌呤的摄入,减少尿酸的来源,并增加尿酸的排泄,以降低血尿酸水平,从而减少急性发作的频率和程度,防止并发症。

2. 营养治疗原则

(1)限制嘌呤。患者应长期控制嘌呤摄入。在急性期,应严格限制嘌呤摄入少于 150 mg/d,可选择嘌呤含量低的食物,禁用含嘌呤高的食物。在缓解期,视病情可限量选用嘌呤含量中等的食物。

(2)控制能量摄入。患者多伴有超重或肥胖,应控制能量摄入尽量达到或稍低于理想体重。减少体重应循序渐进,切忌猛减,否则引起体脂分解过快会抑制尿酸的排除,诱发痛风症急性发作。

(3)限制蛋白质摄入。适量限制蛋白质供给可控制嘌呤的摄取。优质蛋白质可选用不含或少含核蛋白的乳类、干酪、鸡蛋等。在痛风性肾病时,应根据尿蛋白的丢失和血浆蛋白质水平适量补充蛋白质;但在肾功能不全,出现氮质血症时,应严格限制蛋白质的摄入量。

(4)限制脂肪摄入。脂肪减少尿酸排泄,应适量限制,摄入量占总能量的 20%~25%,并用蒸、煮、炖、卤、煲、焯等用油少的烹调方法。

(5)合理供给碳水化合物。碳水化合物有抗生酮作用和增加尿酸排泄的倾向,是能量的主要来源,占总能量的 55%~65%。但果糖可增加尿酸的生成,应减少其摄入量。

(6)充足的维生素和矿物质。各种维生素,尤其是 B 族维生素和维生素 C 应足量供给。多供给富含矿物质的蔬菜和水果等食物,有利于尿酸的溶解与排出。应限制钠盐摄入,通常用量 2~5 g/d。

(7)多饮水。饮水量应保持 2000~3000 mL/d,以维持一定的尿量,促进尿酸排泄,防止结石生成。多选用富含水分的水果和食品。但若伴有肾功能不全,水分应适量。

(8)限制刺激性食物。乙醇可使体内乳酸增多,抑制尿酸排出,并促进嘌呤分解使尿酸增高,诱发痛风发作,不宜饮酒。此外,强烈的香料和调味品,如辛辣调味品也不宜食用。茶和咖啡可适量食用。

7.2.5 骨质疏松症

7.2.5.1 概 述

骨质疏松症是以骨量减少和骨组织微观结构破坏为特征，导致骨的脆性和骨折危险性增高的全身性疾病，是老年人的一种常见病。骨质疏松主要症状是骨痛，尤以腰背痛最常见，主要并发症是骨折，以椎体骨折最常见，而髋部骨折危害最大。

根据病因可分为三大类型：①原发性骨质疏松症：随年龄增长而出现的骨骼生理性退行性病变。Ⅰ型常见于绝经不久的女性，又称绝经后骨质疏松，以骨吸收增加为主，骨小梁丢失大于骨皮质丢失，多发生在脊柱和桡骨远端。Ⅱ型多在 65 岁以后发生，又称老年性骨质疏松，以骨形成不足为主，骨小梁和骨皮质呈同等比例减少，主要侵犯椎骨和髋骨。②继发性骨质疏松症：由其他疾病如内分泌疾病、血液病、长期卧床等继发。③特发性骨质疏松症：多见于 8 ~ 14 岁青少年，常伴有遗传家族史。

7.2.5.2 营养代谢特点

1. 钙

钙是骨的主要成分，老年人骨质疏松的发生和发展与一生中钙摄入状况有密切关系。在青少年期开始就有足够的钙供给，增加骨矿化程度，长期保持足量钙摄入，使骨质疏松速度减慢，骨折的危险性降低。

2. 磷

一般饮食中含磷丰富，钙磷比值在 2∶1 ~ 1∶2 合适。

3. 维生素

$1, 25\text{-}(OH)_2\text{-}D_3$ 促进小肠钙吸收，减少肾钙磷排泄，有利于骨质钙化。维生素 A 和维生素 C 参与骨胶原和黏多糖的合成，后两者是骨基质的成分，对骨钙化有利。

4. 蛋白质

蛋白质是组成骨基质的原料，但摄入高蛋白质膳食可增加尿钙排泄。一般情况下，高蛋白质膳食常伴有大量的磷，后者可减少尿钙排出，故对钙平衡影响相互抵消。

7.2.5.3 营养治疗方法

1. 营养治疗目的

在合理能量和蛋白质供给的基础上，通过膳食补充钙、磷、维生素 D 等，预防和治疗骨质疏松症。骨质疏松的预防比治疗更为重要。

2. 营养治疗原则

（1）充足的钙。膳食钙的供给量在接受雌激素治疗的绝经期妇女为 800 mg/d，没有使用雌激素的妇女和老人应达到 1000 ~ 1200 mg/d。奶和奶制品含钙量多且吸收率也高，是优先选用的食物，对于伴高脂血症的患者可选用脱脂奶。可以连骨或壳吃的小鱼、小虾和一些硬果类，含钙也较多。必要时可适量补充钙剂，但总钙摄入量不超过 2000 mg/d，过量摄入会增加肾结石等危险性。

（2）适量的磷。膳食磷的适宜供给量为 700 mg/d，合适的钙磷比例有利于钙的利用和减慢骨钙丢失。食物中普遍富含磷，磷摄入过多可能会加重骨质疏松的危险性。

（3）充足的维生素。维生素 D 促进钙的吸收和利用，推荐摄入量为 10 mg/d，适宜多晒太阳，以增加体内维生素 D 的合成。维生素 A 促进骨骼发育，维生素 C 促进骨基质中胶原蛋白的合成，故应足量供给。

（4）适量蛋白质。蛋白质可促进钙的吸收和储存，但过量也促进钙的排泄，故应适量供给。

（5）科学烹调。谷类中的植酸和蔬菜中的草酸，与钙结合成不溶性钙盐而降低钙的吸收，所以需在烹调上采取适当措施去除植酸和草酸。可以加适量水浸泡大米后再洗，以增加大米中植酸酶的活性。对含草酸高的蔬菜，可以先在沸水中焯一下，部分草酸溶于水后再烹调。

7.2.6　恶性肿瘤

7.2.6.1　概　述

肿瘤是机体在各种致瘤因素作用下，局部组织的细胞在基因水平上失去对其生长的正常调控，导致异常增生而形成的新生物。一般分为良性肿瘤和恶性肿瘤两大类。恶性肿瘤是目前危害人类健康最严重的疾病之一。大多数人类恶性肿瘤是环境因素与遗传因素相互作用的结果。环境因素包括膳食结构、生活方式和环境致癌物。

恶性肿瘤的早期常无明显的临床症状或症状轻微不典型，容易被患者忽视，而当出现促使患者就诊的症状时，恶性肿瘤往往已经发展到中、晚期。多数中、晚期恶性肿瘤常见的临床表现有发热、疼痛、厌食、程度不等的营养不良，局部肿块及其引起的各种压迫、阻塞和破坏症状，有些还可能有内分泌功能方面的变化。

7.2.6.2　营养相关病因

研究显示，恶性肿瘤的发生与烟酒嗜好、饮食营养不合理、职业接触理化因素、医源性因素及宿主自身因素等多种致癌因素密切相关。

1. 能　量

流行病学资料表明，能量摄入过多、超重、肥胖、有久坐生活习惯的人群，其乳腺癌、结肠癌、胰腺癌、胆囊癌、子宫内膜癌和前列腺癌的患病危险性增加，而有规律的体力活动和瘦型体质可降低患病危险性。

2. 脂　肪

恶性肿瘤与脂肪摄入量，尤其是含饱和脂肪酸量较高的动物性脂肪的摄入量呈正相关。结肠癌发病率与人均动物性脂肪、肉类消费水平、总能量摄入、活动量等因素密切相关。动物性脂肪摄入量与浸润性前列腺癌有强烈的相关性。脂肪的构成对肿瘤发病危险性的影响也有差别。饱和脂肪酸和动物性脂肪可能增加肺癌、乳腺癌、结肠癌、直肠癌、子宫内膜癌、前列腺癌的危险性。单不饱和脂肪酸与乳腺癌呈负相关。常食鱼油的地区的人群，肿瘤的死亡率亦低。血浆胆固醇水平与肝癌、结肠癌、直肠癌、肺癌、白血病、脑肿瘤的发生呈正相关。

3. 蛋白质

膳食蛋白质摄入过低和过高均会促进肿瘤的发生，应适当摄入。动物实验证实牛奶酪蛋白对胃内致癌物亚硝胺的合成有抑制作用。经常食用大豆制品者胃癌的发病危险性相对较低。

4. 膳食纤维

膳食纤维摄入量与肠癌发病危险性呈负相关。非洲居民的膳食纤维摄入量明显高于西方国家居民，大肠癌发病率远低于西方人。中美移民流行病学研究表明，由于北美华人膳食结构的改变，膳食纤维摄入量明显减少、脂肪摄入显著增加，结肠癌发病率随之上升。蔬菜、水果和全谷食物的抗癌作用与其富含膳食纤维有重要关系。

5. 维生素

维生素 A 与肿瘤的发生有着密切关系。几乎所有起源于上皮组织的恶性肿瘤，都与机体维生素 A 缺乏有关。摄入较多类胡萝卜素，尤其是 β-胡萝卜素，对多种癌症均显示有保护作用。

维生素 E 可以降低肺癌、宫颈癌、乳腺癌、结肠癌的发病危险性。临床研究证实，维生素 E 与某些抗癌药物合用可增强疗效，同时维生素 E 还可减轻化疗毒性反应。

摄入富含维生素 C 的膳食对口腔癌、食管癌和胃癌的保护作用有较强的一致性，其中高维生素 C 摄入量可降低胃癌发病危险性的证据较为充足。摄入新鲜的蔬菜和水果常与各种肿瘤的死亡率呈负相关。

叶酸缺乏使食管癌的危险性增加，叶酸和富含叶酸的食物与大肠癌和乳腺癌的危险性呈明显负相关。维生素 B_2、泛酸和烟酸对预防消化系统恶性肿瘤有着重要意义。维生素 B_6 可抑制膀胱癌的进展和转移。

维生素 D 可抑制肿瘤细胞的增殖。维生素 K_3 也具有抑癌活性。

6. 矿物质

钙可降低大肠癌的危险性，钙摄入量与大肠癌死亡率之间存在负相关。镁缺乏可导致机体免疫功能降低，诱发恶性肿瘤。锌摄入过低和过多都会降低机体免疫功能，增加患癌危险性。锌摄入过多还可影响硒的吸收。流行病学资料显示，锌过量可能与食管癌和胃癌有关。高铁膳食可能增加结肠癌、直肠癌和肝癌的危险性。硒的营养状况与癌症发病率呈负相关，硒对许多部位癌症的保护作用。硒可作为谷胱甘肽过氧化物酶的构成成分，清除自由基、保护机体组织免受氧化性损伤。碘过多和缺乏都会增加甲状腺癌的危险性。碘缺乏与甲状腺癌危险性增加存在着相关性。缺钼地区人群机体免疫功能降低，癌的发病率增高。缺钼可使环境和植物体内的亚硝酸盐含量增加，生成较强致癌作用的亚硝胺化合物。

7. 酒　精

饮酒可增加口腔癌、咽癌、喉癌、食管癌以及原发性肝癌的危险性。原发性肝癌与酒精性肝硬化有关。饮酒也有可能增加患结肠癌、直肠癌及乳腺癌的危险性。

7.2.6.3 营养代谢特点

1. 能　量

癌症患者能量代谢要比正常者高 10%。由于机体消耗增加，癌症患者体重下降明显。

2. 碳水化合物

癌症患者中常见葡萄糖不耐受症，表现为血糖水平升高以及乳酸的生成量增加。

3. 脂　肪

癌症患者由于应激和肿瘤本身释放的脂溶因素，可使脂肪分解作用增加、合成降低，血清脂蛋白酶活性降低，进而出现高脂血症。另外由于食物摄入量的减少，促发体重下降。

4. 蛋白质

癌症患者多有不同程度的蛋白质缺乏。患者肝脏蛋白质合成增加，而肌肉蛋白质合成降低。肌蛋白分解使患者消瘦、体重下降。此外，患者血浆支链氨基酸含量也下降。

5. 维生素

癌症患者血浆中抗氧化维生素含量下降，其他维生素，如维生素 B_{12} 在食管癌、胃癌患者血浆中含量降低。

6. 矿物质

癌症患者大多都有硒含量的降低和锌含量的降低，同时可见到抗氧化能力降低和细胞免疫功能的下降。

7.2.6.4 营养治疗方法

1. 营养治疗目的

满足肿瘤患者的机体需要，改善其营养状况，增强免疫功能，提高患者对手术、放疗、化疗的耐受力。

2. 营养治疗原则

（1）能量。多种恶性肿瘤的发生都与能量摄入过多有关；过少又易引起或加重患者营养不良，甚至导致恶病质。能量供给要适量，应视患者营养状况、活动量、性别、年龄而定，以能使患者保持理想体重为宜。

（2）蛋白质。癌症患者蛋白质有效摄入量减少，加之肿瘤高代谢，蛋白质消耗增加。手术、放疗、化疗也会对机体正常组织造成不同程度的损伤，损伤组织的修复需要大量的蛋白质。因此，蛋白质供给量要充足，供给量应占总能量的 15% ~ 20%，其中优质蛋白应占 50% 以上。

（3）脂肪。多种恶性肿瘤的发生都与动物性脂肪摄入过多有关。脂肪供给量要限制，应占总能量的 15%～20%，其中饱和脂肪酸、单不饱和脂肪酸与多不饱和脂肪酸的比例应为 1∶1∶1。

（4）碳水化合物。碳水化合物应占总能量的 60%～65%。供给足够的碳水化合物可以改善患者的营养状况，减少蛋白质的消耗，保证蛋白质的充分利用。另外，如果胃肠道条件允许，还应增加膳食纤维的供给。

（5）维生素和矿物质。多种恶性肿瘤的发生都与机体某些维生素和矿物质缺乏密切相关，应及时予以补充和调整。若膳食不能满足需要，可给予相应制剂，保证患者摄入足够的维生素和矿物质。

（6）特殊营养成分。有些食物中的生物活性成分，可能具有防癌抑癌作用，如香菇、木耳、金针菇、灵芝、海参中含有的多糖类物质，人参中含有的蛋白质合成促进因子，大豆中的异黄酮，茄子中的龙葵碱，四季豆中的植物红细胞凝集素等，可适量供给这些食物。

（7）其他。肝功能不全时应限制水、钠摄入，肾功能不全时应限制蛋白质摄入，接受放疗、化疗时饮食宜清淡。对于伴有严重消化吸收功能障碍者，可选用经肠要素营养或（和）肠外营养，防止出现恶病质状态。

7.2.7　原发性高血压

7.2.7.1　概　述

原发性高血压是以血压升高为主要临床表现伴或不伴有多种心血管危险因素的综合征。高血压是最常见的心血管疾病，在未服抗高血压药的情况下，收缩压 > 140 mmHg 和（或）舒张压 > 90 mmHg 即为高血压。血压水平与心血管疾病危险呈正相关，是冠心病、脑卒中的主要危险因素。

原发性高血压起因缓慢，早期多无症状，一般在体检时偶然发现血压升高，症状与血压水平未必一致。随病程进展，血压持久升高，最终引起心、脑、肾等重要器官损害。

7.2.7.2　营养代谢特点

影响血压的主要膳食因素有盐、酒精和体重等。

1. 钠

食盐的摄入量与高血压的发生率密切相关。平均尿钠排出量和血压呈正相关。适量减钠可降低高血压和心血管事件的发生率。

2. 肥　胖

成年人体重增加是导致高血压的一个重要危险因素。成年人随着体重的增加，患高血压的危险性也增加，尤以 20～40 岁开始增加体重者危险性最大。向心性肥胖者更易患高血压。降低体重常是降低血压的有效治疗方式。

3. 酒　精

中度以上饮酒是高血压的致病因素之一，每天饮酒 3～5 杯甚至以上的男性和每天饮酒

2~3 杯的女性危险较高。

4. 脂 类

n-3 和 n-6 的多不饱和脂肪酸有调节血压的作用，且呈现剂量-效应关系。鼓励多吃鱼或服用鱼油补充剂。

5. 碳水化合物

膳食纤维与血压呈负相关，尤其是可溶性膳食纤维可间接影响胰岛素代谢，起到降低血压的作用。

7.2.7.3 营养治疗方法

1. 营养治疗目的

改善生活方式，改变不良的生活行为和习惯，如运动和戒烟。

2. 营养治疗原则

（1）控制体重。过重者减重和避免肥胖都是防治高血压的关键策略。

（2）合理膳食。① 减少钠盐。我国居民食盐摄入量过高，膳食中的钠 80% 来自烹饪时的调味品和含盐高的腌制品。因此限盐首先要减少烹调用调料，并少食各种腌制品。② 减少膳食脂肪。补充适量优质蛋白质低脂的动物性食物能有效地改善。大豆蛋白具有显著降低血浆胆固醇水平的作用。③ 多食用奶制品。奶和奶制品是钙的主要来源，其含钙量丰富，吸收率也高。发酵的酸奶更有利于钙的吸收。奶中钙、钾、镁三种元素都有降低血压和卒中危险性的作用。④ 多吃蔬菜和水果。蔬菜和水果是钾和维生素 C 的最好来源。素食者比肉食者有较低的血压，其降压的作用可能是由于水果、蔬菜富含膳食纤维、低脂肪的综合作用。⑤ 限制饮酒。过量饮酒会增加高血压、脑卒中等病的危险。高血压患者应戒酒。

（3）体力活动。有规律的有氧运动可以预防高血压的发生。体力活动还有助于降低体重，两者结合更有利于血压降低。根据身体状况，决定运动种类强度、频率和持续运动时间。运动频率一般要求每周 3~5 次，每次持续 20~60 min 即可。

（4）心理平衡。减轻精神压力。尼古丁能使血压一过性地升高，增加降压药物的剂量。高血压患者应戒烟。

7.2.8 冠心病

7.2.8.1 概 述

冠状动脉粥样硬化性心脏病（CHD），简称冠心病是指由于冠状动脉硬化使管腔狭窄或阻塞导致心肌缺血、缺氧而引起的心脏病。冠心病是一种严重危害人类健康的心血管疾病，我国冠心病死亡率呈上升趋势。

冠心病的发生发展是一个缓慢渐进的过程。隐匿性冠心病患者无症状，心绞痛型冠心病有发作性胸骨后疼痛，为一时性心肌供血不足。心肌梗死型冠心病持久的胸骨后剧烈疼痛、可发生心律失常、休克或心力衰竭，属冠心病的严重类型。猝死型冠心病出现心搏骤停而猝然死亡。

7.2.8.2 营养代谢特点

冠心病的危险因素包括：吸烟、总胆固醇和低密度脂蛋白胆固醇水平升高、超重和肥胖、高血压、糖尿病、久坐少动的生活方式、高密度脂蛋白胆固醇水平降低、甘油三酯水平升高、载脂蛋白 A 水平增加等。其中许多因素都可以通过膳食和生活方式调控，膳食营养因素无论是对冠心病的发病还是防治都具有重要作用。

1. 脂 类

总脂肪的摄入量不应超过 30%。各种脂肪酸的比例与心血管疾病尤其是冠心病的危险性密切相关。饱和脂肪酸可以显著升高血浆高密度脂蛋白胆固醇和低密度脂蛋白胆固醇的水平。用单不饱和脂肪酸代替饱和脂肪酸可降低血浆低密度脂蛋白胆固醇和甘油三酯，并且不会降低高密度脂蛋白胆固醇。用亚油酸和亚麻酸替代膳食中的饱和脂肪酸，可使血清中总胆固醇、低密度脂蛋白胆固醇水平显著降低，并且不会升高甘油三酯。膳食中海洋鱼类的摄入量与心血管疾病的发病率和死亡率呈负相关。增加反式脂肪酸的摄入量，可使低密度脂蛋白胆固醇水平升高、高密度脂蛋白胆固醇降低、载脂蛋白升高，明显增加心血管疾病的危险性。摄入高胆固醇膳食是引起血清胆固醇升高的主要决定因素，并使心脑血管疾病发病的危险性增加。由于高胆固醇动物性食物的饱和脂肪酸含量也高，因此限制膳食胆固醇有利于防止高胆固醇血症。

综上所述，降低膳食中饱和脂肪酸、胆固醇和反式脂肪酸含量，增加单不饱和脂肪酸和多不饱和脂肪酸摄入量，控制总脂肪和总能量，有利于降低冠心病的危险性。坚果中的脂肪酸通过对膳食中总脂肪酸组成的调整而有降低血清胆固醇的作用，但坚果中脂肪含量较高。奶及奶制品是膳食脂肪的重要来源，可以使饱和脂肪酸和胆固醇增加。但是奶及奶制品也是钙等矿物质的良好来源。冠心病患者推荐摄入低脂的奶制品。禽蛋中胆固醇含量高。就冠心病患者而言，禽蛋的摄入量宜限制在每周 3~4 枚为好。

2. 碳水化合物

进食大量碳水化合物，特别是能量密度高、缺乏纤维素的双糖或单糖类，脂肪合成增加。我国膳食中碳水化合物的含量较高，人群中高甘油三酯血症较为常见。低血糖指数的膳食可以降低血浆胆固醇和低密度脂蛋白胆固醇。膳食纤维有调节血脂的作用，可降低血清胆固醇、低密度脂蛋白胆固醇水平，摄入量与心血管疾病的危险性呈负相关。可溶性膳食纤维比不溶性膳食纤维的作用更强。低聚糖广泛存在于自然界和天然食品中。它不能被分解和吸收，以原形进入大肠被细菌发酵产生短链脂肪酸。低聚糖促进益生菌生长、调节血脂和脂蛋白、促进微量元素吸收利用。

3. 蛋白质

食用低脂肪的动物瘦肉时，血浆胆固醇、甘油三酯、低密度脂蛋白胆固醇、极低密度脂蛋白降低，高密度脂蛋白胆固醇升高。大豆中含有许多生物活性物质，具有降低血清胆固醇、抗动脉粥样硬化和改善血管功能的作用。

4. 抗氧化营养素

维生素 E、维生素 C、β-胡萝卜素和硒具有抗氧化和清除自由基的作用，可降低心血管疾病发病率，保护心血管和心肌健康。鼓励人们食用平衡膳食，从天然食物中摄取丰富的抗氧化营养素。多吃蔬菜、水果对冠心病、脑卒中有显著的保护作用。其作用机制与所含的膳食纤维、有抗氧化作用的营养素以及多种生物活性物质有关。茶和咖啡是人类膳食中抗氧化物质的主要来源。饮茶有降低胆固醇在动脉壁沉积，清除自由基等作用。

5. B 族维生素

血浆同型半胱氨酸水平增高是冠心病的独立危险因素。当维生素 B_6、维生素 B_{12} 和叶酸三者缺乏时，血中同型半胱氨酸水平增高。膳食中 B 族维生素主要来源于蔬菜水果、蛋类和肉类。建议冠心病患者或高危人群每天补充含 400 μg 叶酸的多种维生素。

6. 酒　精

长期大量饮酒使冠心病总死亡率和各种类型脑卒中的危险性增加。饮酒引起血浆高密度脂蛋白胆固醇升高的同时，也使血浆甘油三酯水平升高，影响脂质代谢。

7. 宫内营养不良

宫内营养不良与成年期高血压、葡萄糖-胰岛素代谢紊乱、血脂异常及凝血因子浓度升高等冠心病生物学危险因素密切相关。经历宫内营养不良的个体对生活方式的改变更敏感。生命早期环境因素决定了个体对冠心病等成年疾病的易感性。

7.2.8.3　营养治疗方法

1. 营养治疗目的

减少动脉硬化的危险因素，延缓和逆转冠状动脉病变的进展，降低致残率和病死率。

2. 营养治疗原则

（1）食物多样、谷类为主。多选用复合碳水化合物，多吃粗粮、粗细搭配，少食单糖、蔗糖和甜食。限制含单糖、双糖高的食品。保持能量摄入与消耗的平衡。控制总能量，增加运动，防治超重和肥胖。

（2）多吃蔬菜、水果。新鲜蔬菜、水果有助于降低冠心病、高血压、脑卒中的危险。绿叶蔬菜、水果富含膳食纤维，能量密度相对降低，血脂及血清胆固醇水平降低。冠心病患者应多吃新鲜蔬菜、水果，以提高膳食中钾及膳食纤维的摄入量。

（3）常吃奶类、豆类及其制品。可选用低/脱脂奶及其制品。奶类含钙量较高，且利用率也很高，是天然钙质的极好来源，缺钙可以加重高钠引起的血压升高。因此冠心病患者要常吃奶类，但以脱脂奶为宜。增加大豆摄入量可对血脂产生有利的影响，每天摄入 25 g 以上大豆蛋白可降低心血管疾病的危险性。

（4）适量瘦肉，少吃肥肉和荤油。控制膳食中总脂肪含量及饱和脂肪酸的比例，摄入充足的单不饱和脂肪酸。多吃含单不饱和脂肪酸丰富的食物，如橄榄油、茶油及花生、核桃、榛子等坚果类食品。每周食用 1~2 次鱼和贝类食品。烹调菜肴时，尽量不用动物油，多用植物油。尽量减少肥肉、动物内脏的摄入，增加不饱和脂肪酸含量较多的海鱼、豆类的摄入，少吃煎炸食品。

（5）吃清淡少盐膳食。限制钠摄入量以降低冠心病和脑卒中危险。冠心病患者的饮食宜清淡，改变嗜咸的饮食习惯，减少食盐和味精等使用量，盐的摄入量每人每天以不超过 4 g 为宜。

7.2.9 脑卒中

7.2.9.1 概 述

脑卒中是一种威胁生命的常见病和多发病。我国高血压患者最常见的并发症是脑卒中。中国男性脑卒中死亡率略高于女性，且随年龄增加而上升。

脑卒中分为缺血性脑卒中和出血性脑卒中。缺血性脑卒中包括脑血栓、脑栓塞和短暂性脑缺血发作。脑血管疾病具有发病急、变化快、病情重、危险大的特点。临床症状取决于病变性质（出血/缺血）、部位、损害程度、代偿情况等。

7.2.9.2 疾病危险因素

高血压与脑卒中密切相关已被许多流行病学研究证实。大量证据表明，血压升高的程度与脑卒中危险性的增加呈明显正相关。无论是出血性还是缺血性脑卒中，高血压都是一个最重要的、公认的、独立的危险因素。在任何血压水平上，有心脏病者患脑卒中的危险性增加 2 倍以上。心脏病也可成为脑卒中的直接原因。

糖尿病是脑卒中的肯定危险因素，女性糖尿病患者发生脑梗死的危险性大于男性。在脑卒中急性期控制高血糖能减轻脑损害的严重程度。

7.2.9.3 营养代谢特点

1. 碳水化合物

碳水化合物与动脉硬化及高脂血症有密切的关系。脑细胞中糖原储备量非常低，需要血液循环提供的葡萄糖提供能量。当脑血液循环发生障碍或血糖降低时，脑就会发生严重功能障碍。

2. 脂肪与胆固醇

血浆胆固醇水平与脑出血呈负相关。人群脑卒中死亡率随平均总胆固醇水平升高而下降，部分降胆固醇的治疗会增加脑出血的危险。载脂蛋白 A 不仅与脑梗死有关，还与脑出血呈正相关。

3. 蛋白质

血液中游离的色氨酸进入大脑影响 5-羟色胺的合成。大量的蛋氨酸与赖氨酸可使脑中异亮氨酸、亮氨酸及精氨酸耗竭。因此，氨基酸的供给应平衡。

4. 其　他

吸烟是脑卒中的重要危险因素。长期大量吸烟可使脑血管舒缩功能降低并加速动脉硬化而增加脑卒中的危险。长期过量饮酒增加出血性脑卒中的危险。茶叶中的茶碱能使脉搏加快、血压略微升高、心肌刺激增强，减少尿内盐及尿素含量。脑血管病患者应常饮淡茶。健康人饮速溶咖啡 12 g 后做葡萄糖耐量试验可出现游离脂肪酸增加的现象，且饮咖啡者血液中葡萄糖和丙酮酸含量较不饮者高，脑动脉硬化及冠心病患者不宜饮咖啡。

7.2.9.4　营养治疗方法

1. 营养治疗目的

坚持预防为主，提倡健康生活方式，积极开展健康教育，降低致残率，改善预后。

2. 营养治疗原则

（1）控制能量摄入。能量供给量不应超过需要量，体重超重者根据患者具体情况确定能量供给量及控制体重方案。

（2）限制脂肪及胆固醇摄入。脂肪摄入量限制在总能量 20% 以下，以植物油为主，植物油与动物油脂比例不低于 2∶1，胆固醇限制在 300 mg/d 以下。若原有高脂血症，动物油脂比例还应适当下调，胆固醇严格限制在 200 mg/d 以下。

（3）适当增加膳食纤维摄入。碳水化合物仍是主要能源物质，占总能量的 60%~65%，适当减少蔗糖和果糖摄入，增加膳食纤维摄入量。

（4）适宜蛋白质摄入。蛋白质可占全天总能量的 15%~20%，适当减少动物蛋白质摄入，增加植物蛋白质摄入，两者比例为 1∶1。

（5）控制钠盐摄入。冠心病患者尤其是伴有高血压者，食盐摄入量应控制在 3~5 g/d。

➕ 思考与练习

1. 如何设计严重消瘦的恶性肿瘤患者的膳食？

2. 通过哪些方法可以改善限盐膳食风味不足的问题？

3. 对于胃肠功能良好但有胃食管反流风险的老年患者，应该采用哪种途径进行营养支持？

4. 中心静脉置管的优势和劣势分别是什么？

5. 为什么在条件允许的情况下，要尽量采用肠内营养或肠内+肠外营养而不轻易改用全肠外营养？

6. 简述糖尿病的危险因素。

7. 简述肥胖的营养治疗原则。

8. 简述痛风患者的嘌呤代谢特点。

9. 简述膳食脂类与冠心病的关系。

第 8 章

营养调查

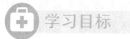 学习目标

1. 掌握：营养调查的概念、内容、方法；问卷的评价。
2. 熟悉：营养调查的程序；问卷的结构和内容。
3. 了解：营养调查的目的。

【导入案例】

20 世纪 50 年代初，美国国防营养国际委员会（International Committee on Nutrition for National Defense，ICNND）提出一个营养调查方案，并据此在美国进行全民抽样调查。此后世界上大多数发达国家和若干发展中国家都在有计划地开展国民营养调查工作。我国也曾于 1959 年、1982 年、1992 年和 2002 年进行了 4 次全国性的营养调查，并于 2010 年开展了第 5 次全国性的营养调查，即 2010—2013 年中国居民营养与健康状况监测，该次监测把 10 年开展 1 次的中国居民营养与健康状况调查改为每 3 年完成一个周期的常规性营养监测。覆盖了我国 31 个省（自治区、直辖市）（不含香港、澳门和台湾地区）的 6 岁以上居民，调查人数约为 20 万名。调查内容主要包括膳食调查、询问调查、医学体检和生化检测。除膳食、营养相关问题和指标外，慢性病患病情况、生活方式和体力活动等也在调查范围之内。这些营养调查是对不同经济发展时期人们的膳食组成变化、营养状况进行的全面了解，为研究各时期人群膳食结构和营养状况的变化提供了基础资料，也为食物生产、加工，以及政策干预和对群众的消费引导提供了依据。

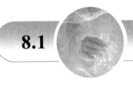

8.1 概 述

8.1.1 营养调查的概念

营养调查（Nutrition Survey）是通过运用各种科学手段了解某人群或个体的膳食摄入状况以及各种营养指标的水平，以准确评估某人群或特定个体的营养和健康状况及其变化规律。

营养调查是个体营养咨询、人群营养干预以及国家制定相关政策及发展规划的基础。良好的营养和健康状况既是社会经济发展的基础，也是社会经济发展的重要目标。世界上许多国家均定期开展国民营养与健康状况调查，及时颁布调查结果，据此制定和评价相应的社会发展政策，以改善国民营养和健康，促进社会经济的协调发展。

全面的营养调查工作，一般由四部分内容组成：膳食调查；人体营养水平的生化检验；营养不足或缺乏的临床检查；人体测量资料分析。在此基础上对被调查者个体进行营养状况的综合判定和对人群营养条件、问题、改进措施进行研究分析。营养调查既用于人群社会实践，也用于营养学的科学研究。

8.1.2 营养调查的目的

营养调查的目的与调查对象、调查规模以及组织调查的部门有关，主要包括以下六个目的。

8.1.2.1 了解不同地区、年龄和性别人群的能量和营养素摄入状况

能量和营养素的摄入状况是评价营养和健康状况的重要指标，通过营养调查可以了解不同地区、年龄和性别人群的能量和营养素的摄入状况。例如，2002年卫生部组织全国31个省（自治区、直辖市）相关部门开展的中国居民营养状况调查发现，我国城乡居民能量-蛋白质缺乏引起的营养不良患病率显著下降，但仍存在钙摄入不足、维生素A缺乏、叶酸缺乏等微量营养素缺乏问题。

8.1.2.2 了解与能量和营养素摄入不足、过剩有关营养问题的分布和严重程度

合理的能量和营养素摄入是人类健康的基石，能量和营养素摄入不足、过剩均会导致营养问题。通过营养调查可以了解与能量和营养素摄入不足、过剩有关营养问题的分布情况和严重程度。例如，2002年全国营养调查发现，我国人群贫血患病率为15.2%，女性贫血患病率明显高于男性，农村人群贫血患病率略高于城市；同时发现，我国人群超重率为17.6%，肥胖率为5.6%，随年龄增长，超重率和肥胖率都逐渐升高，经济越发达地区的超重率、肥胖率越高，且年龄越大，这种趋势越明显。

8.1.2.3　分析营养相关疾病的病因以及影响因素

病因是产生疾病过程中的一个事件、条件、特性或起重要作用的多因素的综合作用，想确定某一因素是否是疾病的病因，应符合因果关联推断的标准，如关联的时序性、强度、可重复性、特异性、剂量-反应关系、生物学合理性以及实验证据等。流行病学中对病因的阐述是："凡能促使疾病发生的因素均应视为病因"。而影响因素则指与疾病发生概率升高与降低有关的因素。通过营养调查可以分析营养相关疾病的病因与影响因素。例如，微量元素碘的缺乏是地方性甲状腺肿的直接病因，而饮食习惯则是营养相关疾病的重要影响因素。

8.1.2.4　监测膳食结构变迁及其发展趋势

膳食结构是指膳食中各类食物的数量及其在膳食中所占的比重。由于影响膳食结构的因素逐渐变化，所以膳食结构也会发生变化。通过营养调查，可以监测膳食结构的变迁以及发展趋势。例如，2002 年全国营养调查发现，我国居民膳食结构发生明显变化，动物性食物、水果、奶类食物的摄入量均有所增加，优质蛋白比例加大，但贫困地区的农村居民膳食中优质蛋白比例、矿物质及维生素的摄入量仍有待进一步提高。

8.1.2.5　提供居民营养与健康状况数据

居民营养与健康状况是经济社会可持续发展的重要基础，营养调查可以提供居民营养与健康状况的数据。例如，2002 年全国营养调查发现，我国人群高血压患病率达到 18.8%，患病人数达 1.6 亿；全国 18 岁以上成人人群血脂异常总患病率为 18.6%，糖尿病患病率为 2.60%，超重率为 22.8%，肥胖率为 7.1%。

8.1.2.6　为国家或地区制定干预策略和政策提供信息

2002 年全国营养调查中获得的大量营养素摄入量数据为世界卫生组织（WHO）《中国妇女儿童生存发展战略》提供儿童生长发育及营养状况的资料；为原卫生部法监司修改《食品添加剂食用卫生标准》（GB2760）提供食品消费量的数据；此外，为"健康中国 2020""中国营养条例"、血脂防治指南等的制订提供了可靠的科学依据。

8.1.3　营养调查的程序

营养调查在营养学实践中具有广泛的应用，为了更好地开展营养调查，必须在调查开始之前详细了解营养调查的程序，以保证调查的顺利实施并得出真实可靠的调查结果。

8.1.3.1　确定营养调查的目的

调查者通常根据实际工作需要或从文献中选择需要应用营养调查解决的问题，然后明确调查目的。例如，要了解不同地区、年龄和性别人群的能量和营养素摄入状况，或是分析营养相关疾病的病因以及影响因素。明确的调查目的有利于指导调查设计和实施，确保调查的质量。

8.1.3.2　确定营养调查的对象

根据调查目的选择适宜的人群作为调查对象，人群可以是社区人群、有组织的人群（如某机关、企业），也可以是医院的患者。无论是何种来源的调查对象，均应注意调查对象的代表性。通常易于获得、具有良好的依从性、符合医学伦理学是确定调查对象时应考虑的因素。

8.1.3.3　确定营养调查的抽样方法

抽样调查是指仅调查目标人群中的一部分有代表性的个体，即样本。根据调查结果估计出该人群营养素摄入状况及其相关营养疾病的患病率与影响因素的分布情况。选择合适的抽样方法可以获得一个代表性良好的样本。营养调查的研究者应根据调查目的、调查人群的分布特征以及营养调查实施的科学性来选择抽样方法。常用的抽样方法有简单随机抽样、系统抽样、整群抽样、分层抽样和以上几种方法联合应用的多阶段抽样。例如，2002 年中国居民营养与健康状况调查采取多阶段分层整群随机抽样的方法。

8.1.3.4　制订营养调查的工作内容、方法

营养调查的工作内容应根据调查目的、经费情况以及实施的可行性等方面确定，通常由膳食调查、人体测量、人体营养水平的生化检验、营养相关疾病临床体征及症状检查四部分内容构成。调查的方法根据调查内容不同而有所差异，膳食调查多由经过培训的调查员入户进行询问或采取称重的方法进行调查；人体测量（如身高、体重等）多采用国家标准的测量方法，运用特定的仪器或器材统一测量；人体营养水平的生化检验多采用实验室的标准方法进行统一检测；而营养相关疾病临床体征及症状检查则由专业的医疗技术人员进行询问和临床检查。

8.1.3.5　制订质量控制措施

调查的质量控制直接决定营养调查结果的可靠性，通常可以采用提高被调查者应答率、合理确定调查问卷的完成时间、对调查员进行培训等措施控制调查质量。在具体实践中可以设立质量控制领导组织机构，在调查方案设计、预调查、抽样、询问调查、体格检查、实验室检测、膳食调查、数据管理等各环节、各阶段确定统一的质量控制方法，并统一配备工作手册和调查物品，强调现场质量控制的示范效应。

8.1.3.6　调查前人员准备

人员准备包括组织动员调查对象与培训调查员两方面工作。组织动员调查对象可以提高调查对象的应答率。按照标准方法对调查员进行培训可以使其掌握统一的调查方法，保证收集资料方法和标准的一致性。

8.1.3.7　现场调查：体格检查、样本采集及指标检测

做好前期准备工作后，即可按照制订的营养调查方案进行现场调查，同时对调查对象进行体格检查和样本采集，并做好指标的检测。

8.1.3.8　营养调查资料的整理与分析

营养调查获得的资料，应先仔细进行整理与分析。具体步骤主要有：① 仔细检查原始资料的完整性和准确性，对原始资料进行检查与核对，并进行逻辑检错，以提高原始资料的正确性；② 对原始资料进行整理，如划分组别、制订整理表和统计表；③ 对于连续变量的数据，了解数据的分布类型，非正态分布的数据进行适当的数据转换，以使转换后的数据呈正态或近似正态分布。如果数据仍呈非正态分布，可以考虑将数据转化成分类变量进行统计分析，或者用非参数统计分析。

8.1.3.9　调查报告的撰写

整理分析资料后，应根据营养调查目的撰写调查报告，主要内容包括营养调查的内容与方法、抽样方法、质量控制方案、研究结果及成果应用情况等，核心为营养调查结果的分析与评价，具体可包括下列内容：

（1）食物来源、摄入量和消费频率。

（2）能量、营养素摄入量及与 DRIs 比较。

（3）能量、蛋白质、脂类和碳水化合物的食物来源和各餐能量分配比例。

（4）人体体格检查情况，如身高、体重、腰围、体质指数。

（5）行为、生活方式情况，如吸烟、饮酒、身体活动、营养补充剂消费行为。

（6）营养相关疾病的患病情况，如肥胖、糖尿病、高血压。

（7）膳食、生活方式对常见慢性病的影响。

8.2 营养调查的方法

8.2.1　膳食调查

8.2.1.1　膳食调查的目的

膳食调查的目的是了解在一定时间内调查对象膳食所摄取的能量和各种营养素的数量和质量，借此来评定正常营养需要得到满足的程度。膳食调查是营养调查中的一个基本组成部分，它本身又是相对独立的内容。随着营养学研究的深入进展，膳食对人体健康的重要影响越来越受到人们的关注。膳食调查所得到的摄入量数据用途很广，它是国家政府机构制定政策的依据、学术界从事科研工作的依据以及企业研发新产品的数据基础；营养教育部门针对居民的膳食问题进行正确的膳食指导，也需要膳食评价方面的数据。为了了解不同地区、不同生活条件下人群的膳食习惯、食物品种及每日从食物中所摄取各种营养素的量，营养工作者经常选择适当的膳食调查方法对有关人群进行膳食评价。

· 8.2.1.2　膳食调查的方法

一般来说膳食调查方法可分为两大类别：记录法，即对食物量等数据进行记录，又称为称重/估计的食物情况；另一类为询问法，询问调查对象刚刚吃过的食物或过去一段时间内吃过的食物的情况。询问法又分为 24 h 回顾法（调查最近吃过的食物）、膳食史法与食物频率法（了解膳食习惯）。这三种方法在许多方面有所不同，但是在实际操作方面总体是类似的，都是通过询问的方式获得信息。没有一种方法能适合所有的研究目的，因此研究者需要进行权衡，根据研究目的与要调查的目标人群选择适宜的调查方法。

由于每种方法都有其优点和不足，所以在实际调查中多采用两种或两种以上方法的组合，以获得更准确的结果。多种方法组合应用，需要现场工作人员与调查对象付出更多的时间和精力。我国全国膳食调查方法的使用见表 8-1。

表 8-1　我国全国膳食调查方法的使用

年份	调查名称	调查时间	调查方法
1959 年	第一次全国营养调查	4 次/年	称重记账法（5~7 d）
1982 年	第二次全国营养调查	秋季	称重记账法（5 d）
1992 年	第三次全国营养调查	秋季	全家称重记账法（3 d）
			3 d 连续个体 24 h 回顾法
2002 年	第四次全国营养调查	秋季	全家称重记账法
			3 d 连续个体 24 h 回顾法
			食物频率法
2010—2012 年中国居民营养与健康状况监测			3 d 连续个体 24 h 回顾法
			食物频率法
			家庭调味品称重法（3 d）

引自：吴少雄，殷建忠. 营养学[M]. 2 版. 北京：中国质检出版社，2018：183-184.

1. 称重法

称重法是指对某一饮食单位（集体食堂或家庭）或个人一日三餐中每餐各种食物的食用量，运用日常的各种测量工具进行称重或估计，获得被调查家庭当前食物消耗的情况，从而计算出每人每天各种营养素的平均摄入量，调查时间一般为 3~7 d。

在进行称重食物记录法时，研究者要指导被调查对象在每餐食用前及时对各种食物进行记录并称量，吃完后也要将剩余或废弃部分称重加以扣除，从而得出准确的个人每种食物摄入量。调查时还要注意对三餐之外所摄入的水果、点心、糖果、饮料等零食称重记录。

在大多数膳食调查时并非所有东西都要称量。当称量可能会干扰被调查对象正常的饮食习惯时，对其所食用消耗的食物量进行描述也是可以接受的。例如，研究者在对食用快餐或在饭店内吃饭的人进行膳食调查时，由于食物品种多，只能靠被调查者描述来估计食物量。

　　实际工作时记录调查的天数，要根据研究目的与研究者关注的营养素摄入在个体与个体间的变异来决定。实际上很少调查能超过连续 3~4 d，因为调查时间过长，会使被调查对象厌倦而放弃参加调查。不同地区、不同季节的人群膳食营养状况往往有明显差异，为了使调查结果具有良好的代表性和真实性，最好在不同季节分次进行调查，一般每年应进行 4 次（每季一次），至少应在春冬季和夏秋季各进行一次。调查对象的选择和样本量的大小应具有足够的代表性。

　　膳食摄入记录的表格常用记录表的形式，可以是非开放式和开放式的。非开放式膳食记录表将所有通常食用的食物按照特定份额大小、单位与营养素成分，形成一系列事先进行编码的食物表。这种食物表考虑到快速编码，但是可能并不充分，因为它要求被调查对象按照已定义的单位来描述吃过的食物，而被调查对象对这种单位并不熟悉。开放式膳食记录表更为常用，可以提供一些食用频率不是很高的食物信息。膳食记录表应该在正式调查前进行预调查试验。

　　调查人员一定要经过培训，掌握膳食记录的方法、记录的详细程度、需要充分描述的食物和消耗的食物量，还包括食物名称、制作方法和食谱等。在膳食记录完成前，要仔细核对记录，并对被调查对象表示感谢。

　　研究者需要准确掌握两方面的资料：一是厨房中每餐所用各种食物的生重，即烹调前每种食物原料可食部的重量，和烹调后熟食的重量，得出各种食物的生熟比；二是称量个人摄入熟食重量，然后按上述生熟比值算出所摄入各种食物原料的生重，以饺子的生熟比换算为例（表 8-2），再通过食物成分表计算摄入的各种营养素。研究人员还应了解被调查地区的食物供应情况，了解市场主副食品种、供应情况及单位重量。食物的生重、熟重、体积等之间的关系，这三者之间的概念要明确。调查中使用的食物编码与记录食物量的食物名称要保持一致。如使用米饭的编码，记录的食物量应是熟米饭的量。换算比例搞清楚，才能对一定量的熟食（如一碗米饭，一个馒头）估计出其原料的生重。对于当地市售食品的单位重量（如一块饼干的重量和街头包子、面条等熟食）及所用原料重量均需了解清楚。

表 8-2　称重食物生熟比值换算法

原料	饺子 2500 g 所用原料/g	原料比值	某人吃 500 g 饺子相当原料量/g
白菜	1250	0.5	250
肉	250	0.1	50
面粉	500	0.2	100
油	50	0.02	10
盐	12.5	0.005	2.5

引自：吴少雄，殷建忠. 营养学[M]. 2 版. 北京：中国质检出版社，2018：195.

　　食物记录法的主要优点：能测定食物份额的大小或重量，获得可靠的食物摄入量。常把称重结果作为标准，评价其他方法的准确性。摄入的食物可量化，能计算营养素摄入量，能准确地分析每人每天食物摄入变化状况，是个体膳食摄入调查的较理想方法。

食物记录法的局限：此法对调查人员的技术要求高，调查人员必须进行统一培训，掌握调查的程序和方法等，能够按照要求合理地开展调查工作。其他缺点包括：在外就餐消耗的食物汇报的准确性差；食物记录过程可能影响或改变其日常的饮食模式；随记录天数的增加，记录的准确性可能降低；而且经常发生低报现象，大量的低报估计多发生在一些特定人群（如肥胖人群）；长期记录时会给被调查者带来较多的麻烦，有时甚至拒绝合作，影响应答率，不适合大规模调查。

食物记录法的应用：两天或更多天的食物记录可提供有关个体或个体间每日膳食摄入量的变异的数据；多天的食物记录有可能根据被调查对象通常摄入量对个体进行分类。在一年中断续地进行 1 d 或 2 d 食物记录，可以对个体日常摄入量进行估计。

2. 记账法

这种方法是最早的一种调查方法，由被调查对象或研究者称量记录一定时期内的食物消耗总量，研究者通过查询这些记录并根据同一时期进餐人数，得到在一定时期内各种食物消耗总量和就餐者的总人日数，从而计算出每人每日各种食物的平均摄入量，再按照食物成分表计算这些食物提供的能量及营养素数量。在集体伙食单位如果不需要个人的数据，只要平均值（如托幼单位、学校和部队），可以不称量每人摄入的熟食量，只称量总的熟食量，然后减去剩余量，再被进餐人数平均，即可得出平均每人的摄入量。

这种方法可以调查较长时期的膳食，如 1 个月或更长。时间长短根据研究项目的需求而定，有些研究为了了解慢性病与饮食的关系，可采用长达一年的膳食记录方法。该法适合于家庭调查，也适用于托幼机构、学校或部队的调查。如果食物消耗量随季节变化较大，不同季节内多次短期调查的结果比较可靠。具体方法如下。

（1）食物消耗量的记录

开始调查前称量家庭结存或集体食堂库存的所有食物，然后详细记录每日购入的各种食物和每日各种食物的废弃量，如有多少食物喂给动物，多少因变质或其他原因被丢弃等。在调查周期结束后称量剩余的食物（包括库存、厨房及冰箱内食物）。为了记录的准确性，调查中应对食物的品牌及主要配料详细记录；记录液体、半固体及碎块状食物的容积，可用标准量的杯和匙、盘、碗定量；糖或包装饮料可用食品标签上的重量或容积；对各种糕点可记录食物的重量。将每种食物的最初结存或库存量，加上每日购入量，减去每种食物的废弃量和最后剩余量，即为调查阶段该种食物的摄入量。在调查过程中，注意要称量各种食物的可食部。如果调查的某种食物为市售品量（毛重），计算食物营养成分应按市售品计算。根据需要也可以按食物成分表中各种食物的可食比例转换成可食部数量。调查期间，不要疏忽各种杂粮和零食的登记，如绿豆、糖果等。否则调查期间若摄入这类食物，易被漏掉。

（2）进餐人数登记

家庭调查要记录每日每餐进食人数，然后计算总人日数。为了对调查对象所摄入的食物及营养素进行评价，还要了解进餐人的性别、年龄、劳动强度及生理状态，如孕妇、乳母等。对于有伙食账目的集体食堂等单位，可查阅过去一定期间食堂的食物消费量，并根据同一时期的进餐人数，计算每人每日各种食物的摄入量，再按照食物成分表计算这些食物折合营养素的数量。

该法的优点在于操作较简单，费用低，人力少，可适用于大样本；在记录精确和每餐用餐人数统计确实的情况下，能够得到较准确的结果；此法较少依赖记账人员的记忆，食物遗漏少；伙食单位的工作人员经过短期培训可以掌握这种方法，能定期自行调查。其缺点是调查结果只能得到全家或集体中人均的摄入量，难以分析个体膳食摄入状况。与其他方法相比较，可以调查较长时期的膳食，适合于进行全年不同季节的调查。

3. 24 h 膳食回顾法

24 h 膳食回顾法是通过询问被调查对象过去 24 h 内摄入的所有食物的数量和种类，对其食物摄入量进行计算和评价的一种方法。在实际工作中，一般选用 3 d 连续调查方法（每天入户回顾 24 h 进餐情况，连续进行 3 d）。有研究显示，连续 3 d 24 h 回顾所得结果经与全家食物称重记录法相比较，二者之间差别不明显。不管是大型的全国膳食调查还是小型的研究课题，都可采用这一方法来估计个体的膳食摄入量。

24 h 一般是指从最后一餐吃东西开始向前推 24 h。食物量通常用家用量具、食物模型或食物图谱进行估计。具体询问获得信息的方式有多种，可以通过面对面询问、使用开放式表格或事先编码好的调查表通过电话、录音机或计算机程序等进行。典型的方法是用开放式调查表进行面对面询问。负责 24 h 回顾的调查员一定要认真培训，因为信息是通过调查员引导性提问获得的。24 h 回顾法经常要建立一种特定的引导方法以帮助应答者记住一天内所消耗的所有食物。有时在回顾后要用一个食物清单核对表，因为一些食物或快餐很容易被遗忘。

该法虽适合一些散居的特殊人群调查，但由于调查主要依靠应答者的记忆能力来回忆、描述他们的膳食，因此不适合于年龄在 7 岁以下的儿童与年龄在 75 岁及以上的老人。24 h 回顾法也适合于描述不同组个体的平均摄入量。调查时一周的 7 d 都应该平等对待；当然，这也不太现实，这时就应该报告回顾的是一周的哪些天，有时在哪个季节也要报告。调查时建议不要事先通知被调查者是否要或在什么时候来询问其食物摄入。尽管事先通知会有助于一些被调查者的回忆，但是许多人会因此改变他们的日常膳食。

24 h 回顾法可用于家庭中个体的食物消耗状况调查，近年来我国全国性的住户调查中个体食物摄入状况的调查均采用此方法，即采用 24 h 回顾法对所有家庭成员进行连续 3 d 个人食物摄入量调查，记录消耗的所有食物量（在外用餐也包括在内），计算每人营养素的摄入量，可以得到比较准确的结果。此调查方法对调查员的要求较高，需要掌握一定的方法技巧，如要了解市场上主副食供应的品种和价格，食物生熟比例和体积之间的关系，即按食物的体积能准确估计其生重值；在家庭就餐时，一般是一家人共用几盘菜肴，因而在询问时要耐心询问每人摄入的比例，这样在掌握每盘菜所用原料的基础上，即能算出每人的实际摄入量。在询问过程中，要求调查人员不但要有熟练的专业技巧，还要有诚恳的态度，才能获得较准确的食物消耗资料。

24 h 回顾调查法一般要求在 15 ~ 40 min 完成；以面对面进行调查的应答率较高；对于所

摄入的食物可进行量化估计；2 d 或更多天的回顾可提供个体的和个体间的膳食摄入量变异的数据，开放式询问可得到摄入频率较低的食物的信息；一年中还可多次回顾，提供个体日常食物的消费情况，以便与个体健康状况、职业、教育水平进行比较；能得到个体的膳食营养素摄入状况，便于与其他相关因素进行分析比较。这种调查结果对于人群营养状况的原因分析也是非常有价值的。但这种方法也有一定的局限性，如果回顾膳食不全面，可能对结果有很大的影响，当样本较大、膳食相对单调时，误差将被分散；对调查者要严格培训，不然调查者之间差别很难标准化。

4. 食物频率法/食物频数法

食物频率法是估计被调查者在指定的一段时期内吃某些食物的频率的一种方法。这种方法以问卷形式进行膳食调查，以调查个体经常性的食物摄入种类，根据每日、每周、每月甚至每年所食各种食物的次数或食物的种类，来评价膳食营养状况。在实际使用中，可分为定性、定量和半定量的食物频率法。近年来被应用于了解一定时间内的日常摄入量，以研究既往膳食习惯和某些慢性疾病的关系。

在过去几十年里，食物频率法得到了广泛的应用。在流行病学研究膳食与慢性病关系时，可以用食物频率法得到的数据结果，根据被调查者特定食物摄入情况，对个体进行分级或分组。与膳食史法相比，食物频率法对调查员与被调查者的负担较小，工作量也小。食物频率法的调查表是标准化的，大大减小了不同调查员之间调查的偏差。如果采用邮寄食物频率调查表进行调查，一定要附带填写说明书。

食物频率问卷随着所列食物的不同、参考时间的长短、指定频率间隔的不同、估计食物份额的方法不同、食物频率法的管理方式的不同而有所差别。

食物频率法的问卷应包括两方面：一是食物名单；二是食物的频率，即在一定时期内所食某种食物的次数。食物名单的确定要根据调查目的，选择被调查者经常食用的食物、含有所要研究营养成分的食物或被调查者之间摄入状况差异较大的食物。如要进行综合性膳食摄入状况评价，则采用被调查对象常用食物；研究与营养有关的疾病和膳食摄入的关系，则采用与相关疾病有关的几种食物或含有特殊营养素的食物。

定性的食物频率法调查，通常是指得到每种食物特定时期内（如过去 1 个月）所吃的次数，而不收集食物量、份额大小的资料。调查期的长短可从几天、1 周、1 个月或是 3 个月到 1 年以上。被调查者可回答从 1 周到 1 年内的各种食物摄入次数，从每月吃 1 次到每天 1 次、每周 6 次或更多。食物频率调查表可由调查员填写，或是有一定文化水平的被调查者填写。

定量的食物频率法调查，可以得到不同人群食物和营养素的摄入量，并分析膳食因素与疾病的关系。定量方法要求受试者提供所吃食物的数量，通常借助于测量辅助物。采用半定量方法时，研究者常常提供标准（或准确）的食物份额大小的参考样品，供被调查者在应答时作为估计食物量的参考。如果一个调查是为了了解某些营养素（如钙、维生素 A）的摄入量，就要调查富含这种营养素的食物。为了计算这些营养素的摄入量，需要列出含这些营养素丰富的食物，通过估计平均食物份额大小来计算摄入量。

食物频率法的主要优点是能够迅速得到日常食物摄入种类和摄入量，反映长期营养素摄取模式；可以作为研究慢性病与膳食模式关系的依据；其结果也可作为在群众中进行膳食指导宣传教育的参考；在流行病学研究中可以用来研究膳食与疾病之间的关系。

食物频率法的缺点是需要对过去的食物进行回忆，应答者的负担取决于所列食物的数量、复杂性以及量化过程等；与其他方法相比，对食物份额大小的量化不准确。另外，编制、验证食物表会需要一定时间和精力；该法不能提供每天之间的变异信息；具有特定文化习俗地区人群的食物具有特殊性，在所列食物表中没有，因此对人群不同亚群组，该法的适用性是有疑问的；较长的食物表、较长的回顾时间经常会导致摄入量偏高；而且回答有关食物频率问题的认知过程可能十分复杂，当前的食物模式可能影响到膳食回顾，从而产生偏差，准确性差。

5. 化学分析法

化学分析法主要目的常常不仅是收集食物消耗量，而且要在实验室中测定调查对象一日内全部食物的营养成分，准确地获得各种营养素的摄入量。样品的收集方法有两种，最准确的是双份饭菜法，即制作两份完全相同的饭菜，一份供食用，另一份作为分析样品。要求收集样品在数量和质量上必须与实际食用的食物一致。也可采用收集相同成分的方法，收集整个研究期间消耗的各种未加工的食物或从当地市场上购买相同食物作为样品。

化学分析法的优点是能够最可靠地得出食物中各种营养素的实际摄入量。缺点是操作复杂，代价高，目前已很少单独使用，常与其他收集食物消耗量的方法（如称重法）结合使用或仅适于较小规模的调查，如营养代谢试验，了解某种或几种营养素的体内吸收及代谢状况等。

8.2.2　体格检查

体格检查（Physical Examination），在临床诊断学中定义为医师运用自己的感官和借助于传统或简便的检查工具，客观地了解和评估病人身体状况的一系列最基本的检查方法。而在营养调查中，体格检查则主要是通过人体体型的测定来反映人体的营养状况（State of Nutrition）。营养状况与食物的摄入、消化、吸收和代谢等诸多因素有关，其好坏可作为健康程度的标准之一。

临床上通常用良好、中等、不良三个等级对营养状况进行描述。良好：黏膜红润、皮肤的光泽、弹性良好，皮下脂肪丰富而有弹性，肌肉结实，指甲、毛发润泽，肋间隙及锁骨上窝深浅适中，肩胛部和股部肌肉丰满。不良：皮肤黏膜干燥、弹性降低，皮下脂肪菲薄，肌肉松弛无力，指甲粗糙无光泽、毛发稀疏，肋间隙、锁骨上窝凹陷，肩胛骨和髂骨嶙峋突出。中等：介于两者之间。

尽管营养状况与诸多因素有关，对营养状况异常通常采用肥胖和消瘦进行描述，所以在体格检查中常以人体的身高、体重、腰围、臀围和皮褶厚度等作为评价营养状况的综合指标。

8.2.2.1 身高和体重

可用来估计个体每日能量需要量，还可以综合反映蛋白质、热能和一些无机物的摄入、利用和储备情况。

1. 身高（Height）

人的骨骼之间有很多缝隙，特别是脊椎骨，经过一天人的直立以后，多少会压缩一点它们之间的空隙，一般人 1~2 cm，如果是白天做负重劳动的人每天会被压缩 3 cm。经过一晚的休息，空隙被释放出来，人也会变高。为避免测量误差，测量时间以早上 10 点左右为宜，此时身高以脊柱、关节及软骨变化处于中等水平。要求被测试者光脚直立地面上，两脚跟部靠紧，脚尖呈 40°~60°，膝伸直，两上肢自然下垂，肩自然放松，头正，眼耳在一水平面上。脚跟、骶骨部及两肩胛间紧靠身高计的立柱。测量者站在被测量人的左右均可，将其头部调整到耳屏上缘与眼眶下缘的最低点齐平，再移动身高计的水平板至被测量人的头顶，使其松紧度适当，即可测量出身高，测量两遍取平均值。测量的工具有多种，有传统方法，也有自动测量的电子仪器，读数可精确至如果是 3 岁以下儿童，则需测量卧位身长，用专用的身长计测量，婴儿平卧，头部接触头板 1 mm。移动足板使紧贴足跟，读数记录。

2. 体重（Weight）

体重在一日之内随饮食、大小便、出汗等的影响而出现波动，因此体重测量应固定时间。宜在早晨空腹排便之后，着轻薄内衣裤称重，使用落地式体重秤，精度要求在 100 g，测量时称放在水平地面上，校正零点，称重者站在秤的中央。7 岁以下儿童可使用杠杆式体重秤，精度在 50 g；婴幼儿可用专用磅秤，精度在 10 g。

3. 评价指标

（1）年龄别身高（Height for Age）

应用于儿童，反映较长期的营养状况。例如长期慢性营养营养不良可导致儿童生长发育迟缓，表现为与同龄儿童相比，身材矮小。

（2）身高别体重（Weight for Height）

应用于儿童，反映当前的营养状况。可用于区别急性和慢性营养不良。

（3）理想体重（Ideal Weight）

应用于成人，用来衡量体重是否在适宜范围。

Broca 公式：理想体重（kg）= 身高（cm）– 100

Broca 改良公式：理想体重（kg）= 身高（cm）– 105

平田公式：理想体重（kg）=［身高（cm）– 100］× 0.9

我国多采用 Broca 改良公式，判断标准为实际体重在标准体重 ±10%以内为正常；±10%~20%为过重或消瘦；超过 ±20%为肥胖或极其消瘦。但是理想体重的"真值"难以估计，因此该方法作为判断标准已较少使用。

（4）体质指数（Body Mass Index，BMI）

具体内容参考本书第 1 章。但是，该方法没有把一个人的脂肪比例计算在内，所以一个 BMI 显示超重的人，实际上有可能并非肥胖而只是肌肉发达，这样的人不能认为是肥胖。

8.2.2.2　皮褶厚度

皮褶厚度（Skin Fold Thickness）是人体一定部位连同皮肤和皮下脂肪在内皮肤皱褶的厚度。人体皮下脂肪的含量约占全身脂肪总量的一半，测量一定部位的皮褶厚度可以表示或计算出体内的脂肪量的变化，是推断全身脂肪含量、判断皮下脂肪发育情况的一项重要指标。

用卡钳测量皮褶厚度最为简单易行且经济。在测量部位用拇指和食指将皮肤连同皮下脂肪轻轻捏起，然后用皮褶计测量拇指下方 1 cm 处的皮褶厚度，捏起皮肤 3 s 内读数，读数记录至小数点后一位，要求同一个部位连续测量 3 次后取平均值，单位用 mm 表示。此方法需要操作者熟悉仪器的调试和检测方式。

联合国粮农组织/世界卫生组织（FAO/WHO）推荐以肱三头肌皮褶厚度、肩胛骨下部皮褶厚度、脐侧的皮褶厚度为评价发育的指标。这些部位组织均衡、松弛，皮下脂肪和肌肉能充分分开，测点明确。

8.2.2.3　上臂围（AC，Arm Circumference）和上臂肌围（AMC，Arm Muscle Circumference）

上臂肌围间接反应体内蛋白质的储存水平。参考值为男性 24.8 cm，女性 21.0 cm。实测值大于正常值的 90% 为正常，80%～90% 是轻度营养不良，60%～80% 是中度营养不良，小于 60% 是重度营养不良。

8.2.2.4　腰围（WC，Waist Circumference）

腰围（WC）是反映脂肪总量和脂肪分布的综合指标。世界卫生组织推荐的测量方法是：被测者站立，双脚分开 25～30 cm，体重均匀分配。测量位置在水平位髂前上棘和第 12 肋下缘连线的中点，简单点就是将带尺经脐上 0.5～1 cm 处水平绕一周，肥胖者选腰部最粗处水平绕一周测腰围。将测量尺紧贴软组织，但不能压迫，测量值精确到 0.1 cm。WC 既准确又方便，实用性优于体重指数，能够监测对早期预防肥胖症、糖尿病、心血管等疾病具有积极作用。

我国一般以男性腰围 ≥85 cm 和女性腰围 ≥80 cm 为腹型肥胖。同 BMI 的说明一样，应注意肥胖并非单纯性的体重超标，若体重超标是肌肉发达，则不应认为是肥胖。

8.2.3　生化检查

营养状况的生化检查是指通过生化检验等实验室手段对蛋白质、脂类、糖类、维生素、微量元素和电解质做出检验以反映出机体的营养水平，来判断营养物质是否不足或过多，便于诊断是否是营养病。用生化监测的手段测定被测者体液或排泄物中与营养有关的成分，可判断人体营养水平，以便较早掌握营养失调征兆和变化动态，及时采取必要的预防措施。

在看生化检查的各项指标前应该先了解项目的参考值，参考值或参考范围都是应用统计学方法而产生，所有抽样组测得值的平均值加减其标准差即为参考范围。对于同一检测项目，各单位使用的仪器和方法可能不同，以及所在地域、种族等不同，参考范围也存在一定的偏差，每个实验室对某些项目有自己的参考范围。表 8-3 列举了营养缺乏症中常见的体征和临床表现。

表 8-3　营养缺乏症中常见体征和临床表现

部位	症状	缺乏的营养素
全身	消瘦、水肿、发育不良	蛋白质、能量、维生素、锌
	贫血	蛋白质、铁、叶酸、维生素 B_6、维生素 B_{12}、维生素 C
皮肤	干燥、毛囊角化、溢脂性皮炎、出血	维生素 A、维生素 B_5、维生素 B_2、维生素 C、维生素 K
眼	角膜干燥、夜盲、毕脱氏斑	维生素 A、维生素 B_2
口，唇	口角炎、牙龈炎、牙龈出血、水肿舌炎、舌猩红、舌肉红	维生素 B_2、维生素 B_5、维生素 C
骨骼	佝偻、鸡胸、串珠肋、O 形腿、X 形腿	维生素 D、维生素 C
神经系统	肌无力、肢端麻木、神经炎、蚁行感	维生素 B_1、维生素 B_5、维生素 B_6
心脏	营养代谢性心脏病	维生素 B_1
头发	稀少、失去光泽	维生素 A、蛋白质
指甲	舟状甲	铁
其他	甲状腺肿、克汀病	碘

常见人体营养生化检测指标及参考范围见表 8-4，如前所述，参考范围无绝对性，仅作参考用。

表 8-4　人体营养生化水平的检测指标及正常参考值

营养素	检测指标	正常参考值
蛋白质	1. 血清总蛋白	$60 \sim 80$ g/L
	2. 血清白蛋白（A）	$30 \sim 50$ g/L
	3. 血清球蛋白（G）	$20 \sim 30$ g/L
	4. 白蛋白/球蛋白（A/G）	$1.5 : 1 \sim 2.5 : 1$
	5. 空腹血中氨基酸总量/必需氨基酸	>2

营养素	检测指标	正常参考值
蛋白质	6. 血液比重	>1.015
	7. 尿羟酮氨基系数	>2.0 ~ 2.5（mmol/L 尿肌酐系数）
	8. 游离氨基酸	40 ~ 60 mg/L（血浆）；65 ~ 90 mg/L（红细胞）
	9. 每日必然损失氨	男：58 mg/kg；女：55 mg/kg
血脂	1. 总脂	4.5 ~ 7.0 g/L
	2. 三酰甘油	0.2 ~ 1.1 g/L
	3. α-脂蛋白	30% ~ 40%
	4. β-脂蛋白	60% ~ 70%
	5. 胆固醇（其中胆固醇值）	1.1 ~ 2.0 g/L（70% ~ 75%）
	6. 游离脂肪酸	0.2 ~ 0.6 mmol/L
	7. 血酮	<20 mg/L
钙、磷、维生素 D	1. 血清钙（其中游离钙）	90 ~ 110 mg/L（45 ~ 55 mg/L）
	2. 血清无机磷	儿童：40 ~ 60 mg/L；成人：30 ~ 50 mg/L
	3. 血清 Ca×P	>30 ~ 40
	4. 血清碱性磷酸酶	儿童：5 ~ 15 布氏单位；1.5 ~ 4.0 布氏单位
	5. 血清 25-OH-D_3	36 ~ 150 mmol/L
	6. 血浆 25-OH-D_3	50 ~ 100 mmol/L
锌	1. 发锌	125 ~ 250 μg/mL（各地暂用：临界缺乏 <110 μg/mL，绝对缺乏 <70 μg/mL）
	2. 血浆锌	800 ~ 1100 μg/L
	3. 红细胞锌	12 ~ 14 mg/L
	4. 血清碱性磷酸酶活性	成人 1.5 ~ 4.0 布氏单位；儿童 5 ~ 15 布氏单位
铁	1. 全血血红蛋白浓度	成人男>130 g/L；女、儿童>120 g/L；6 岁以下及孕妇>110 g/L
	2. 血清运铁蛋白饱和度	成人>16%；儿童>7% ~ 10%
	3. 血清铁蛋白	>10 ~ 12 mg/L
	4. 血液血细胞比容（红细胞压积）（HCT 或 PVC）	男 40% ~ 50%；女 37% ~ 48%
	5. 红细胞游离原卟啉	<70 mg/L RBC
	6. 血清铁	500 ~ 1840 μg/L

营养素	检测指标	正常参考值
铁	7. 平均红细胞体积（MCV）	$80\sim90\ \mu m^3$
	8. 平均红细胞血红蛋白（MCH）	$28\sim32$ pg
	9. 平均红细胞血红蛋白浓度（MCHC）	$32\sim38$ g/dL
维生素 A	1. 血清视黄醇	儿童>300 μg/L；成人>400 μg/L
	2. 血清胡萝卜素	>800 μg/L
维生素 B_1	1. 24 h 尿	>100 μg
	2. 4 h 负荷尿	>200 μg（5 mg 负荷）
	3. 任意一次尿/每克肌酐	>66 μg
	4. 血	RBC 转羟乙醛酶活力 TPP 效应<16%
维生素 B_2	1. 24 h 尿	>120 μg
	2. 4 h 负荷尿	>800 μg（5 mg 负荷）
	3. 任意一次尿/每克肌酐	>80 μg
	4. 血	红细胞内谷胱甘肽还原酶活力系数<1.2
烟酸	1. 24 h 尿	>1.5 mg
	2. 4 h 负荷尿	>3.5~3.9 mg（50 mg 负荷）
	3. 任意一次尿/每克肌酐	>1.6 mg
	4. 血	红细胞内谷胱甘肽还原酶活力系数×1.2
维生素 C	1. 24 h 尿	>10 mg
	2. 4 h 负荷尿	>5~13 mg（500 mg 负荷）
	3. 任意一次尿/每克肌酐	男>9 mg；女>15 mg
	4. 血	3 mg/L（血浆）
叶酸	血	3~16 μg/L（血浆）；130~628 μg/L（RBC）
其他	尿糖	（−）
	尿蛋白	（−）
	尿肌酐	0.7~1.5 g/24 h 尿
	尿肌酐系数	男：23 mg/kg；女：17 mg/kg
	全血丙酮酸	4~12.3 mg/L

表 8-3、表 8-4 引自：吴少雄，殷建忠. 营养学[M]. 2 版. 北京：中国质检出版社，2018：202.

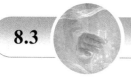

8.3　营养调查问卷的设计

在营养调查过程中，应用营养调查问卷收集调查对象的食物摄入量，进而计算膳食能量和营养素摄入状况是最直接和有效的手段之一，营养调查问卷质量的高低直接关系到营养调查的成败以及调查结果的可靠性。

8.3.1　问卷的概念与类型

8.3.1.1　概　念

问卷（Questionnaire）又称调查表，是研究者根据研究目的设计一系列的问题，按一定的次序排列，向调查对象收集相关信息的一种测量工具。

8.3.1.2　类　型

根据不同的研究目的，问卷有不同的分类方法。可以按调查方式、问卷结构进行分类。按调查方式可分为面访问卷、信访问卷和电话访问问卷。按问卷结构可分为开放型问卷、封闭型问卷和混合型问卷。

8.3.2　问卷设计的主要步骤

8.3.2.1　确定研究目的

明确的研究目的是设计问卷的首要工作。在确定研究目的后，要结合营养调查的内容、研究对象的性质和数量、调查方式，组织实施的形式等，全面查阅相关文献，对国内外的研究现状及发展趋势进行系统分析，建立理论假设，制订出合理可行的营养调查计划。

8.3.2.2　制订问卷的框架和内容

营养调查目的和计划确定后，接下来的工作就是制订问卷的框架和内容，这是问卷设计的核心部分。首先要确定收集哪些资料，然后按照资料类别分成若干具体的指标，围绕这些指标编制合适的问题，最后根据调查所采用的方式、统计分析方法等因素决定问卷的形式和结构，将问题按一定的原则组合形成问卷初稿。问卷的框架一般包括题目指导语、填写说明、问题及核查项目等。在设计初稿时，就要充分考虑问题的提问语言是否准确，备选答案是否全面，问题的排列顺序是否合适等。在设计过程中，可先在课题组内部充分讨论，形成调查项目池（Item Pool），然后再对项目进行加工和取舍。

8.3.2.3 预调查

调查问卷初稿完成后，一方面送给营养学、流行病与卫生统计学、临床医学等相关领域的专家或研究人员，必要时也可以邀请心理学、社会学专家，请他们对问卷的内容逐一审核并结合自己的专业特点和工作经验提出修改意见，问卷设计者汇总专家意见后对问卷逐一进行完善。在正式开展调查前，根据课题确定的研究对象，选择小样本人群进行预调查，同时对问卷的信度和效度进行评价。预调查的目的在于发现问卷的内容、调查的组织方式、调查对象的合作程度、答案的准确性、完成调查的时间、调查数据的可利用分析程度等方面的问题，以进一步修改完善，使之更科学合理，使调查的组织方式更为可行，从而提高调查质量和应答率。例如，对应答率较低的问题，就要推敲问题的语言是否易于被调查对象理解，答案是否全面，从而做出进一步的修改。

8.3.2.4 确定问卷

根据预调查中发现的问题对问卷做出最终的修改，使之趋于完善，然后定稿印制或制作成电子问卷。在正式调查的过程中不可以再对问卷随意更改。

8.3.3 问卷的结构和内容

8.3.3.1 标　题

问卷的标题应简明扼要，能够反映调查的基本内容，如"中国居民营养与健康状况调查表""社区居民营养与健康状况调查表"。但是在调查一些敏感问题时，问卷的标题应模糊一些，避免调查对象一看题目就不想接受调查，影响应答率，如"艾滋病患者膳食营养素摄入量评估""抑郁症患者营养状况调查"。

8.3.3.2 说明信

说明信是指在询问正式问题之前，给调查对象的一封简短的信，主要说明调查者的身份、调查的目的和意义、保密问题等，取得调查对象的信任和支持后完成本次访谈。说明信的文字应简练，不宜过长。内容一般包括以下几个部分：

1. 介绍调查者的身份

说明调查项目的来源、研究机构的名称、调查者的身份，从而增强调查对象的安全感，使其易于合作。

2. 介绍本次调查的目的与意义

通过此项内容的开展，目的在于提高调查对象的合作程度。

3. 请求合作

请求调查对象合作，完成问卷调查。

4. 匿名保证

向调查对象承诺所调查内容仅供研究使用，所有信息绝不向外泄露和传播，打消调查对象的顾虑。结合调查目的，能不填写姓名、联系方式尽量不要填写，这样调查对象就不担心隐私外泄，可以获得相对真实可靠的问答。但在一些随访研究中，姓名与联系方式等资料则必不可少，这时应尽量争取调查对象能够留下这些联系资料。

5. 知情同意和致谢

在不单独填写知情同意书的情况下，可在说明信里补充调查对象同意请签字的话语并留出签字的地方和时间。对调查对象的合作表示谢意。

8.3.3.3　填表说明

为了使调查员及调查对象正确理解和回答问题，在说明信后或调查表后可以附有研究者专门设计的填写说明，包括对问题回答的方法、某些问题的解释等。

8.3.3.4　问题和答案

问题部分是问卷设计的核心，直接反映研究者的研究目的和内容，也是研究者花费时间最多的工作。

1. 问题的种类

问卷中的问题类型可分为特征型、行为型和态度型。特征型问题主要反映调查对象的基本情况，如年龄、性别、职业等。行为型问题主要描述调查对象过去或现在正在发生的某些行为和事件，如吸烟、饮酒、饮食习惯、运动情况等。态度型问题是反映调查对象对一些或某一事情的看法、认识和意愿等，如调查对象对额外选择营养补充剂的态度。

按照课题的研究内容，在问卷设计时，问题主要集中在调查对象的基本情况和研究相关项目。

（1）调查对象基本情况：用以了解调查对象基本人口社会学的基本信息，如姓名、性别、年龄、文化程度、婚姻状况等。收集这些信息，可以在以后的资料分析中作为分组变量，描述疾病或健康状况的分布情况，也可便于以后的随访查找。

（2）研究相关项目：这一部分的问题设置与课题的研究目的息息相关，不同研究目的，其问卷的调查项目不尽相同。主要包括临床症状和体格检查项目、实验室检测项目、膳食摄入项目、治疗和用药情况。

2. 问题和答案的编写格式

问卷设计中，较为常用的问题和答案的编写格式有以下几种：

（1）两项式：问题只有相互对立的两种答案可供选择，通常是"是/否""有/无""同意/不同意""接受/不接受"等。这种类型的问题简单明了，易于回答，但是获得的信息量较少，容易产生偏差。

（2）多项式：即一个问题提出后，提供多种答案供选择，既可以单选，也可以多选，但是以单选居多，这是问卷中采用较多的一种类型。如果一个问题有较多选项而不可能全部列出时，只列出几个常见选项，在最后一个项目用"其他"列出，供调查对象填写。

（3）填空式：只提出问题而不提供答案，向调查对象询问后将答案直接填入空格中。

（4）自由式：提出问题后，调查对象可自由回答。

（5）矩阵式：将一组相同类型的问题集中在一起排列，共用相同的答案。

（6）序列式：指所选答案具有不同程度的差异并排列，如"从未、很少、有时、经常、总是"。

（7）尺度法：在调查中有些需要量化的指标，如认可程度，可以将答案分为两个极端，用一条线段的两端表示，中间划分为若干等距离的部分表示不同的程度，根据调查对象的感受程度在适当的地方做标记。

（8）关联式：在设计一些相互衔接的问题时，后一问题的回答如果与前一问题有关，那么继续询问，若无关则跳过这一系列问题。在需要跳转的地方有明确的说明语，提醒调查员和调查对象注意，可以用粗体表示或加下划线表示。

3. 问题的语言

问题语言的表达效果关系到调查对象对问题的理解及回答效果。因此在问题的陈述上，应尽量做到以下几点：

（1）问题简单易懂：调查对象的文化程度、年龄等背景各不相同，如果问题过于复杂，专业术语较多，容易导致回答不准确甚至拒答而影响调查质量。

（2）用词要准确：问题用语的意思不明确，导致有不同的理解。

（3）避免复合性或双重含义问题：例如，"您经常食用蔬菜和水果吗?"这一问题包括了摄入蔬菜和水果两种行为方式，问题不明确。

（4）避免倾向性或诱导性的问题：诱导性是指在所提出问题中添加有暗示调查对象如何回答的内容。

8.3.4 问卷的评价

问卷设计好后，还需进行效度和信度的评价，以判定问卷是否合理，一般可借助专业软件完成，如 SAS、SPSS、STATA。

8.3.4.1 问卷信度的评价

信度（Reliability）即问卷的可信程度，对同一批调查对象应用相同的问卷进行重复调查，检测其结果是否一致。主要用于评价问卷的精确性、稳定性和一致性，是评价问卷测量质量的重要指标之一，一致性好则信度高。常用的信度指标有以下几种：

1. 内部一致性信度

用克龙巴赫α系数（Cronbach α coefficient）来表示。该系数反映的是调查项目内部的同质性。α系数取值在 0 ~ 1，α系数达到 0.7 或更高，可认为问卷的内部一致性信度较好，达到 0.8 或更高则内部一致性信度很好。

2. 分半信度

将问卷的问题分为数目相等的两半，例如，将项目按奇数偶数分为两部分或分为前后两部分，计算两部分相关系数。常用的指标为皮尔曼-布朗系数（Spearman-Brown Coefficient）。

3. 重测信度

应用相同问卷对某个（些）调查对象进行第一次测试，相隔一段时间后再对其进行重复测量，然后计算两次测量的相关系数（r）或 Kappa 值。相关系数一般应达到 0.7 以上。重测信度反映问卷在不同测试时间的稳定性，也称稳定性系数。

4. 调查员信度

两个或多个调查员使用相同问卷对同一批调查对象进行调查，然后分析得分的相关情况，常用指标包括组内相关系数或 Kappa 值。

8.3.4.2　问卷效度的评价

效度（Validity）即问卷调查结果与客观真实结果的符合程度，主要评价问卷的准确性、有效性和真实性，是最重要的客观性指标。常用的效度指标分为以下几种：

1. 内容效度

指调查对象对问题的回答能否达到研究者所希望的测试结果。确定内容效度的方法有逻辑法和经验法。逻辑法，即咨询有关专家对问卷条目内容进行评价考核；经验法，即通过实践检查测验，看能否检测出研究者想要测试的内容。

2. 结构效度

指将问卷中的每个问题看作是一个变量，然后通过调查结果得分对所有问题做因子分析，提取一些较为显著的因子，通过各个问题在每个因子上的载荷将问题分类。在因子分析的结果中，用于评价结构效度的主要指标有累计贡献率、共同度和因子负荷。累计贡献率反映公因子对量表或问卷的累计有效程度，共同度反映由公因子解释原变量的有效程度，因子负荷反映原变量与某个公因子的相关程度。

3. 效标效度

又称准则关联效度，即用一个公认的量表作为标准，检验新问卷与标准量表测试结果的相关性。效标应客观、可靠，最好是该领域内公认最可靠的金标准。

8.3.4.3　问卷可行性分析

问卷的可行性是指问卷的可接受程度。主要包括问卷的回收率、应答率、完成时间等。问卷的回收率是指调查结束后最终收回的问卷占实际发放问卷的比例，通常要达到调查对象的 85% 以上，否则结果的可靠性就值得怀疑。问卷的应答率是指收回的问卷中，合格的问卷所占的比例。应答率过低一方面与调查对象不配合、调查员不认真等人为因素有关；另一方面也可能与问卷的设计不合理，问题过多或不明确等问卷因素有关。

8.3.5 问卷设计示例——食物频率法调查问卷

食物频率法调查问卷应考虑调查对象摄入的食物种类。应以调查个体或群体经常摄入食物种类和频率为基础，根据每日、每周、每月，甚至每年所食用的各种食物的次数或食物的种类来评价个体或群体的膳食营养状况。

8.3.5.1 食物频率法调查问卷的内容、原则与分类

一是食物名单；二是食用频率，即在一定时期内所食用某种食物的次数。食物名单的确定要根据调查目的，选择调查对象经常食用的食物，含有所要研究营养成分的食物或调查对象经常食用的食物，含有所要研究营养成分的食物或调查对象之间摄入状况差异较大的食物。食物频率调查问卷有定性和定量两种，定量食物频率调查问卷更常用。

8.3.5.2 定量食物频率调查问卷的设计程序

1. 工作准备

笔、尺、计算机、食物成分表等。

2. 确定食物频率法调查的目的

根据调查目的不同，食物频率法调查问卷的设计有所不同。在设计时要考虑是选择定性食物频率问卷还是定量食物频率问卷，是进行综合膳食分析还是特殊食物摄入分析。此外应根据调查目的确定膳食回顾的时间间隔，如 1 个月、半年、1 年等。

3. 确定食物频率调查问卷中的食物名称

根据调查目的和内容，利用已有资料确定调查对象经常食用的食物种类。选择时要注意食物种类不宜过多，通常以 25～30 种为宜，具体步骤如下：

（1）列出各类经常摄入的食物大类，如谷类、禽类、畜类、蛋类、奶类、豆类、蔬菜、水果等。

（2）列出各类经常摄入食物的小类，同类食物不宜选择太多，只选择经常食用的即可。例如，肉类食物可选择猪肉、牛肉、鸡肉、羊肉等。

（3）考虑目标人群状况：调查对象是婴幼儿，应在食物种类中增加"配方奶""普通奶粉""米粉"等特殊食物。食物的具体名称根据"食物成分表"核查。

（4）确定各种食物的食用频率：各种食物的食用频率可采用不同方式，可以将次数分成多个选项，如询问过去 1 个月内的摄入情况，可以将频率设计为"每天""3～6 次/周""1～2 次/周""3～4 次/月""1～2 次/月""1 次/月"；或者可以根据调查对象进食量划分等级，调查询问时，在不同等级下填写进食次数。有时为定量分析，也要对每次摄入的食物量进行确定。

（5）设计表格、说明与注释：表格应简明、对比鲜明表达力强、便于计算和分析与单位

准确。根据确定的食物类别和摄入频率设计主语和谓语，填写在表格的纵向和横向。此外，应在表格下方对表格的内容进行说明和注释，为使用者统一方法提供方便和质量保障。

（6）调查表的修改与完善：设计完调查表后，应对表格内容，如食物名称、摄入频率、单位等进行小组讨论修改，完善后印制，也可制作成电子问卷，并进行预调查，以对问卷的效度、信度以及可行性进行评价。

思考与练习

1. 营养调查的方法分别有哪些？各自的特点是什么？
2. 怎样分配膳食调查、体格测量及生化检验等在营养调查中的比重？
3. 如何制订调查问卷？如何对问卷的信度和效度进行评价？

第 9 章

营养监测

 学习目标

1. 掌握：营养监测的概念和目的。
2. 熟悉：营养监测的程序。
3. 了解：营养监测系统与评价。

2015—2019 年,国家卫生健康委员会组织中国疾病预防控制中心、国家癌症中心、国家心血管病中心开展了新一轮的中国居民营养与慢性病监测,覆盖全国 31 个省(自治区、直辖市)的近 6 亿人口,现场调查人数超过 60 万,完成《中国居民营养与慢性病状况报告(2020 年)》。国务院新闻办公室 2020 年 12 月 23 日发布该报告。报告显示,近年来随着健康中国建设和健康扶贫等民生工程的深入推进,我国营养改善和慢性病防控工作取得积极进展和明显成效,主要体现在三个方面:一是居民体格发育与营养不足问题持续改善,城乡差异逐步缩小。二是居民健康意识逐步增强,部分慢性病行为危险因素流行水平呈现下降趋势。三是重大慢性病过早死亡率逐年下降,因慢性病导致的劳动力损失明显减少。

随着我国经济社会发展和卫生健康服务水平的不断提高,居民人均预期寿命不断增长,随着慢性病患者生存期的不断延长,加之人口老龄化、城镇化、工业化进程加快和行为危险因素流行对慢性病发病的影响,我国慢性病患者基数仍将不断扩大。同时因慢性病死亡的比例也会持续增加,2019 年我国因慢性病导致的死亡占总死亡88.5%,其中心脑血管病、癌症、慢性呼吸系统疾病死亡比例为 80.7%。我国居民面临突出的营养问题主要体现在以下三个方面。一是居民不健康生活方式仍然普遍存在。二是居民超重肥胖问题不断凸显,慢性病患病/发病率仍呈上升趋势。三是部分重点地区、重点人群,如婴幼儿、育龄妇女和高龄老年人面临重要微量营养素缺乏等问题,需要引起关注。

面对当前仍然严峻的慢性病防控形势,党中央、国务院高度重视,将实施慢性病综合防控战略纳入《"健康中国 2030"规划纲要》,将合理膳食和重大慢性病防治纳入健康中国行动,进一步聚焦当前国民面临的主要营养和慢性病问题,从政府、社会、个人(家庭)三个层面协同推进,通过普及健康知识、参与健康行动、提供健康服务等措施,积极有效应对当前挑战,推进实现全民健康。

案例摘录自:国家卫生健康委员会官网.http://www.nhc.gov.cn.

9.1 概　述

国民营养与健康状况是反映一个国家或地区社会经济发展、卫生保健水平和人口素质的重要指标之一，也是公共卫生及疾病预防控制工作中不可缺少的信息基础。自 2010 年开始每 3～4 年完成一个周期的常规性营养与健康状况监测。2015—2019 年，国家卫生健康委员会组织中国疾病预防控制中心、国家癌症中心、国家心血管病中心开展了新一轮的中国居民营养与慢性病监测，覆盖全国 31 个省（自治区、直辖市）的近 6 亿人口，现场调查人数超过 60 万，完成《中国居民营养与慢性病状况报告（2020 年）》。

9.1.1　营养监测的概念

营养监测（Nutrition Surveillance）是指长期动态监测人群的营养状况，同时连续、系统收集影响人群营养状况的环境和社会经济条件等资料，经过科学分析与解释获得有价值的信息，并及时反馈给需要的机构或个人，用以探讨从政策、措施上改善营养状况的条件与途径。具体可分为三个阶段的工作任务：一是连续、系统地收集人群营养状况以及影响因素的资料；二是对所收集的资料进行科学分析与解释并转化为有价值的信息；三是及时对信息进行反馈并充分合理地利用。

9.1.2　营养监测的目的

营养监测数据能反映被监测人群的营养状况与影响因素状况，可为探寻相关问题发生的原因与影响因素提供线索，为制订相应控制措施提供参考，并为评价控制措施是否得当提供有效依据。营养监测的目的主要有四个方面。

9.1.2.1　从长期监测资料分析，通过人群中患病率、发病率的变化，评价干预措施的效果

近年来，随着健康中国建设和健康扶贫等民生工程的深入推进，我国营养改善和慢性病防控工作取得积极进展和明显成效。例如，《中国居民营养与慢性病状况报告（2020 年）》显示，2019 年，我国居民因心脑血管疾病、癌症、慢性呼吸系统疾病和糖尿病等四类重大慢性病导致的过早死亡率为 16.5%，与 2015 年的 18.5% 相比下降了 2 个百分点，降幅达 10.8%，提前实现 2020 年国家规划目标。

9.1.2.2　估计人群营养问题发生状况及人、时、地的分布

例如，《中国居民营养与慢性病状况报告（2020 年）》显示，我国居民突出的营养问

题，主要体现在以下三个方面：一是膳食结构不合理的问题突出，膳食脂肪供能比持续上升，食用油、食用盐摄入量远高于推荐值，而水果、豆及豆制品、奶类消费量不足；二是我国居民超重肥胖的形势严峻，城乡各年龄段居民超重肥胖率持续上升；三是部分重点地区、重点人群，如婴幼儿、育龄妇女和高龄老年人面临的重要微量营养素缺乏等问题，仍需要引起关注。

9.1.2.3 确定影响人群营养状况的有关因素，为预防策略确定优先突破点

例如，《中国居民营养与慢性病状况报告（2020年）》指出，针对居民存在的营养问题，采取以下有效措施来积极应对：一是加大科普宣教力度。二是推进食物供给与人群营养需求协调发展。三是持续开展居民营养与健康状况的监测、食物成分的监测等，动态掌握我国居民膳食及营养状况的变化，评价营养改善工作的成效，及时发现问题，实时调整和完善国民营养改善的策略，细化相关的工作措施。四是针对重点营养问题实施以目标为导向的综合干预措施，特别是对当前日益突出的超重肥胖问题，进一步加大力度进行干预。要把儿童、青少年肥胖干预这项工作作为重点，发挥方方面面的作用，共同来解决当前的突出问题。

9.1.2.4 为国家制定或修订与营养工作有关的各项政策和规划提供基础资料

例如，《中国居民营养与慢性病状况报告（2020年）》指出，面对当前仍然严峻的慢性病防控形势，党中央、国务院高度重视，将实施慢性病综合防控战略纳入《"健康中国2030"规划纲要》，将合理膳食和重大慢性病防治纳入健康中国行动，进一步聚焦当前国民面临的主要营养和慢性病问题，从政府、社会、个人（家庭）3个层面协同推进，通过普及健康知识、参与健康行动、提供健康服务等措施，积极有效应对当前挑战，推进实现全民健康。

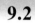

9.2 营养监测的程序

在营养监测的实施过程中，需要按照一定的程序进行，以便全面实现营养监测的目的（图9-1）。

例如，对2018—2020年重庆市某区孕妇和儿童碘营养进行监测，可采用如下监测程序：

（1）确定监测目的：了解重庆市某区孕妇和儿童碘盐食用情况和碘营养状况，为科学补碘提供依据。

（2）确定监测人群，选取监测点：2018—2020年根据《重庆市碘缺乏病监测方案》，按东、西、南、北、中将该区划分为5个抽样片区，每个片区抽取孕妇和8～10岁的儿童。

（3）确定监测指标：分别收集尿样和家庭食用盐样检测尿碘和盐碘含量。

（4）监测数据的收集：共采集盐样1106份，其中碘盐共1096份，合格碘盐1084份，碘盐覆盖率为99.10%，合格碘盐食用率为98.01%；采集儿童尿样766份，尿碘中位数为256.2 μg/L。

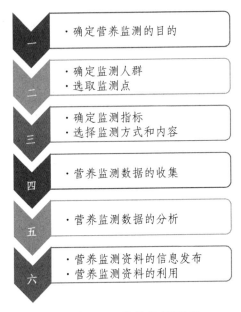

一 · 确定营养监测的目的

二 · 确定监测人群
· 选取监测点

三 · 确定监测指标
· 选择监测方式和内容

四 · 营养监测数据的收集

五 · 营养监测数据的分析

六 · 营养监测资料的信息发布
· 营养监测资料的利用

图 9-1　营养监测程序

（5）监测数据的分析：2018—2020 年儿童尿碘大于或等于 300 μg/L 的比例分别为 19.67%、29.01% 和 38.49%，呈逐年上升趋势（趋势 $\chi^2 = 4.636$，$P<0.001$）。女童尿碘中位数（246.0 μg/L）低于男童（269.6 μg/L），差异有统计学意义（$H = 12.438$，$P<0.001$）。采集孕妇尿样 340 份，尿碘中位数为 200.2 μg/L，不同年份孕妇尿碘中位数比较，差异无统计学意义（$H = 0.434$，$P = 0.805$）。

（6）监测信息发布和利用：监测信息发表于《现代医药卫生》杂志 2021 年 10 月第 37 卷第 19 期。

9.3　营养监测系统与评价

9.3.1　营养监测系统

营养监测系统是一个长期地搜集、分析、解释和管理相关健康信息的系统，应具备把资料收集、分析、利用同公共卫生政策、规划连接起来的功能。一次性调查或单项研究不能称为监测。监测系统的组成部分有数据收集、数据交流、数据处理、分析和解释，以及分析结果的利用。营养监测系统还要有机构，所需的人力、物力、条件及信息系统的工作方法。

9.3.2　营养监测系统的评价

根据监测结果，对照原定计划的执行情况，明确通过监测发现并解决的问题，对营养状况的判断是否准确，为制定合理的食物与营养政策向有关部门提供了哪些信息。同时要评价监测系统的准确性、灵敏性和可行性，例如，随着监测系统的运转，该系统是否达到了预期的目的，是否能更有效地为公共卫生服务。

9.3.2.1 营养监测系统的评价原则

不同的监测系统在监测方法、监测范围、监测对象，以及所具有的某些属性上均有很大的不同。因此评价监测系统效力的原则是

（1）判断该系统是否是为公共卫生事业服务，是否达到了该系统预期的目的；

（2）监测系统是否在有效地运转，需要评价该系统所具有的属性与目的是否匹配。

评价的重点是估计监测系统所具有的属性是否反映了对系统的要求。

9.3.2.2 营养监测系统的评价内容

对营养监测系统的评价内容包括：

（1）列出该系统的目的；

（2）了解监测所使用的监测指标及指标定义；

（3）了解监测目标人群的定义和范围；

（4）资料收集、传递和保管，资料的分析与结果的反馈；

（5）了解监测资料的利用情况；

（6）了解系统的组成、运行途径；

（7）评价监测系统的经费使用情况。

思考与练习

1. 营养监测与营养调查有何区别？

2. 根据案例分析其营养监测的程序。

案例：在 2016—2020 年江苏省昆山市重点人群碘营养监测中，分析了"十三五"期间（2016—2020 年）该市重点人群碘营养水平，为制定"十四五"期间昆山市碘缺乏病防治策略提供科学依据。按照《江苏省碘缺乏病监测方案》，每年根据地理方位采用分层随机抽样法抽取 8~10 岁儿童和孕妇，采集其尿样和家中食用盐样，测定尿碘及盐碘含量。共采集 1614 份盐样，其中碘盐覆盖率为 96.53%，碘盐合格率为 99.81%，合格碘盐食用率为 96.34%。共调查 8~10 岁儿童尿样 1089 份，尿碘中位数 202.0 μg/L，男童和女童尿碘中位数分别为 217.0 μg/L 和 188.0 μg/L，性别间差异有统计学意义（$\chi^2 = 16.009$，$P<0.05$）。共调查孕妇尿样 525 份，尿碘中位数 154.0 μg/L，其中尿碘值<150 μg/L 的占比 47.8%，各年份间孕妇尿碘含量中位数差异无统计学意义（$\chi^2 = 4.188$，$P > 0.05$）。结果表明，"十三五"期间该市重点人群总体碘营养水平处于适宜水平，但孕妇碘营养不足人数比例较高，存在碘缺乏风险。"十四五"期间需进一步加强重点人群碘营养监测及动态评估，针对不同人群精准化碘营养教育。

第 10 章

营养教育与健康促进

 学习目标

1. 掌握：营养教育的概念；健康促进的概念；营养教育的基本理论；营养教育的形式与方法。
2. 熟悉：营养教育与健康促进的关系；健康促进的内涵。
3. 了解：营养教育与健康促进的案例。

【导入案例】

2022 年 5 月 13 日，我国第八届全民营养周暨"5·20"中国学生营养日启动仪式在线上举行，拉开了本届以"会烹会选 会看标签"为主题的"全民营养周"（5 月 15—21 日）宣传活动序幕。全国各地开展了形式多样的宣传活动，如举办医院义诊、科普讲座、健康跑、演讲比赛、征文大赛、广播宣传、展板展览、张贴海报、发放宣传资料等形式，覆盖面广，走进了医院、学校、社区、部队、乡村等地方。通过全社会、多渠道、集中力量、传播核心营养知识和实践，使民众了解了食物，提高了健康素养，让营养意识和健康行为代代传递，为早日实现我国"营养梦 健康梦"助力。

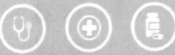

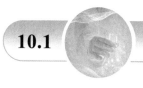

10.1 基本概念与理论

10.1.1 基本概念

营养教育与健康促进是卫生与健康事业的重要组成部分，是健康教育与健康促进的重要内容之一，是提高全民营养健康水平的首选策略，也是公认的解决公共营养与健康问题最经济、最有效的措施。

10.1.1.1 营养教育

世界卫生组织将营养教育定义为通过改变人们的饮食行为而达到改善营养状况目的的一种有计划的活动。我国将营养教育定义为通过传播、教育、干预等方法，改变个体或群体的饮食行为，从而改善其营养与健康状况所开展的一系列活动及过程。

营养教育通过普及营养与健康知识，提高公众的营养保健意识，改变不健康饮食行为习惯和生活方式，优化膳食结构，实现平衡膳食和均衡营养，从而达到改善营养状况，预防营养相关疾病，最终提高公众营养健康水平和生活质量的目的。

10.1.1.2 健康教育

健康教育是指在需求评估的基础上，通过信息传播、教育和行为干预等方法，帮助个体和群体树立科学的健康观念、掌握健康知识和技能、自觉采纳有利于健康的行为和生活方式的一系列活动、过程的总称。健康教育主要开展的工作是运用社会学和流行病学方法诊断社区和人群的健康问题，以提高科学认知为基础，以树立正确理念或态度为重点，以掌握健康技能为支持，以改变行为为目标。

10.1.1.3 健康促进

健康促进是指个人、家庭、社区和国家一起采取行动，鼓励公众采纳健康行为，增强公众改进和应对自身健康问题的能力。健康促进既强调个人对健康的责任，又强调政府、社会对健康的责任；既强调个人能力的发展，又强调支持性环境的创建。倡导、赋权、协调是健康促进的三大基本策略。

健康促进的五个优先行动领域包括：一是制定促进健康的公共政策，二是创造健康支持性环境，三是强化社区行动，四是发展个人技能，五是调整卫生服务方向。

10.1.1.4 营养健康促进

营养健康促进是应用健康促进的策略和理念，解决营养与健康相关问题的过程，其核心是通过促进个人、家庭、社区和国家一起采取措施，不断改善公众的营养与健康状况，减少营养相关疾病的发生。

营养健康促进的三大基本策略也是倡导、赋权、协调。通过社会倡导，使营养与健康相关问题达成社会共识，共同解决营养与健康问题；通过赋权，加强个人和社区的能力建设，增强个人和社区处理营养与健康相关问题的能力；通过协调，使各方目标一致，共同推进营养健康促进目标的实现。

10.1.1.5　营养教育与健康教育的关系

营养教育与健康促进是健康教育与健康促进的重要内容之一，是健康教育与健康促进理论、技术和方法在公共营养领域的具体实践，并运用其理论、技术和方法解决实际营养与健康问题。

开展营养教育与健康促进，需要对健康教育与健康促进的理论、技术和方法有较为系统、深入的理解和把握，并在其指导下规范地开展营养教育与健康促进工作。

10.1.2　基本理论

10.1.2.1　营养教育

1. 知信行模式

知信行模式最早由英国心理学家科斯特（A. Koestl）在 20 世纪 60 年代提出。该模式将人们行为的改变分为获取知识、产生信念及形成行为三个连续过程。"知"是知识和学习，"信"是信念和态度，"行"是指行为、行动。其中知识是态度和行为改变的基础，信念是行为改变的动力，行为改变是目标。个体通过学习营养健康知识和技能，确立正确的信念和态度，提升自身健康水平。

该模式直观明了，实践中应用广泛。但需注意的是，目标人群获取了知识、转变了态度后，不一定能够改变行为，也可能会出现"知行不一"问题。在具体工作中，知识的传播相对容易，公众的观念转变快慢不一，而公众行为的改变相对缓慢。因此，专业人员在开展健康教育时，不仅要强调知识的宣传，更要重视如何将知识转化为态度，进而将态度转化为行为，这才是健康教育的目的和重点。

2. 健康信念模式

健康信念模式诞生于 20 世纪 50 年代，由美国心理学家 Rosenstock 首先提出，后由 Becker 和 Maiman 加以修订而成。该模式从社会心理学角度分析影响健康行为的各种因素，强调个体主观心理过程，并将其归纳为以下与行为改变紧密相关的关键因素。

（1）感知疾病威胁

对疾病威胁的感知程度由对疾病易感性的感知和对疾病严重性的感知构成，其直接影响公众行为动机的产生。个体感到自己患某种疾病的可能性越大，感知患某种疾病的后果越严重，就越有可能采取行动避免疾病的发生。

（2）感知采纳健康行为的益处和障碍

感知采纳健康行为的益处是个体对采纳健康行为可能带来的益处的主观判断，包括健康状况的改善和其他方面的收益；感知采纳健康行为的障碍即个体对采纳健康行为可能付出的代价的判断，包括身体、心理、时间、费用上的各种代价。

（3）自我效能

自我效能是指个体对自己采纳健康行为的能力的判断分析，及获得期望结果的信念。自我效能越高者越容易采纳和坚持健康行为。

（4）提示因素

提示因素是指促进健康行为发生的因素，能够促进个体行为改变，包括任何与健康问题有关的促进个体行为改变的关键事件和暗示，如大众媒体的健康宣传、家人或朋友患病、身体出现不适症状等，都可能成为提示因素。提示因素越多，个体采纳健康行为的可能性就越大。

（5）社会人口学因素

社会人口学因素主要包括年龄、性别、民族、人格特点、受教育水平、社会阶层、同事、团体、个体患病情况及知晓健康知识程度等。

这些因素综合影响个体是否采纳健康行为，因此在健康教育过程中应重视个体的心理感受和变化过程，以采取针对性干预措施。

3. 拉斯韦尔传播模式

拉斯韦尔传播模式是拉斯韦尔于 1948 年首先提出的。该理论认为一个有效的传播至少包括五个基本要素，即谁（Who）、说了什么（Says What）、通过什么渠道（in Which Channel）、对谁说（to Whom）、取得了什么效果（with What Effect），也被称为信息传播的 5W 模式（图 10-1）。

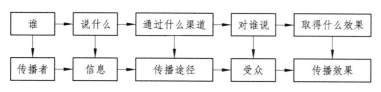

图 10-1　信息传播的 5W 模式

（1）传播者

即"谁"，是信息的主动发出者和媒介的控制者，在传播过程中担负着信息的收集、加工和传递任务。传播者既可以是个人，如公共营养师、健康管理师、有关专家等，也可以是集体或专门的机构，如公共卫生机构、电视台等。

（2）信息

即"说什么"，是由一组有意义的符号组成的信息组合，包括语言符号和非语言符号。营养健康信息泛指一切与人类营养健康有关的观念、知识、技能和行为模式等，具有符号通用、科学性、针对性、适用性、指导性和通俗性等特点。

（3）渠道

即信息传递所必须经过的中介或借助的物质载体，既可以是信件、电话等人际传播媒介，也可以是报刊、广播、电视、新媒体等大众传播媒介。

（4）受众

即"对谁"，又称为目标人群，是对读者、听众、观众等的总称，是传播的最终对象。

目标人群一般是信息传播中的被动接收者，却拥有是否接收信息、怎样接收信息的主动选择权，因此想要取得好的传播效果，应该准确分析把握目标人群的特征，有针对性地制订传播策略。

（5）效果

即目标人群接收信息后在认知、情感、行为等各层面的反应。它是检验传播活动是否成功的重要尺度。由低到高可分为四个层次：一是知晓健康信息，主要取决于传播信息的强度、重复率和新鲜度等；二是健康信念认同，即目标人群接受并认同健康信息；三是态度转变，即目标人群的态度向有利于健康的方向转变；四是做出健康行动，即目标人群采纳健康的行为和生活方式，改变原有的不健康行为，这是最高层次的传播效果。

4. 行为阶段改变理论

行为阶段改变理论是由 James Prochaska 和 Carlos Diclemente 在 20 世纪 80 年代初提出的，综合了有关心理治疗、行为改变的多种理论，因此该理论又被称为"跨理论模型"。

行为阶段改变理论认为个体的行为改变是一个渐进的、连续的动态发展过程，一般经过无打算阶段、打算阶段、准备阶段、行动阶段和维持阶段五个阶段。

该理论可以帮助营养工作者了解目标人群的行为改变过程，从而采取有针对性的措施帮助其进入下一阶段。如在第一、第二阶段，教育重点是促进其思考，认识到危险行为的危害，权衡改变行为带来的利弊，从而产生改变行为的意向、动机；在准备阶段，则可协助找到替代危险行为的健康行为，帮助拟定行动计划等；在第四、第五阶段，应该肯定和激励行为的改变，多强化其自我效能，同时通过改变环境来消除或减少来自危险行为的诱惑，防止行为的反复。

应用该理论需注意，行为的改变不是单向线性转变的，处于准备期的人们也可能重新回到无打算阶段，处于行动阶段的人们也可能不能维持而重新回到准备阶段。

10.1.2.2 健康促进

1. 健康促进优先行动领域

1986 年首届国际健康促进大会在加拿大渥太华召开，会议通过了《渥太华宣言》，提出了健康促进的五大策略（即健康促进五大优先行动领域），奠定了健康促进的理论基础。

（1）制定健康公共政策

健康的公共政策以保障健康作为先决条件，重点在于改善健康的社会决定因素，保护社区、家庭和个人免受健康危险因素影响，并保证必要的条件以促进健康的生活方式。各级政府、部门、社会组织和个人都应树立"大卫生 大健康"理念，落实或推动落实"将健康融入所有政策"策略，明确要求非卫生部门制定和实施健康促进政策，承担各自的健康社会责任，促使公众更容易做出健康选择。

（2）创建健康支持性环境

健康促进必须为公众创造安全、愉悦和舒适的学习、工作和生活环境。健康支持性环境既包括自然环境，也包括社会环境。

（3）强化社区行动

确定健康问题和健康需求是社区能力建设的优先工作领域，社区居民有权、有能力决定他们需要什么、如何实现目标。应充分发挥社区力量，挖掘社区资源，通过具体有效社区行动以促进健康环境的形成，达到促进健康的目标。其核心是赋予社区自主权，利用社区的现有人力、物力资源最大限度地促进公众参与各项健康活动。

（4）发展个人技能

通过提供健康信息等手段，教育和帮助公众不断地学习和发展个人技能，提高做出健康选择的技能，应对人生各阶段可能出现的健康问题。发展个人技能不仅是健康教育者的责任，学校、家庭、单位和社区都应帮助公众发展个人技能。

（5）调整卫生服务方向

健康促进中的卫生服务责任由个人、社会团体、卫生部门、社会保障机构、政府、工商机构、发展改革机构等共同分担，不再只是卫生专业机构的单一责任。卫生服务机构要不断改革，适应大众新的健康需求。建立有助于健康的卫生保健系统，优化资源配置，避免职能重复。同时调整卫生服务类型和方向，将预防理念和健康促进作为卫生服务模式的组成部分，让每一个人都能公平受益。

2. 健康社会决定因素理论

1948 年 WHO 宪章中提出了健康是一项基本人权，不因种族、政治信仰、生活工作的条件而异，成为健康社会决定因素的理论基础。然而后来，因强调技术和疾病的专业化，健康社会决定因素被边缘化。直到 1978 年《阿拉木图宣言》发表，将初级卫生保健作为 2000 年人人享有健康保健目标的关键策略。2005 年，WHO 设立了健康社会决定因素委员会，健康的社会决定因素越来越受到关注。

健康的社会决定因素是指除直接导致疾病的因素外，人们的社会地位和拥有的资源所决定的生活和工作环境及其对健康产生影响的因素。它是决定公众健康和疾病的根本原因，包括人们从出生、成长、工作到衰老的全部社会环境特征，包括社会环境因素（教育、住房、交通、食品、环境等）和社会结构因素（包括社会分层、社会政治、经济、文化背景等）。

10.2　营养教育的形式与方法

营养教育的形式与方法是健康教育形式、方法在营养与健康领域的具体应用。营养教育中较为常用的形式与方法有编制营养教育传播材料、举办营养知识讲座、开展营养咨询或义诊服务、利用大众媒体或新媒体开展营养与健康相关知识与技能传播。开展营养教育项目时，为保证达到最佳营养教育效果，经常会综合使用多种营养教育形式和方法。

10.2.1 营养教育传播材料

营养教育传播材料是营养与健康信息的载体，既是开展营养教育与健康促进活动时使用的宣传材料，也是常用的营养健康传播手段。营养教育传播材料具有科学性、知识性、实用性、艺术性、丰富性等特点。根据媒介和形式不同，传播材料可分为平面传播材料、音像传播材料和实物传播材料三类，以下介绍最常用的平面传播材料和音像传播材料。

10.2.1.1 平面传播材料

平面传播材料指用纸质媒介作为营养健康知识传播载体的一类传播材料，又称为印刷资料。常见的形式有海报（张贴画）、传单（单页）、折页和小册子等。

1. 海 报

海报主要目的是吸引公众注意力，引起关注，营造氛围。特点是有强烈的视觉效果，文字、构图极具夸张、震撼力，信息简单明确，字数少、字号大，画面留白占整张海报的 1/3 ～ 1/2。多张贴在公共场所。行人通过短暂的目光扫视就能获得传播信息。

2. 传单/单页

传单是指印有营养教育信息的单页纸。一般情况下，一张传单只围绕一个主题展开叙述，信息较简单。优点在于设计简单、制作快捷、成本低廉；缺点是不易保存，吸引力差。最适用于时间紧、任务急、大批量发放时使用，如在开展义诊、举行大型营养讲座时集中发放。

3. 折 页

折页一般指正反面都印有营养健康知识的单页，一般设计精美、图文并茂，有较强的吸引力；内容版块清晰，信息简单明了；便于携带和保存；设计要求和制作成本显著高于传单。

4. 小 册 子

小册子是指介于折页和图书之间的一种科普读物。一般就某一营养与健康主题或疾病问题，开展系统、全面的阐述，让目标人群对该主题或疾病问题有一个比较全面的认识。其特点是信息量大，内容系统完整，图文并茂，可读性强，便于携带。受众可反复阅读，有保存价值。

10.2.1.2 音像传播材料

营养教育音像资料是利用视频技术，通过讲解、示范、展示、演示、动画等形式将营养与健康知识、技能可视化而形成的一类传播材料。内容有专题讲座、专家访谈、情景剧、纪录片和动画等多种表现形式，载体可用录像带、光盘、磁盘、移动储存器等多种类型。

音像资料优点是直观、生动、形象、传播效果好，对目标人群的文化水平要求不高，深受广大公众喜爱，是营养教育中常用的传播材料。一个好的音像传播材料应具备主题明确、信息准确、画面简洁、图像清晰、音质干净、音效和谐等特点。

10.2.2 营养健康知识讲座

营养健康知识讲座是指授课教师借助教学用具、运用教学方式向受众传播营养健康知识和技能的一种活动形式。教学用具包括计算机、投影仪、扩音设备、书写工具、教具、挂图、实物模型等，可根据情况合理选择。

营养健康知识讲座具有专业性强、针对性强、内容全面系统、对授课老师要求高、受益人数多、讲座时间短等特点。

10.2.3　营养咨询活动

营养咨询活动是为满足公众对营养健康需求而提供的一种营养服务形式。针对居民主要的营养健康问题和营养教育需求，结合各类营养健康主要宣传日，面向社区居民或目标人群开展的以义诊、咨询等为主要内容的营养教育活动。在我国营养咨询活动较为常见，也是广受公众喜爱、具有中国特色的一种营养教育方式。

营养咨询活动具有以下特点：目标人群直接与传播者交流，可即时做出反馈，传播者可即时了解目标人群对信息的接受程度和营养教育效果；有利于提高营养教育的针对性，传播者与目标人群面对面交流，可直接向目标人群提供针对性建议，解决目标人群的问题。同时还能根据目标人群接受状况及时调整策略；能在社区营造营养健康氛围，引导社区居民关注营养相关问题，对咨询活动主题和核心信息起到良好人际传播作用；较大规模的咨询活动可吸引大众媒体报道，形成信息的二次传播，营造良好的舆论。

10.2.4　大众媒介传播

大众媒介传播是指职业性的信息传播机构和人员通过广播、电视、电影、报纸、期刊、书籍等大众媒介和特定传播技术手段，向范围广泛、人数众多的社会人群传递信息。

大众媒介传播具有以下特点：覆盖面广，几乎覆盖整个社会各个角落；时效性高，传播信息及时高效，尤其是新媒体传播；舆论导向性，负有社会责任和舆论导向；影响力大，受众人群广泛，发布机构资质得到官方认证，发布信息自带官方色彩，有较强的权威性。

10.2.5　新媒体传播

新媒体是相对报刊、广播、电视等传统媒体发展起来的新的媒体形态，是利用数字和现代通信技术，使信息传播突破时间和空间限制，使信息发布者、传播者、接受者这三种角色不再被严格区分的信息传播模式。

新媒体传播具有方便快捷、形式多样、交流互动、信息量大、个性化等特点。

10.3　营养教育与健康促进实践和展望

10.3.1　实践案例

党和政府高度重视人民群众的营养和健康问题，近年来出台了一系列的营养相关政策，并针对重点区域、重点人群组织实施了一系列的营养改善项目，卓有成效。下面介绍两项投入大、覆盖面广、受益人群多的营养教育与健康促进典型项目。

10.3.1.1 全民健康生活方式行动

2007 年 11 月，卫生部发布了《卫生部办公厅关于开展全民健康生活方式行动的通知》，对全民健康生活方式行动工作进行全面部署。

1. 实施目标

全国开展行动的县（区）覆盖率到 2020 年达到 90%，2025 年达到 95%，积极推广健康支持性环境建设，大力培训健康生活方式指导员，实现全国居民健康素养水平在 2020 年达到 20%，2025 年达到 25%，形成全社会共同行动，推广践行健康生活方式的良好氛围。

2. 实施方案

（1）行动启动阶段（2007—2008 年）

2007 年 9 月 1 日，全民健康生活方式行动启动，号召全国人民"我行动，我健康，我快乐"，采取健康的生活方式。《卫生部办公厅关于开展全民健康生活方式行动的通知》中明确了行动主题为"和谐我生活，健康中国人"，第一阶段行动为"健康一二一行动"，即"日行一万步，吃动两平衡，健康一辈子"。各地根据总体方案的要求，相继开展了启动活动，到 2009 年底几乎全国所有省份都启动了行动。

（2）行动发展阶段（2009—2011 年）

全民健康生活方式行动在渥太华宪章健康促进策略的基础上，结合中国国情及慢性病防控特点，提出了政府倡导和推动，努力营造促进健康生活方式的舆论环境，广泛动员社会力量，大力普及相关知识，促进全民行动，加强能力建设 6 个方面的策略和措施，为全国开展行动的主要依据和活动内容。

（3）行动深化阶段（2012—2016 年）

本阶段工作通过开展评估，调整策略、深入开展各项工作、搭建合作交流平台等方式，持续推进全民健康生活方式行动。

（4）行动展望阶段（2017—2025 年）

各地切实结合工作实际，针对重点人群、重点场所，组织实施"三减三健"，适量运动、控烟限酒和心理健康等专项行动。

3. 实施效果

截止到 2015 年底，全国启动行动的县（区）数达到 2507 个，行动覆盖全国 80.9% 的县（区），累计开展现场活动和讲座近 7 万次，各类媒体报道 2 万多次，累计建设健康社区、健康单位、健康学校、健康食堂、健康餐厅/酒店、健康步道、健康小屋（健康加油站）、健康一条街和健康主题公园等各类健康支持性环境达到 4 万个。

通过政府部署、领导重视、社会合作、群众参与、媒体传播，互动推广，形成了"全民健康，全民参与"的良好氛围，对倡导改变慢性病相关不良生活方式起到了初步效果。

10.3.1.2　全民营养周

2014 年 1 月，国务院办公厅印发的《中国食物与营养发展纲要（2014—2020 年）》，其中第四部分中指出："提高全民营养意识，提倡健康生活方式，树立科学饮食理念，研究设立公众营养日。开展食物营养知识进村入户活动，加强营养与健康教育。"因此中国营养学会联合中国疾病预防控制中心营养与健康所、农业部食物与营养发展研究所、中国科学院营养科学研究所共同发起并确定：从 2015 年起，每年 5 月的第 3 周为"全民营养周（National Nutrition Week， NNW）"。

1. 实施目标

全民营养周旨在通过以科学界为主导，全社会、多渠道、集中力量、传播核心营养知识和实践，使民众了解食物、提高健康素养、建立营养新生活，让营养意识和健康行为代代传递，提升国民素质，实现中国"营养梦　健康梦"。

2. 实施措施

（1）统一行动

在每年全民营养周期间，召开国家级、省级及市县级启动仪式，邀请政府相关机构、专业机构、媒体等出席，从中央到地方开启营养周宣传大幕，形成为期一周的宣传高潮。

（2）统一发声

全民营养周办公室确定每一年活动的主题和口号（表 10-1），同时办公室负责设计每年活动的执行工具包，免费共享，全国每年围绕同一个主题进行科学教育和宣传，形成统一发声。

表 10-1　已举办全民营养周宣传主题及口号

年份	主题	口号
2015	天天好营养，一生享健康	无
2016	平衡膳食，营养健康	健康中国，营养先行
2017	食物多样，谷类为主	全谷物，营养+，开启营养健康谷物新时代
2018	吃动平衡，健康体重	慧吃慧动，健康体重
2019	合理膳食、天天蔬果、健康你我	健康中国，营养先行
2020	合理膳食，免疫基石	合理膳食，全民营养新时代
2021	合理膳食　营养惠万家	健康中国，营养先行
2022	会烹会选　会看标签	膳食新指南，健康常相伴
2023	合理膳食，食养是良医	健康中国，营养先行

（3）各具特色

全国各地因地制宜，通过现场咨询、讲座、义诊、发放宣传材料、户外广告、播放视频、健康跑、厨艺大赛、演讲比赛、电视、有奖问答、车载视频等多种形式开展宣传，以生动活泼、轻松易懂、现场互动等多样化方式，使科学的营养知识进社区、进校园、进单位、进图书馆、进养老院、进医院、进商店、进超市、进地铁、进公园等。

（4）媒体互动

全民营养周办公室联合国家主流媒体，利用"中国好营养""中国营养界""中国营养与健康"等微信公众号，各地联合当地主流媒体和新媒体传播，互动互助，为活动造势，加大传播力度和覆盖面。

3. 实施效果

全民营养周宣传活动既传播了均衡饮食的科学观念，还是一个公众参与度高、社会影响力大的群众性科普传播活动品牌，为推动全国营养科普健康事业的发展发挥了重要作用。截止到 2022 年，全民营养周已成功举办了八届，通过全国联动宣传，在各省级相关单位的大力配合下，以基层活动为支撑，点面结合，城乡联手，让广大群众沐浴在营养科普的知识海洋里。

10.3.2 展　望

10.3.2.1 提升大众营养与健康素养

紧密结合全民营养周、全国食品安全宣传周、"5·20"中国学生营养日等宣传活动，开展营养与健康科普宣传，推动科普宣教常态化机制。加强营养健康科普信息管理，净化科普环境；建立营养健康权威科普专家库，建立营养健康科普专家准入和审核制度；加大营养健康科普资料开发力度；建立免费共享的国家营养健康科普平台；充分利用媒体的传播力量，主动加强与广播、电视、报纸、网站、新媒体平台等渠道，在有影响力的媒体上设立营养与健康栏目或节目；深入开展营养科普信息监测工作，回应社会关注，合理引导舆论，为公众解疑释惑。

10.3.2.2 提高营养与健康专业人才能力

提高营养与健康专业人才知识、技能培训，在科学理论指导下有计划、有目的、有针对性地实施大众营养与健康教育工作。强化社会从业人员的专业教育，推进注册营养师制度，加强医院、妇幼保健机构、基层医疗卫生机构的临床医师、集中供餐单位配餐人员、营养指导员的营养培训，推动营养教育专业化、规范化发展，推动有条件的幼儿园、学校、养老机构等场所配备营养师。

10.3.2.3 创新营养与健康教育技术方法

多总结营养干预的优秀经验和适宜技术，并进行推广；开展营养与健康教育效果评价研究，提供循证依据；引进国外营养与健康干预实用技术，开展本土化研究；开发集营养、运动和健康信息于一体的智能可穿戴设备、移动终端应用程序，推动"互联网+"、大数据前沿技术与营养健康融合发展，开发个性化、差异化的营养健康电子化产品，提供智能方便的营养与健康信息技术产品和服务。

10.3.2.4 创建营养与健康支持性环境

营养教育与健康促进工作是一项社会系统工程，需要各级政府、有关部门以及全社会共同参与，创造有利于营养与健康的社会支持性环境。各级政府应充分发挥主导作用，明确责任，统筹资源，分工协作，共同解决辖区内营养与健康问题；各级专业机构应充分发挥专业技术优势，为各级各部门提供营养与健康政策建议和技术支持，对辖区内的重点区域、重点人群、重点问题开展重点干预；社会各成员部门应主动承担健康社会责任，积极参与和支持相关工作；各社会团体应充分发挥组织优势主动开展相关工作；媒体平台应发挥传播优势，引导舆情民意，营造社会氛围。

10.3.2.5 创设营养与健康教育示范基地

开展营养健康食堂、营养健康餐厅建设工作，推广健康烹饪模式与合理营养配餐工作；创建营养健康教育示范基地，开展营养健康知识传播和技能培训；发挥示范基地的教育和服务功能，特别对辖区内的婴幼儿、儿童、孕妇、乳母、老年人、慢性病患者等开展有针对性的营养教育和营养咨询。

思考与练习

1. 设计关于中国居民膳食指南（2022）的宣传海报。
2. 如何在社区开展"三减"专项行动的营养教育活动。

第 11 章

现代技术与营养

 学习目标

1. 掌握："互联网+营养"的概念；"互联网+营养"在科研、教育、医疗及健康领域的应用模式；高科技穿戴设备的分类。
2. 熟悉："互联网+营养"在科研、教育、医疗等方面的优势；高科技穿戴设备在健康领域的具体应用。
3. 了解："互联网+营养"和高科技穿戴设备的应用前景。

【导入案例】

近几年，随着各类慢性疾病的增加，慢性肾脏病已位居前列。目前，维持性血液透析（Maintenance Hemodialysis，MHD）是慢性肾脏病患者的主要治疗手段，其并发症的发生率日益增加。据报道，20%～50%的慢性肾脏病患者会出现营养不良及代谢紊乱等症状，临床表现为体重下降、无力、虚弱等，这些又严重影响患者的透析充分性和生活质量。

以互联网为载体对患者进行健康教育成为现代慢性病领域健康教育发展的方向。以福建省4所血液透析护理专科护士培训基地医院中选取接受治疗的157例维持性血液透析患者为例，采用随机数字表法分为试验组和对照组，试验组在常规护理的基础上实施"互联网+"营养教育，对照组予以常规护理。3个月后，比较两组的改良主观全面营养评价表得分、血液透析自我管理量表得分及营养相关实验室指标。结果表明"互联网+"营养教育能提高维持性血液透析患者的自我管理水平，改善患者营养状况，提升患者的生活质量。同时，研究发现，"互联网+"慢性病管理模式能提高2型糖尿病和PICC患者健康教育的连续性和综合性，提高患者的自我管理能力和生活质量。

综上可知，现代信息技术在营养健康的信息收集及分析、健康监测和评价、健康教育和普及、健康干预及治疗等方面都起着巨大的作用。

案例来源："互联网+"营养教育在维持性血液透析患者中的应用. 中华护理杂志 2021 年 1 月第 56 卷第 1 期.

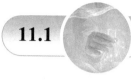

11.1　"互联网+营养"

随着信息科技的飞速发展，互联网已经成了学习、生活、工作的必需品，它是数据、知识的载体，是信息传播、交流的平台。"互联网+"正是互联网技术的进一步发展，它将互联网的创新成果融入各个领域充分发挥互联网在社会资源配置中的优化和集成作用，是社会进步发展的新形态，提升了社会生产的创新性和效率。

2015 年 7 月 4 日，国务院印发了《关于积极推进"互联网+"行动的指导意见》，明确推进"互联网+"益民服务，推广在线医疗卫生新模式。2016 年 6 月 24 日，国务院印发《关于促进和规范健康医疗大数据应用发展的指导意见》，大力推动政府健康医疗信息系统和公众健康医疗数据互联融合、开放共享，通过"互联网+健康医疗"探索服务新模式、培育发展新业态。2016 年 10 月 25 日，国务院印发《"健康中国"2030 规划纲要》，明确建设健康信息化服务体系，规范和推动"互联网+健康医疗"服务，创新互联网健康医疗服务模式，持续推进覆盖全生命周期的预防、治疗、康复和自主健康管理一体化的国民健康信息服务。2017 年 6 月 30 日，国务院印发《国民营养计划（2017—2030 年）》，明确提出要加强营养健康基础数据共享利用，积极推动"互联网+营养健康"服务和促进大数据应用试点示范，带动以营养健康为导向的信息技术产业发展。2019 年 7 月 9 日，国务院印发《健康中国行动（2019—2030 年）》，提出依托互联网和大数据，发挥第三方组织作用，对主要倡导性指标和预期性指标、重点任务的实施进度和效果进行年度监测评估。这些规划和文件都体现了"互联网+"在营养等领域的地位和重要性，以及建设健康信息化服务体系的必要性。

近年来，随着我国大数据、云计算信息化技术越来越成熟，以及智能可穿戴设备和移动App 等物联网的广泛普及，互联网与多个领域的深度融合也在积极推进。营养作为健康产业的重要组成部分，借助"互联网+"的信息优势，以服务对象为核心，以云计算为依托，以信息为纽带，通过提高信息交流的效率、深度和广度，在生命全周期实施营养健康全流程管理，达到提升居民营养与健康的根本目的。

11.1.1　概　念

"互联网+营养"是将信息化的工作方式和手段引入营养健康工作，提升营养工作各环节间信息交流效率，从量变到质变，从而引领营养健康工作的革命。依托现有新技术，"互联网+营养"创新了营养健康工作领域，实现了营养工作模式的跨越，发展了营养工作理论。

11.1.2 "互联网+"在营养中的作用

11.1.2.1 信息的收集与利用

信息采集是营养工作的前提，是制订各种营养改善措施的依据。"互联网+营养健康"强调现代化营养信息收集方式，对各类采集到的信息既加以区分又集中整合，通过云平台储存和分析，提升信息采集的质量和效率。

"互联网+营养"融合技术将彻底改变传统营养调查的思维理念和工作模式。通过借助多媒体技术、可穿戴设备传感技术以及无线互联技术等，不仅可节约大量的时间和人力，而且其数据来源于机器自动采集和即时填报，提升了调查结果的真实性和准确性。此外，通过互联网的营养数据共享，对于广大群众而言它能够增加人们获取营养信息的途径，正确传播科学营养知识，破除错误的营养观念和知识误区，培养人们良好的营养饮食习惯，最终达到全民营养健康的目的。对于科研工作者而言，它是营养信息交流的桥梁，将真实准确的数据加工整理后作为科研依据，使科研人员能够及时加以利用并结合人体营养健康情况进行分析，最终将研究成果反馈给社会，助推我国居民营养健康水平的整体发展。对于公共卫生机构而言，它能够高效全面地反映出全民营养健康水平和波动变化趋势，为制定科学的营养干预政策和相关参考标准提供了充分的支持和依据。

11.1.2.2 营养知识的普及与教育

营养知识的普及和健康教育是一种重要的改善营养与促进健康的手段，能使人明显提高营养知晓率，从而自觉纠正不良膳食习惯，科学合理地选择平衡膳食，建立健康的生活模式。"互联网+"对营养健康教育的普及、发展、创新等方面都起着巨大的作用。

传统的营养知识普及和健康教育是一个从传授营养知识到改变人们不健康饮食行为的完整过程，需要学习者在学习中不断的实践，以纠正不良的饮食行为，倡导学习者自主获得知识，强调更多的是动手实践和协作学习。而"互联网+"能够提供图、文、声、像等各种形式的知识素材，承载的信息量巨大，信息更新速度快，而且提供给使用者互动交流的机会具有很高的受众黏合度。"互联网+营养"在营养知识的普及传播方面能够充分利用互联网的优势，为生命周期各个阶段的人群提供不同需求的营养健康信息。随着互联网技术的发展以及移动手机网络的普及，网络在科学知识的传播中起到了重要作用，网上查阅相关信息已经成了人们获取知识的常用渠道。正确、合理、高效地利用互联网的资源，不仅可以培养自我获取知识与更新知识的能力，而且可以通过计算机与网络的强大功能探索新的营养健康教育模式，与当今知识迅速更新的发展趋势相适应，使"以人为本"的作用能充分发挥出来，从而最大限度地发挥网络资源的潜能。

2008年慕课（MOOC）概念出现，国外开始涌现出一批大规模在线开放课程。随后，国内学堂在线、中国慕课网等大型在线开放课程平台开始建设。课程平台开始向以学生学习活动为中心转变，提供多项功能供学生在学习过程中进行探究、合作、交流。目前常见的网络学习资源主要有以下几类：① 直播类网络教学平台。2016年起，随着大量网络直播平台的兴起，专门用于教学的网络直播平台也大量出现。自2020年，部分原功能定位为视频会议、网络直播等的软件，如钉钉视频会议、腾讯视频会议等，经过调整改善，也被用于网络直播授课。直播类网络教学平台主要用于教师直播讲授，具备考勤和点名等基本课堂应用功能。② 资源库类。资源库类的教学平台包括课件、教学视频、公众号等，学生可以通过 App、网站等入口，随时随地收看音频和视频，查看课件、教案、讲义等教学资料，完成在线作业，并在平台的讨论区进行交流互动。由于教学资源能够随时随地调取观看，学生可以按照自己的节奏进行学习，这样的特点和高等教育"以学生为中心""以学生自学为主"的教学原则相匹配，资源库类教学平台在高等学校得到广泛运用。资源库类学习使学生利用课余碎片时间就能够学习消化与营养主题内容相关领域的知识点，是对课堂内容的重要补充和完善。③ 云数据营养信息库，通过链接或者查询相关信息库，了解食物营养成分信息，结合个人身体指标，用于控制体重或补充营养等。④ 线上诊断学习，通过与专业的营养师和医生进行互动交流，为使用者提供个性化的营养指导和营养干预。这些方式进一步促进了民众形成良好的饮食习惯和生活方式，推动了全民营养健康新格局的形成。因此，我们要充分认识网络在营养健康教育工作中的重要地位与作用，积极领悟网络时代给营养健康教育工作带来的机遇。

11.1.2.3　营养疾病的监测和诊疗

"互联网+营养健康"通过将信息化的工作方式和手段引入营养健康工作，提升营养工作各环节间信息交流效率，从而引领营养健康工作的革命，创新了营养健康工作领域，实现了营养工作模式的跨越，发展了营养工作理论。设想"互联网+营养健康"的运行模式见图 11-1。

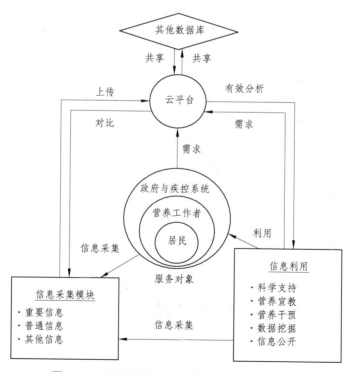

图 11-1　"互联网+营养健康"的设想运行模式

来源：王烨，于欣平，曹薇，赖建强. "互联网+营养健康"的设想与应用[J]. Acta Nutrimenta Sinica，2016，38（4）.

　　近年来，随着国家对"互联网+医疗健康"发展的大力推动，智能互联医疗模式逐渐发展成型，这种模式是指在智能移动终端的支持下，依靠无线和互联网技术进行信息收集与交换，利用大数据技术对所有收集的数据信息分析处理，然后精准、有效、及时地共享结果。"互联网+"在医疗健康中的应用强调现代化营养信息收集方式，对各类采集到的信息既加以区分又集中整合，通过云平台储存和分析，提升信息采集的质量和效率。在临床营养领域，这种模式针对存在营养风险的高危人群或是营养科的就诊患者，通过手机端智能 App 建立个人疾病信息档案，录入日常膳食信息，上传智能可穿戴设备采集的日常身体指标，结合数据库进行连续动态的综合分析，总结规律发现异常，医生以此为依据提出营养改进建议和干预措施。

　　多项研究显示，对于血脂、血糖等异常的慢性病患者，使用互联网结合饮食健康管理的方式，能够起到持续性的监督、跟踪作用，以互联网作为纽带，加强了医生与患者之间的沟通交流，提高了患者的信任度和依从性，有效地促进患者培养良好的健康行为，改善患者的病情。这种"互联网+营养"的诊疗模式在发现和消除各种营养不良相关危险因素方面起到积极作用，能够有效地预防疾病的发生发展，节约患者的就医时间，一定程度上缓解了看病就医难题，提高了人们营养健康水平。

11.1.3 "互联网+营养"的展望

　　我国营养健康工作迎来了非常好的发展机遇。日新月异、蓬勃发展的互联网相关产业为营养健康工作提供了新思路、新方法。"互联网+营养"的发展有赖于科学技术的支撑，随着计算机处理能力和相关算法的不断进步，计算机图像识别能力也在不断提高，自动实时监控分析膳食摄入情况的处理技术（拍照识别食物）也在日趋成熟；随着生物传感技术与移动互联技术的发展，可穿戴智能设备在制作成本上逐渐降低，采集数据的准确度也在逐渐提高；智能 App 的改进与 5G 网络的提速，更能够在电子病历、远程诊疗等方面与营养健康管理相结合，提高患者就医质量；扩大这些物联网设备的覆盖范围，将在营养健康管理、营养数据采集、患者诊疗等方面，从量变到质变促进传统营养工作的改善和提升。未来营养工作范畴甚至会逐步拓展至餐饮业、农业等多个行业，利用互联网大数据对营养信息的分析与共享，从目前的营养均衡化发展到营养精准化。

11.2　高科技穿戴设备

　　近年来，随着人们健康意识的增强，人口老龄化引发的慢性病增多，大众对自身健康营养管理以及慢性病营养管理的需求日益迫切。为了更加广泛地在人们日常生活中获取营养相关信息，同时也要确保营养相关信息的准确性，高科技穿戴设备技术在营养相关领域的发展也备受关注。

智能可穿戴设备距今已有多年的发展历史，在 20 世纪 60 年代，其思想和雏形开始出现，而到 80 年代，智能可穿戴设备的形态设备才开始出现在大众视线之中。自 2012 年 Google 公司发布了智能眼镜开始，到 2014 年苹果公司发布的 Apple Watch，三星公司及国内的华为、小米公司也陆续推出了多种可穿戴智能设备。随着智能设备种类的增多，它正在慢慢地从多个领域改变人们的生活方式，而医疗健康则是智能可穿戴设备的主要应用领域。智能可穿戴医疗设备的具体展现形式多种多样，主要是与人们的日常穿戴相结合，如手表、眼镜、配饰、便携小物件等，可以十分便捷地在人们日常生活中采集相关信息，实时监测人体各项指标，通过与互联网大数据相结合对人体生理数据进行分析，目前已经广泛地应用于婴幼儿、老年人及慢性病患者，成为重要的健康管理工具。

11.2.1 高科技穿戴设备的定义及分类

11.2.1.1 定 义

目前，国际上对可穿戴设备的定义：一种将计算机"穿戴"在人体上的，由传感器、驱动器、显示器、计算机元素组成的物理世界，利用无线网络连接为人们提供一个有趣的数字世界，让人们的生活更加舒适便利。可穿戴设备具有可穿戴性、可移动性、可持续性、可交互性、操作简单等特点。可穿戴医疗设备的定义是将传感器、多媒体、无线通信等技术嵌入人们日常穿戴服饰中，如手表、手环、眼镜、鞋袜等。通过紧体的佩戴方式随时随地监测相关体征，包括血压、血糖、心率、体温、呼吸频率、血氧含量等，此外，还可应用于各类疾病的治疗。

11.2.1.2 可穿戴智能医疗设备分类

按照医疗用途大致可分为以下三类：

1. 健康管理类辅助设备

这类设备主要面向的是身体健康的人群，作为生活、运动的辅助类产品，人们通过这类设备对人体相关信息进行实时采集和监测，达到自行健康管理的目的，如智能手环、体成分仪器等。

2. 针对某种疾病指标的监测设备

这类设备主要面向有某种慢性病的人群，通过获得官方医疗认证的设备，定期监控自身疾病相应的生理指标，用以作为临床参考，得出更加精准的诊断治疗方案，如血糖仪、心电仪等。

3. 具备医疗健康应用场景的穿戴类设备

这类设备主要面向需要远程诊断、远程会诊的患者，通过智能设备构建医疗应用场景，是远程医疗精准化个性化的未来发展，如智能眼镜、智能耳机等。

11.2.2 高科技穿戴设备在营养健康中的作用

高科技智能可穿戴设备在营养专业领域的具体应用主要体现在对营养健康管理、营养信息的采集以及营养相关慢性病的监控。以下就这些方面进行着重介绍。

11.2.2.1 营养健康管理

目前最普及的可穿戴设备是在健康管理方面。通过这些设备中内置软件，人们可以录入个人信息（如性别、年龄、身高、体重等），软件通过结合大数据初步给出营养健康状态评价及指导意见，并随时随地获得运动状态和身体变化情况，通过采取主动性的个人营养健康管理改变人们生活方式和日常行为，预防疾病和保持良好的营养状态。这类设备通过丰富的画面设计以及多样化的身体指标极大提高了人们对自身营养健康管理的兴趣。例如运动手表、手环等，把这类设备携带在手腕处，设备上的各类电极传感器会监测佩戴人的体温、心率、运动状态等数据，结合个人基本信息分析得出运动消耗的能量。人们还能够通过设备上的各类 App 获取体重管理和营养摄入方面的指导意见。此外，在肥胖儿童的防治及干预方面，这类设备能够通过记录儿童的心率变化、活动方式和能量消耗等指标，为医生判断患儿的营养状态及运动量提供了全面有效的参考数据。

对于肥胖、孕产妇等特殊人群，则需要更加准确的体成分数据作为参考，如脂肪含量及肌肉含量等。适用于这种情况的可穿戴设备目前多数是小型的便携式设备，例如某公司生产的一款设备，利用生物电阻法测量原理，根据人体内各类体液及组织的生物学性导电差异，推算机体脂肪含量、肌肉含量及其他身体成分如蛋白质、无机盐等的含量，进而推算得出各项身体指标指数，这种方法简便、安全、准确度高，已经较为广泛地在人们日常生活中得到应用。人们可以通过这类便携式小型体成分设备及时有效地获得体脂率、肌肉强度等动态指标，结合活动量给出运动方案及营养方面的指导建议。

11.2.2.2 营养信息采集

近年来，随着科学技术的发展，我国较发达城市居民的健康数据采集已实现信息化，但因地域差异，仍有部分地区采取人工调查的方法，因此无法及时掌握全民营养状况。大数据的出现能够对多个地区居民的营养状况、膳食结构等数据进行比对分析，从而为营养工作者提供更多的参考信息和工作思路。对现有数据库进行扩充和更新，并且保证营养相关数据采集的真实性和准确性是我们目前面临的挑战。

可穿戴设备的出现能够实现对广泛人群的健康数据采集，而且还能够收集个人活动轨迹、生活习惯等这些重要而琐碎的信息，从而确保收集到的个人数据的连续性、完整性。例如有一项实验利用了可穿戴相机跟踪学龄儿童膳食情况。一般情况下，对于儿童膳食情况的信息采集是采用回顾法，但是由于儿童的知识水平和描述水平有限，又经常存在遗忘或隐瞒的现象，容易造成膳食信息的不完整、不准确。因此通过佩戴随身相机能够定时拍摄儿童全天的进食情况，能作为回顾法的重要补充，不仅能够额外了解更多的信息，还能够有效地减少膳食信息的误报和漏报，提高了信息的真实性和准确性。通过这种方式采集数据能够更好地体现人们营养健康状况的波动特征和发展趋势，对营养工作者的研究分析起到了重要的帮助，也为医疗大数据提供了重要支撑。

11.2.2.3　营养相关慢性疾病的管理

大数据在医疗领域尤其是营养领域有着广泛的应用，一方面，营养工作者通过对大量数据的分析，并且作为依据开展营养健康调查，再对数据进行更新和补充；另一方面，可以利用大数据实现个人监测数据和医疗机构信息的互通，使营养专业医生能够更加全面地了解病人的膳食、运动等情况和相关生理指标，既可以监测患者的病情，也可以及时给予个性化的指导，从而推动营养相关慢性疾病的管理。

可穿戴监测设备就是患者与医生之间互通的良好载体，很多疾病的早期都是很容易治疗控制的，如果发病初期未能检测出，那么之后将会付出更大的代价。如果高危人群能够及早使用可穿戴设备对相关指标进行监测，首先会直观地提高人们的警惕性和自觉性，接下来设备会将采集到的信息上传至云端数据，医生就能够实时了解患者健康状况并给出指导建议，再通过 App 反馈给使用者，形成促进健康的良性循环，从而达到对慢性病进行管理控制的目的，这样一来不仅降低了患者的医疗花费，也为社会节约了医疗资源。

营养相关的慢性病管理主要表现在高危人群或慢性病患者在血糖方面的营养管理，对于需要实时监测血糖的患者，目前有一款某公司生产的仪器，通过利用贴在患者腹部的细小金丝，连续对皮下间质液的葡萄糖浓度进行测量，通过这种设备每天监测到的信息量是指血测试法的 100 多倍。随着生物传感技术的发展，未来还将生产非侵入式的血糖监测设备，例如一款无需采血的监测血糖设备设计，通过接触手指测量血糖，并与手机 App 相连，将数据上传至云端，结合医生的建议，提供营养干预手段。

11.2.3　可穿戴医疗设备的前景

2020 年新冠疫情的全球肆虐，给各国的经济和社会发展带来深远的影响。在疫情防控过程中，大数据技术的有效应用发挥出了巨大的助力作用，如通过可穿戴设备在家检测身体指标，减少去医院的次数。因此，可穿戴设备与医疗行业的结合，俨然已经成为下一个"风口"。

高科技可穿戴健康设备在医疗以及营养领域的发展前景十分广阔。随着人类科技的不断革新，计算机、互联网和无线通信技术已被广泛地应用到医疗营养领域中，而便携式可穿戴医疗健康设备的应用正是属于互联网+医疗中的一种重要模式。这种模式的优势在于能够为使用者提供实时数据，减少了使用者去医院进行检查的时间和费用，节约了医疗资源；同时也为医疗及科研机构提供了重要参考数据。近年来国内膳食结构和疾病发展变化迅速，通过这种模式，公共卫生部门能够加快我国营养数据库的更新和完善，为营养相关疾病的干预和制定营养相关标准、政策提供循证依据。

思考与练习

1. "互联网+营养"在营养数据收集方面对传统工作模式有哪些提升和改变?
2. 举例说明可穿戴智能设备按照医疗用途分为哪几个类别,分别有什么作用。

参考文献

[1]　杨月欣，葛可佑. 中国营养科学全书[M]. 2 版. 北京：人民卫生出版社，2019.

[2]　中国营养学会. 中国居民膳食营养素参考摄入量（2023）[M]. 北京：科学出版社：2023.

[3]　李增宁，夏敏，潘洪志，等. 健康营养学[M]. 北京：人民卫生出版社，2019.

[4]　孙长颢. 营养与食品卫生学 [M]. 8 版. 北京：人民卫生出版社，2017.

[5]　中国营养学会. 中国居民膳食指南（2016）[M]. 北京：人民卫生出版社，2016.

[6]　中国营养学会. 中国居民膳食指南（2022）[M]. 北京：人民卫生出版社，2022.

[7]　江育萍. 临床营养学[M]. 北京：中国医药科技出版社，2016.

[8]　吴少雄，殷建忠. 营养学[M]. 2 版. 北京：中国质检出版社，2018.

[9]　陈君石，黄建始. 健康管理师[M]. 北京：中国协和医科大学出版社，2007.

[10]　黄刚平. 烹饪营养卫生学[M]. 南京：东南大学出版社，2007.

[11]　杨月欣. 公共营养师（基础知识）[M]. 北京：中国人力资源和社会保障出版集团，2022.

[12]　彭景. 烹饪营养学[M]. 北京：中国纺织出版社，2008.

[13]　中共中央国务院. 中共中央国务院印发《"健康中国 2030"规划纲要》（2016-10-25）. [EB/OL]. http://www.gov.cn/xinwen/2016-10/25/content_5124174.htm.

[14]　中华人民共和国国家卫生健康委员会. 婴幼儿辅食添加营养指南：WS/T 678—2020[S]. 2020.

[15]　中华人民共和国国家卫生健康委员会. 老年人膳食指导：WS/T556—2017[S]. 2017.

[16]　杨长平，卢一. 公共营养与特殊人群营养[M]. 北京：清华大学出版社，2012.

[17]　中国疾病预防控制中心. 公众高温中暑预防与紧急处理指南（2014 版）[M]. 2015.

[18]　中华人民共和国国家卫生健康委员会. 高温作业人员膳食指导：WS/T 577—2017）[S]. 2018.

[19]　顾景范，郭长江. 特殊营养学 [M]. 2 版. 北京：科学出版社，2009.

[20]　中华人民共和国国家军用标准. 军人营养素供给量：GJB 823B—2016[S]. 2016.

[21] 张蕴琨，金其贯. 运动营养学[M]. 北京：高等教育出版社，2019.

[22] 杨月欣. 中国食物成分表[M]. 6 版. 北京：北京大学医学出版社，2019.

[23] 马烈光. 中医养生学[M]. 北京：中国中医药出版社，2021.

[24] 唐德才. 中药学 [M]. 4 版. 北京：人民卫生出版社，2021.

[25] 何庆英，王立元，方建和，等. 居民对中医食养认知现状及建议——基于横断面研究的分析[J]. 江西中医药，2021，3（3）：32-40.

[26] 孙秀发，凌文华. 临床营养学[M]. 北京：科学出版社，2016.

[27] 周芸. 临床营养学[M]. 北京：人民卫生出版社，2017.

[28] 索博特卡. 临床营养基础[M]. 上海：上海交通大学出版社，2013.

[29] 中国医师协会. 临床技术操作规范临床营养科分册[M]. 北京：人民军医出版社，2011.

[30] 孙远明，柳春红. 食品营养学[M]. 北京：中国农业大学出版社，2019.

[31] 焦广宇，蒋卓勤. 临床营养学[M]. 北京：人民卫生出版社，2010.

[32] 邓泽元. 食品营养学[M]. 北京：中国农业出版社，2016.

[33] 李铎. 食品营养学[M]. 北京：化学工业出版社，2014.

[34] 杨月欣. 食物血糖生成指数[M]. 北京：北京大学医学出版社，2004.

[35] 秦军，梁艳，向利，等. 2018—2020 年重庆市某区孕妇和儿童碘营养监测结果与分析[J]. 现代医药卫生，2021，37（19）：3280-3283

[36] 丁晓洁，韩春妹，孙晓雯. 2016—2020 年江苏省昆山市重点人群碘营养监测结果[J]. 河南预防医学杂志，2021，32（11）：840-842，864

[37] 韦哲，石恒兵，曹彤，等. 国内外智能可穿戴设备的研究进展[J]. 中国医学装备，2020，17（10）：18-20.

[38] 惠慧，文豪. 可穿戴设备在健康医疗领域的应用研究[J]. 机电产品开发与创新，2017，30（6）：25-29.

[39] 王烨，于欣平，曹薇，等. "互联网+营养健康"的设想与应用[J]，营养学报，2016，38（4）：322-325.

[40] 卢剑忧. "互联网+教育"背景下网络教学平台使用现状调查与分析[J]. 现代职业教育，2022（1）：79-81.

[41] 施素华，王培莉，邹琼芳，等. "互联网+"营养教育在维持性血液透析患者中的应用[J]. 中华护理杂志，2021，56（1）：33-38.

[42] 王洋. 浅谈新时代食品营养与健康[J]. 食品安全导刊，2021，3：18-19.

[43] 朱秀敏. 现代信息技术与营养健康教育[J]. 信息技术教学与研究，2009，51：166-167.

[44] 孙焱，戴启锐. 可穿戴设备与医疗健康产业关系研究及发展趋势分析[J]. 中国
      数字医学，2015，8.

[45] 孙益祥. 可穿戴设备发展趋势及信息安全风险分析[J]. 无线互联科技，2013，
      11.

[46] 中共中央国务院. 国务院办公厅关于印发《国民营养计划（2017—2030年）》
      的通知（2017-6-30）[EB/OL]. http://www.gov.cn/zhengce/content/2017-07/13/
      content_5210134.htm

[47] 中共中央国务院. 国务院办公厅关于印发《中国食物与营养发展纲要（2014—
      2020年）》的通知（2014-6-28）[EB/OL]. http://www.gov.cn/zwgk/2014-02/10/
      content_2581766.htm

附 录

附录 A 国民营养计划（2017—2030 年）

营养是人类维持生命、生长发育和健康的重要物质基础，国民营养事关国民素质提高和经济社会发展。近年来，我国人民生活水平不断提高，营养供给能力显著增强，国民营养健康状况明显改善。但仍面临居民营养不足与过剩并存、营养相关疾病多发、营养健康生活方式尚未普及等问题，成为影响国民健康的重要因素。为贯彻落实《"健康中国 2030"规划纲要》，提高国民营养健康水平，制定本计划。

一、总体要求

（一）指导思想。全面贯彻党的十八大和十八届三中、四中、五中、六中全会精神，深入贯彻习近平总书记系列重要讲话精神和治国理政的新理念新思想新战略，紧紧围绕统筹推进"五位一体"总体布局和协调推进"四个全面"战略布局，认真落实党中央、国务院决策部署，牢固树立和贯彻落实新发展理念，坚持以人民健康为中心，以普及营养健康知识、优化营养健康服务、完善营养健康制度、建设营养健康环境、发展营养健康产业为重点，立足现状，着眼长远，关注国民生命全周期、健康全过程的营养健康，将营养融入所有健康政策，不断满足人民群众营养健康需求，提高全民健康水平，为建设健康中国奠定坚实基础。

（二）基本原则。

坚持政府引导。注重统筹规划、整合资源、完善制度、健全体系，充分发挥市场在配置营养资源和提供服务中的作用，营造全社会共同参与国民营养健康工作的政策环境。

坚持科学发展。探索把握营养健康发展规律，充分发挥科技引领作用，加强适宜技术的研发和应用，提高国民营养健康素养，提升营养工作科学化水平。

坚持创新融合。以改革创新驱动营养型农业、食品加工业和餐饮业转型升级，丰富营养健康产品供给，促进营养、健康与产业发展融合。

坚持共建共享。充分发挥营养相关专业学术团体、行业协会等社会组织，以及企业、个人在实施国民营养计划中的重要作用，推动社会各方良性互动、有序参与、各尽其责，使人人享有健康福祉。

（三）主要目标。

到 2020 年，营养法规标准体系基本完善；营养工作制度基本健全，省、市、县营养工作体系逐步完善，基层营养工作得到加强；食物营养健康产业快速发展，传统食养服务日益丰富；营养健康信息化水平逐步提升；重点人群营养不良状况明显改善，吃动平衡的健康生活方式进一步普及，居民营养健康素养得到明显提高。实现以下目标：

——降低人群贫血率。5 岁以下儿童贫血率控制在 12% 以下；孕妇贫血率下降至 15% 以下；老年人群贫血率下降至 10% 以下；贫困地区人群贫血率控制在 10% 以下。

——孕妇叶酸缺乏控制在 5% 以下；0～6 个月婴儿纯母乳喂养率达到 50% 以上；5 岁以下儿童生长迟缓率控制在 7% 以下。

——农村中小学生的生长迟缓率保持在 5% 以下，缩小城乡学生身高差别；学生肥胖率上升趋势减缓。

——提高住院病人营养筛查率和营养不良住院病人的营养治疗比例。

——居民营养健康知识知晓率，在现有基础上提高 10%。

到 2030 年，营养法规标准体系更加健全，营养工作体系更加完善，食物营养健康产业持续健康发展，传统食养服务更加丰富，"互联网+营养健康"的智能化应用普及推广，居民营养健康素养进一步提高，营养健康状况显著改善。实现以下目标：

——进一步降低重点人群贫血率。5 岁以下儿童贫血率和妇女贫血率控制在 10% 以下。

——5 岁以下儿童生长迟缓率下降至 5% 以下；0～6 个月婴儿纯母乳喂养率在 2020 年的基础上提高 10%。

——进一步缩小城乡学生身高差别；学生肥胖率上升趋势得到有效控制。

——进一步提高住院病人营养筛查率和营养不良住院病人的营养治疗比例。

——居民营养健康知识知晓率，在 2020 年的基础上继续提高 10%。

——全国人均每日食盐摄入量降低 20%，居民超重、肥胖的增长速度明显放缓。

二、完善实施策略

（一）完善营养法规政策标准体系。

推动营养立法和政策研究。开展营养相关立法的研究工作，进一步健全营养法规体系。研究制定临床营养管理、营养监测管理等规章制度。制定完善营养健康相关政策。研究建立各级营养健康指导委员会，加强营养健康法规、政策、标准等的技术咨询和指导。

完善标准体系。加强标准制定的基础研究和措施保障，提高标准制修订能力。科学、及时制定以食品安全为基础的营养健康标准。制修订中国居民膳食营养素参考摄入量、膳食调查方法、人群营养不良风险筛查、糖尿病人膳食指导、人群营养调查工作规范等行业标准。研究制定老年人群营养食品通则、餐饮食品营养标识等标准，加快修订预包装食品营养标签通则、食品营养强化剂使用标准、婴儿配方食品等重要食品安全国家标准。

（二）加强营养能力建设。

加强营养科研能力建设。加快研究制定基于我国人均资料的膳食营养素参考摄入量，改变依赖外国人群研究结果的现状，优先研究铁、碘等重要营养素需要量。研究完善食物、人群营养监测与评估的技术与方法。研究制定营养相关疾病的防控技术及政策。开展营养与健康、营养与社会发展的经济学研究。加强国家级营养与健康科研机构建设，以国家级和省级营养专业机构为基础，建立 3～5 个区域性营养创新平台和 20～30 个省部级营养专项重点实验室。

加强营养人才培养。强化营养人才的专业教育和高层次人才培养，推进对医院、妇幼保健机构、基层医疗卫生机构的临床医生、集中供餐单位配餐人员等的营养培训。开展营养师、营养配餐人员等人才培养工作，推动有条件的学校，幼儿园，养老机构等场所配备或聘请营养师。充分利用社会资源，开展营养教育培训。

（三）强化营养和食品安全监测与评估。

定期开展人群营养状况监测。定期开展具有全国代表性的人群营养健康状况、食物消费状况监测，收集人均食物消费量、营养素摄入量、体格测量、实验室检测等信息。针对区域特点，根据需要逐步扩大监测地区和监测人群。

加强食物成分监测工作。拓展食物成分监测内容，定期开展监测，收集营养成分、功能成分、与特殊疾病相关成分、有害成分等数据。持续更新、完善国家食物成分数据库。建立实验室参比体系，强化质量控制。

开展综合评价与评估工作。抢救历史调查资料，及时收集、系统整理各类监测数据，建立数据库。开展人群营养健康状况评价、食物营养价值评价。开展膳食营养素摄入、污染物等有害物质暴露的风险-受益评估，为制定科学膳食指导提供依据。

强化碘营养监测与碘缺乏病防治。持续开展人群尿碘、水碘、盐碘监测以及重点食物中的碘调查，逐步扩大覆盖地区和人群，建立中国居民碘营养状况数据库。研究制定人群碘营养状况科学评价技术与指标。制定差异化碘干预措施，实施精准补碘。

（四）发展食物营养健康产业。

加大力度推进营养型优质食用农产品生产。编制食用农产品营养品质提升指导意见，提升优质农产品的营养水平，将"三品一标"（无公害农产品、绿色食品、有机农产品和农产品地理标志）在同类农产品中总体占比提高至80%以上。创立营养型农产品推广体系，促进优质食用农产品的营养升级扩版，推动扩大贫困地区安全、营养的农产品走出去。研究与建设持续滚动的全国农产品营养品质数据库及食品营养供需平衡决策支持系统。

规范指导满足不同需求的食物营养健康产业发展。开发利用我国丰富的特色农产品资源，针对不同人群的健康需求，着力发展保健食品、营养强化食品、双蛋白食品等新型营养健康食品。加强产业指导，规范市场秩序，科学引导消费，促进生产、消费、营养、健康协调发展。

开展健康烹饪模式与营养均衡配餐的示范推广。加强对传统烹饪方式的营养化改造，研发健康烹饪模式。结合人群营养需求与区域食物资源特点，开展系统的营养均衡配餐研究。创建国家食物营养教育示范基地，开展示范健康食堂和健康餐厅建设，推广健康烹饪模式与营养均衡配餐。

强化营养主食、双蛋白工程等重大项目实施力度。继续推进马铃薯主食产品研发与消费引导，以传统大众型、地域特色型、休闲及功能型产品为重点，开展营养主食的示范引导。以优质动物、植物蛋白为主要营养基料，加大力度创新基础研究与加工技术工艺，开展双蛋白工程重点产品的转化推广。

加快食品加工营养化转型。优先研究加工食品中油、盐、糖用量及其与健康的相关性，适时出台加工食品中油、盐、糖的控制措施。提出食品加工工艺营养化改造路径，集成降低营养损耗和避免有毒有害物质产生的技术体系。研究不同贮运条件对食物营养物质等的影响，控制食物贮运过程中的营养损失。

（五）大力发展传统食养服务。

加强传统食养指导。发挥中医药特色优势，制定符合我国现状的居民食养指南，引导养成符合我国不同地区饮食特点的食养习惯。通过多种形式促进传统食养知识传播，推动传统食养与现代营养学、体育健身等有效融合。开展针对老年人、儿童、孕产妇及慢性病人群的食养指导，提升居民食养素养。实施中医药治未病健康工程，进一步完善适合国民健康需求的食养制度体系。

开展传统养生食材监测评价。建立传统养生食材监测和评价制度，开展食材中功效成分，污染物的监测及安全性评价，进一步完善我国既是食品又是中药材的物品名单。深入调研，筛选一批具有一定使用历史和实证依据的传统食材和配伍，对其养生作用进行实证研究。建设养生食材数据库和信息化共享平台。

推进传统食养产品的研发以及产业升级换代。将现代食品加工工业与传统食养产品、配方等相结合，推动产品、配方标准化，推进产业规模化，形成一批社会价值和经济价值较大的食养产品。建立覆盖全国养生食材主要产区的资源监测网络，掌握资源动态变化，为研发、生产、消费提供及时的信息服务。

（六）加强营养健康基础数据共享利用。

大力推动营养健康数据互通共享。依托现有信息平台，加强营养与健康信息化建设，完善食物成分与人群健康监测信息系统。构建信息共享与交换机制，推动互联互通与数据共享。协同共享环境、农业、食品药品、医疗、教育、体育等信息数据资源，建设跨行业集成、跨地域共享、跨业务应用的基础数据平台。建立营养健康数据标准体系和电子认证服务体系，切实提高信息安全能力。积极推动"互联网+营养健康"服务和促进大数据应用试点示范，带动以营养健康为导向的信息技术产业发展。

全面深化数据分析和智能应用。建立营养健康数据资源目录体系，制定分级授权、分类应用、安全审查的管理规范，促进数据资源的开放共享，强化数据资源在多领域的创新应用。推动多领域数据综合分析与挖掘，开展数据分析应用场景研究，构建关联分析、趋势预测、科学预警，决策支持模型，推动整合型大数据驱动的服务体系，支持业务集成、跨部门协同，社会服务和科学决策，实现政府精准管理和高效服务。

大力开展信息惠民服务。发展汇聚营养、运动和健康信息的可穿戴设备、移动终端（App），推动"互联网+"、大数据前沿技术与营养健康融合发展，开发个性化、差异化的营养健康电子化产品，如营养计算器，膳食营养、运动健康指导移动应用等，提供方便可及的健康信息技术产品和服务。

（七）普及营养健康知识。

提升营养健康科普信息供给和传播能力。围绕国民营养、食品安全科普宣教需求，结合地方食物资源和饮食习惯，结合传统食养理念，编写适合于不同地区、不同人群的居民膳食指南等营养，食品安全科普宣传资料，使科普工作更好落地。创新科普信息的表达形式，拓展传播渠道，建立免费共享的国家营养，食品安全科普平台。采用多种传播方式和渠道，定向、精准地将科普信息传播到目标人群。加强营养、食品安全科普队伍建设。发挥媒体的积极作用，坚决反对伪科学，依法打击和处置各种形式的谣言，及时发现和纠正错误营养宣传，避免营养信息误导。

推动营养健康科普宣教活动常态化。以全民营养周、"5·20"中国学生营养日、"5·15"全国碘缺乏病防治日等为契机，大力开展科普宣教活动，带动宣教活动常态化。推动将国民营养，食品安全知识知晓率纳入健康城市和健康村镇考核指标。建立营养、食品安全科普示范工作场所，如营养、食品安全科普小屋等。定期开展科普宣传的效果评价，及时指导调整宣传内容和方式，增强宣传工作的针对性和有效性。开展舆情监测，回应社会关注，合理引导舆论，为大众解疑释惑。

三、开展重大行动

（一）生命早期1000天营养健康行动。

开展孕前和孕产期营养评价与膳食指导。推进县级以上妇幼保健机构对孕妇进行营养指导，将营养评价和膳食指导纳入我国孕前和孕期检查。开展孕产妇的营养筛查和干预，降低低出生体重儿和巨大儿出生率。建立生命早期1000天营养咨询平台。

实施妇幼人群营养干预计划。继续推进农村妇女补充叶酸预防神经管畸形项目，积极引导围孕期妇女加强含叶酸、铁在内的多种微量营养素补充，降低孕妇贫血率，预防儿童营养缺乏。在合理膳食基础上，推动开展孕妇营养包干预项目。

提高母乳喂养率，培养科学喂养行为。进一步完善母乳喂养保障制度，改善母乳喂养环境，在公共场所和机关、企事业单位建立母婴室。研究制定婴幼儿科学喂养策略，宣传引导合理辅食喂养。加强对婴幼儿腹泻、营养不良病例的监测预警，研究制定并实施婴幼儿食源性疾病（腹泻等）的防控策略。

提高婴幼儿食品质量与安全水平，推动产业健康发展。加强婴幼儿配方食品及辅助食品营养成分和重点污染物监测，及时修订完善婴幼儿配方食品及辅助食品标准。提高研发能力，持续提升婴幼儿配方食品和辅助食品质量。

（二）学生营养改善。

指导学生营养就餐。鼓励地方因地制宜制定满足不同年龄段在校学生营养需求的食谱指南，引导学生科学营养就餐。制定并实施集体供餐单位营养操作规范。

学生超重、肥胖干预。开展针对学生的"运动+营养"的体重管理和干预策略，对学生开展均衡膳食和营养宣教，增强学生体育锻炼。加强对校园及周边食物售卖的管理。加强对学生超重、肥胖情况的监测与评价，分析家庭、学校和社会等影响因素，提出有针对性的综合干预措施。

开展学生营养健康教育。推动中小学加强营养健康教育。结合不同年龄段学生的特点，开展形式多样的课内外营养健康教育活动。

（三）老年人群营养改善行动。

开展老年人群营养状况监测和评价。依托国家老年医学研究机构和基层医疗卫生机构，建立健全中国老年人群营养筛查与评价制度，编制营养健康状况评价指南，研制适宜的营养筛查工具。试点开展老年人群的营养状况监测，筛查与评价工作并形成区域示范，逐步覆盖全国80%以上老年人群，基本掌握我国老年人群营养健康状况。

建立满足不同老年人群需求的营养改善措施，促进"健康老龄化"。依托基层医疗卫生机构，为居家养老人群提供膳食指导和咨询。出台老年人群的营养膳食供餐规范，指导医院，社区食堂，医养结合机构，养老机构营养配餐。开发适合老年人群营养健康需求的食品产品。对低体重高龄老人进行专项营养干预，逐步提高老年人群的整体健康水平。

建立老年人群营养健康管理与照护制度。逐步将老年人群营养健康状况纳入居民健康档案，实现无缝对接与有效管理。依托现有工作基础，在家庭保健服务中纳入营养工作内容。

推进多部门协作机制，实现营养工作与医养结合服务内容的有效衔接。

（四）临床营养行动。

建立、完善临床营养工作制度。通过试点示范，进一步全面推进临床营养工作，加强临床营养科室建设，使临床营养师和床位比例达到1∶150，增加多学科诊疗模式，组建营养支持团队，开展营养治疗，并逐步扩大试点范围。

开展住院患者营养筛查、评价、诊断和治疗。逐步开展住院患者营养筛查工作，了解患者营状况。建立以营养筛查-评价-诊断-治疗为基础的规范化临床营养治疗路径，依据营养阶梯治疗原则对营养不良的住院患者进行营养治疗，并定期对其效果开展评价。

推动营养相关慢性病的营养防治。制定完善高血压、糖尿病、脑卒中及癌症等慢性病的临床营养干预指南。对营养相关慢性病的住院患者开展营养评价工作，实施分类指导治疗。建立从医院、社区到家庭的营养相关慢性病患者长期营养管理模式，开展营养分级治疗。

推动特殊医学用途配方食品和治疗膳食的规范化应用。进一步研究完善特殊医学用途配方食品标准，细化产品分类，促进特殊医学用途配方食品的研发和生产。建立统一的临床治疗膳食营养标准，逐步完善治疗膳食的配方。加强医护人员相关知识培训。

（五）贫困地区营养干预行动。

将营养干预纳入健康扶贫工作，因地制宜开展营养和膳食指导。试点开展各类人群营养健康状况、食物消费模式，食物中主要营养成分和污染物监测。因地制宜制定膳食营养指导方案，开展区域性的精准分类指导和宣传教育。针对改善居民营养状况和减少特定污染物摄入风险，研究农业种植养殖和居民膳食结构调整的可行性，提出解决办法和具体措施，并在有条件的地区试点先行。

实施贫困地区重点人群营养干预。继续推进实施农村义务教育学生营养改善计划和贫困地区儿童营养改善项目，逐步覆盖所有国家扶贫开发工作重点县和集中连片特困地区县。鼓励贫困地区学校结合本地资源，因地制宜开展合理配餐，并改善学生在校就餐条件。持续开展贫困地区学生营养健康状况和食品安全风险监测与评估。针对贫困地区人群营养需要，制定完善营养健康政策、标准。对营养干预产品开展监测，定期评估改善效果。

加强贫困地区食源性疾病监测与防控，减少因食源性疾病导致的营养缺乏。加强贫困地区食源性疾病监测网络和报告系统建设，了解贫困地区主要食源性疾病病种、流行趋势、对当地居民营养和健康状况的影响，重点加强腹泻监测及溯源调查，掌握食品污染来源，传播途径。针对食源性疾病发生的关键点，制定防控策略。开展营养与健康融合知识宣传教育。

（六）吃动平衡行动。

推广健康生活方式。积极推进全民健康生活方式行动，广泛开展以"三减三健"（减盐、减油、减糖，健康口腔、健康体重、健康骨骼）为重点的专项行动。推广应用《中国居民膳食指南》指导日常饮食，控制食盐摄入量，逐步量化用盐用油，同时减少隐性盐摄入。倡导平衡膳食的基本原则，坚持食物多样、谷类为主的膳食模式，推动国民健康饮食习惯的形成和巩固。宣传科学运动理念，培养运动健身习惯，加强个人体重管理，对成人超重、肥胖者进行饮食和运动干预。定期修订和发布居民膳食指南、成年人身体活动指南等。

提高运动人群营养支持能力和效果。建立运动人群营养网络信息服务平台，构建运动营养处方库，推进运动人群精准营养指导，降低运动损伤风险。及时修订运动营养食品相关国家标准和行业标准，提升运动营养食品技术研发能力，推动产业发展。

推进体医融合发展。调查糖尿病、肥胖、骨骼疾病等营养相关慢性病人群的营养状况和运动行为，构建以预防为主、防治结合的营养运动健康管理模式。研究建立营养相关慢性病运动干预路径。构建体医融合模式，发挥运动干预在营养相关慢性病预防和康复等方面的积极作用。

四、加强组织实施

（一）**强化组织领导**。地方各级政府要结合本地实际，强化组织保障，统筹协调，制定实施方案，细化工作措施，将国民营养计划实施情况纳入政府绩效考评，确保取得实效。各级卫生部门要会同有关部门明确职责分工，加强督查评估，将各项工作任务落到实处。

（二）**保障经费投入**。要加大对国民营养计划工作的投入力度，充分依托各方资金渠道，引导社会力量广泛参与、多元化投入，并加强资金监管。

（三）**广泛宣传动员**。要组织专业机构、行业学会、协会以及新闻媒体等开展多渠道、多形式的主题宣传活动，增强全社会对国民营养计划的普遍认识，争取各方支持，促进全民参与。

（四）**加强国际合作**。加强与国际组织和相关国家营养专业机构的交流，通过项目合作、教育培训、学术研讨等方式，提升我国在营养健康领域的国际影响力。

附录 B　中国食物与营养发展纲要（2014—2020 年）

近年来我国农产品综合生产能力稳步提高，食物供需基本平衡，食品安全状况总体稳定向好，居民营养健康状况明显改善，食物与营养发展成效显著。但是，我国食物生产还不能适应营养需求，居民营养不足与过剩并存，营养与健康知识缺乏，必须引起高度重视。为保障食物有效供给，优化食物结构，强化居民营养改善，特制定本纲要。

一、总体要求

（一）指导思想

以邓小平理论、"三个代表"重要思想、科学发展观为指导，顺应各族人民过上更好生活的新期待，把保障食物有效供给、促进营养均衡发展、统筹协调生产与消费作为主要任务，把重点产品、重点区域、重点人群作为突破口，着力推动食物与营养发展方式转变，着力营造厉行节约、反对浪费的良好社会风尚，着力提升人民健康水平，为全面建成小康社会提供重要支撑。

（二）基本原则

坚持食物数量与质量并重。实施以我为主、立足国内、确保产能、适度进口、科技支撑的国家粮食安全战略。在重视食物数量的同时，更加注重品质和质量安全，加强优质专用新品种的研发与推广，提高优质食物比重，实现食物生产数量与结构、质量与效益相统一。

坚持生产与消费协调发展。充分发挥市场机制的作用，以现代营养理念引导食物合理消费，逐步形成以营养需求为导向的现代食物产业体系，促进生产、消费、营养、健康协调发展。

坚持传承与创新有机统一。传承以植物性食物为主、动物性食物为辅的优良膳食传统，保护具有地域特色的膳食方式，创新繁荣中华饮食文化，合理汲取国外膳食结构的优点，全面提升膳食营养科技支撑水平。

坚持引导与干预有效结合。普及公众营养知识，引导科学合理膳食，预防和控制营养性疾病；针对不同区域、不同人群的食物与营养需求，采取差别化的干预措施，改善食物与营养结构。

（三）发展目标

食物生产量目标。确保谷物基本自给、口粮绝对安全，全面提升食物质量，优化品种结构，稳步增强食物供给能力。到 2020 年，全国粮食产量稳定在 5.5 亿吨以上，油料、肉类、蛋类、奶类、水产品等生产稳定发展。

食品工业发展目标。加快建设产业特色明显、集群优势突出、结构布局合理的现代食品加工产业体系，形成一批品牌信誉好、产品质量高、核心竞争力强的大中型食品加工及配送企业。到 2020 年，传统食品加工程度大幅提高，食品加工技术水平明显提升，全国食品工业增加值年均增长速度保持在 10% 以上。

食物消费量目标。推广膳食结构多样化的健康消费模式，控制食用油和盐的消费量。到2020年，全国人均全年口粮消费135公斤、食用植物油12公斤、豆类13公斤、肉类29公斤、蛋类16公斤、奶类36公斤、水产品18公斤、蔬菜140公斤、水果60公斤。

营养素摄入量目标。保障充足的能量和蛋白质摄入量，控制脂肪摄入量，保持适量的维生素和矿物质摄入量。到2020年，全国人均每日摄入能量2200—2300千卡，其中，谷类食物供能比不低于50%，脂肪供能比不高于30%；人均每日蛋白质摄入量78克，其中，优质蛋白质比例占45%以上；维生素和矿物质等微量营养素摄入量基本达到居民健康需求。

营养性疾病控制目标。基本消除营养不良现象，控制营养性疾病增长。到2020年，全国5岁以下儿童生长迟缓率控制在7%以下；全人群贫血率控制在10%以下，其中，孕产妇贫血率控制在17%以下，老年人贫血率控制在15%以下，5岁以下儿童贫血率控制在12%以下；居民超重、肥胖和血脂异常率的增长速度明显下降。

二、主要任务

（一）构建供给稳定、运转高效、监控有力的食物数量保障体系

稳定耕地面积，加快高标准农田建设，积极调整农业结构，提高粮食等重要农产品综合生产能力。大力发展畜牧业，提高牛肉、羊肉、禽肉供给比重。大力发展海洋经济，保障水产品供应。广辟食物资源，因地制宜发展杂粮、木本粮油等生产。大力发展农产品储藏、保鲜等产地初加工。积极推进物联网等信息技术应用，加强市场网络和配送服务体系建设，加快形成安全卫生、布局合理的现代食物市场流通体系。加强农产品数量安全智能分析与监测预警，健全中央、地方和企业三级食用农产品收储体系，增强宏观调控能力。更加积极地利用国际农产品市场和农业资源，有效调剂和补充国内食物供给。

（二）构建标准健全、体系完备、监管到位的食物质量保障体系

建立最严格的覆盖全过程的食物安全监管制度，健全各类食物标准，落实地方政府属地管理和生产经营主体责任，规范食物生产、加工和销售行为。加快推进原料标准化基地建设，集中创建一批园艺作物标准园、畜禽养殖标准化示范场、水产标准化健康养殖示范场和农业标准化示范县。完善投入品管理制度，加强农产品质量安全监管，推进农产品质量安全监管示范县创建活动。推进食物生产、加工和流通企业诚信制度建设，加大对失信企业惩处力度，增强企业诚信经营意识。加强食物安全信息共享与公共管理体系建设，健全快速反应机制，加强应急处置，强化舆论监督和引导。

（三）构建定期监测、分类指导、引导消费的居民营养改善体系

建立健全居民食物与营养监测管理制度，加强监测和信息分析。对重点区域、重点人群实施营养干预，重视解决微量营养素缺乏、部分人群油脂摄入过多等问题。开展多种形式的营养教育，引导居民形成科学的膳食习惯，推进健康饮食文化建设。

三、发展重点

（一）重点产品

1.优质食用农产品

全面推行食用农产品标准化生产，提升"米袋子"和"菜篮子"产品质量。大力发展无公害农产品和绿色食品生产、经营，因地制宜发展有机食品，做好农产品地理标志工作。积极培育具有地域特色的农产品品牌，严格保护产地环境。

2.方便营养加工食品

加快发展符合营养科学要求和食品安全标准的方便食品、营养早餐、快餐食品、调理食品等新型加工食品，不断增加膳食制品供应种类。强化对主食类加工产品的营养科学指导，加强营养早餐及快餐食品集中生产、配送、销售体系建设，推进主食工业化、规模化发展。发展营养强化食品和保健食品，促进居民营养改善。加快传统食品生产的工业化改造，推进农产品综合开发与利用。

3.奶类与大豆食品

扶持奶源基地建设，强化奶业市场监管，培育乳品消费市场，加强奶业各环节衔接，推进现代奶业建设。充分发挥我国传统大豆资源优势，加强大豆种质资源研究和新品种培育，扶持国内大豆产业发展，强化大豆生产与精深加工的科学研究，实施传统大豆制品的工艺改造，开发新型大豆食品，推进大豆制品规模化生产。

（二）重点区域

1.贫困地区

采取扶持与开发相结合的方式，提高贫困地区居民的食物消费水平。创新营养改善方式，合理开发利用当地食物资源。动员社会各界参与扶贫开发，采取营养干预措施，实现贫困人口食物与营养的基本保障和逐步改善。

2.农村地区

加快农村经济社会发展，增加农民收入。加强农村商贸与流通基础设施建设，将城镇现代流通业向广大农村地区延伸，推进"万村千乡"市场工程，开拓农村食物市场，方便农村居民购买食物。

3.流动人群集中及新型城镇化地区

改善外来务工人员的饮食条件，加强对在外就餐人员及新型城镇化地区居民膳食指导，倡导文明生活方式和合理膳食模式，控制高能量、高脂肪、高盐饮食，降低营养性疾病发病率。

（三）重点人群

1.孕产妇与婴幼儿

做好孕产妇营养均衡调配，重点改善低收入人群孕妇膳食中钙、铁、锌和维生素A摄入不足的状况，预防中高收入人群孕妇因膳食不合理而导致的肥胖、巨大儿等营养性疾病。大力倡导母乳喂养，重视农村地区6个月龄至24个月龄婴幼儿的辅食喂养与营养补充，加强母乳代用品和婴幼儿食品质量监管。

2.儿童青少年

着力降低农村儿童青少年生长迟缓、缺铁性贫血的发生率，做好农村留守儿童营养保障工作。遏制城镇儿童青少年超重、肥胖增长态势。将食物与营养知识纳入中小学课程，加强对教师、家长的营养教育和对学生食堂及学生营养配餐单位的指导，引导学生养成科学的饮食习惯。强化营养干预，加大蛋奶供应，保障食物与营养需求。

3.老年人

研究开发适合老年人身体健康需要的食物产品，重点发展营养强化食品和低盐、低脂食物。开展老年人营养监测与膳食引导，科学指导老年人补充营养、合理饮食，提高老年人生活质量和健康水平。

四、政策措施

（一）全面普及膳食营养和健康知识

加强对居民食物与营养的指导，提高全民营养意识，提倡健康生活方式，树立科学饮食理念。研究设立公众"营养日"。开展食物与营养知识进村（社区）入户活动，加强营养和健康教育。发布适宜不同人群特点的膳食指南，定期在商场、超市、车站、机场等人流集中地发放。发挥主要媒体对食物与营养知识进行公益宣传的主渠道作用，增强营养知识传播的科学性。加大对食物与营养事业发展的投入，加强流通、餐饮服务等基础设施建设。

（二）加强食物生产与供给

全面落实"米袋子"省长负责制和"菜篮子"市长负责制，强化地方人民政府的食物安全责任。加大对食用农产品生产的支持力度，保护农民发展生产的积极性。加大对食物加工、流通领域的扶持力度，鼓励主产区发展食物加工业，支持大中城市食品加工配送中心建设，发展共同配送、统一配送。加强农业生态环境保护，有效治理面源污染。支持到境外特别是与周边国家开展互利共赢的农业生产和进出口合作。

（三）加大营养监测与干预

开展全国居民营养与基本健康监测工作，进行食物消费调查，定期发布中国居民食物消费与营养健康状况报告，引导居民改善食物与营养状况。加大财政投入，改善老少边穷地区的中小学校和幼儿园就餐环境。

（四）推进食物与营养法制化管理

抓紧进行食物与营养相关法律法规的研究工作，适时开展营养改善条例的立法工作。针对食物与营养的突出问题，依法规范食物生产经营活动，开展专项治理整顿，营造安全、诚信、公平的市场环境。创新食物与营养执法监督，提高行政监管效能。弘扬勤俭节约的传统美德，形成厉行节约、反对浪费的良好社会风尚。

（五）加快食物与营养科技创新

针对食物、营养和健康领域的重大需求，引导企业加大食物与营养科技投入，加强对食物与营养重点领域和关键环节的研究。加强对新食物资源开发和食物安全风险分析技术的研究，在科技创新中提高食物安全水平。加强食物安全监测预警技术研究，促进食物安全信息监测预警系统建设。深入研究食物、营养和健康的关系，及时修订居民膳食营养素参考摄入量标准。

（六）加强组织领导和咨询指导

由农业部、卫生计生委牵头，发展改革委、教育部、科技部、工业和信息化部、财政部、商务部、食品药品监管总局、林业局等部门参加，建立部际协调机制，做好本纲要实施工作。继续发挥国家食物与营养咨询委员会的议事咨询作用，及时向政府提供决策咨询意见。省级人民政府要根据本纲要确立的目标、任务和重点，结合本地区实际，制定当地食物与营养发展实施计划。

附录 C

表 C1 至 C9 引自：中国营养学会. 中国居民膳食营养素参考摄入量（2023）[M]. 北京：人民卫生出版社，2023.

表 C1　膳食能量需要量（EER）

年龄阶段	男性						女性					
	PAL I [a]		PAL II [b]		PAL III [c]		PAL I [a]		PAL II [b]		PAL III [c]	
	MJ/d	kcal/d	MJ/d	kcal/d	MJ/d	kcal/d	MJ/d	kcal/d	MJ/d	kcal/d	MJ/d	kcal/d
0 岁~	—	—	0.38 MJ/(kg·d)	90 kcal/(kg·d)	—	—	—	—	0.38 MJ/(kg·d)	90 kcal/(kg·d)	—	—
0.5 岁~	—	—	0.31 MJ/(kg·d)	75 kcal/(kg·d)	—	—	—	—	0.31 MJ/(kg·d)	75 kcal/(kg·d)	—	—
1 岁~	—	—	3.77	900	—	—	—	—	3.35	800	—	—
2 岁~	—	—	4.60	1100	—	—	—	—	4.18	1000	—	—
3 岁~	—	—	5.23	1250	—	—	—	—	4.81	1150	—	—
4 岁~	—	—	5.44	1300	—	—	—	—	5.23	1250	—	—
5 岁~	—	—	5.86	1400	—	—	—	—	5.44	1300	—	—
6 岁~	5.86	1400	6.69	1600	7.53	1800	5.44	1300	6.07	1450	6.90	1650
7 岁~	6.28	1500	7.11	1700	7.95	1900	5.65	1350	6.49	1550	7.32	1750
8 岁~	6.69	1600	7.74	1850	8.79	2100	6.07	1450	7.11	1700	7.95	1900
9 岁~	7.11	1700	8.16	1950	9.20	2200	6.49	1550	7.53	1800	8.37	2000
10 岁~	7.53	1800	8.58	2050	9.62	2300	6.90	1650	7.95	1900	8.79	2100
11 岁~	7.95	1900	9.20	2200	10.25	2450	7.32	1750	8.37	2000	9.41	2250
12 岁~	9.62	2300	10.88	2600	12.13	2900	8.16	1950	9.20	2200	10.25	2450
15 岁~	10.88	2600	12.34	2950	13.81	3300	8.79	2100	9.83	2350	11.09	2650
18 岁~	9.00	2150	10.67	2550	12.55	3000	7.11	1700	8.79	2100	10.25	2450
30 岁~	8.58	2050	10.46	2500	12.34	2950	7.11	1700	8.58	2050	10.04	2400
50 岁~	8.16	1950	10.04	2400	11.72	2800	6.69	1600	8.16	1950	9.62	2300
65 岁~	7.95	1900	9.62	2300	—	—	6.49	1550	7.74	1850	—	—
75 岁~	7.53	1800	9.20	2200	—	—	6.28	1500	7.32	1750	—	—
孕早期	—	—	—	—	—	—	+0	+0	+0	+0	+0	+0
孕中期	—	—	—	—	—	—	+1.05	+250	+1.05	+250	+1.05	+250
孕晚期	—	—	—	—	—	—	+1.67	+400	+1.67	+400	+1.67	+400
乳母	—	—	—	—	—	—	+1.67	+400	+1.67	+400	+1.67	+400

注：PAL I [a]、PAL II [b]、PAL III [c]分别代表低强度身体活动水平、中等强度身体活动水平和高强度身体活动水平。"—"表示未制定或未涉及；"+"表示在相应年龄阶段的成年女性需要量基础上增加的需要量。

表 C2　膳食蛋白质参考摄入量

年龄/阶段	EAR/g·d⁻¹		RNI/g·d⁻¹		AMDR/%E
	男性	女性	男性	女性	
0 岁～	—	—	9（AI）	9（AI）	—
0.5 岁～	—	—	17（A）	17（AI）	—
1 岁～	20	20	25	25	—
2 岁～	20	20	25	25	—
3 岁～	25	25	30	30	—
4 岁～	25	25	30	30	8～20
5 岁～	25	25	30	30	8～20
6 岁～	30	30	35	35	10～20
7 岁～	30	30	40	40	10～20
8 岁～	35	35	40	40	10～20
9 岁～	40	40	45	45	10～20
10 岁～	40	40	50	50	10～20
11 岁～	45	45	55	55	10～20
12 岁～	55	50	70	60	10～20
15 岁～	60	50	75	60	10～20
18 岁～	60	50	65	55	10～20
30 岁～	60	50	65	55	10～20
50 岁～	60	50	65	55	10～20
65 岁～	60	50	72	62	15～20
75 岁～	60	50	72	62	15～20
孕早期	—	+0	—	+0	10～20
孕中期	—	+10	—	+15	10～20
孕晚期	—	+25	—	+30	10～20
乳母	—	+20	—	+25	10～20

注："—"表示未制定或未涉及；"+"表示在相应年龄阶段的成年女性需要量基础上增加的需要量。

表 C3　膳食脂肪及脂肪酸参考摄入量

年龄/阶段	总脂肪	饱和脂肪酸	n-6 多不饱和脂肪酸	n-3 多不饱和脂肪酸	亚油酸	亚麻酸	EPA+DHA
	AMDR/%E	AMDR/%E	AMDR/%E	AMDR/%E	AI/%E	AI/%E	AMDR/AI/ g·d^{-1}
0 岁~	48（AI）	—	—	—	8.0（0.15g^a）	0.90	0.1^b
0.5 岁~	40（AI）	—	—	—	6.0	0.67	0.1^b
1 岁~	35（AI）	—	—	—	4.0	0.60	0.1^b
3 岁~	35（AI）	—	—	—	4.0	0.60	0.2
4 岁~	20~30	<8	—	—	4.0	0.60	0.2
6 岁~	20~30	<8	—	—	4.0	0.60	0.2
7 岁~	20~30	<8	—	—	4.0	0.60	0.2
9 岁~	20~30	<8	—	—	4.0	0.60	0.2
11 岁~	20~30	<8	—	—	4.0	0.60	0.2
12 岁~	20~30	<8	—	—	4.0	0.60	0.25
15 岁~	20~30	<8	—	—	4.0	0.60	0.25
18 岁~	20~30	<10	2.5~9.0	0.5~2.0	4.0	0.60	0.25~2.00 (AMDR)
30 岁~	20~30	<10	2.5~9.0	0.5~2.0	4.0	0.60	0.25~2.00 (AMDR)
50 岁~	20~30	<10	2.5~9.0	0.5~2.0	4.0	0.60	0.25~2.00 (AMDR)
65 岁~	20~30	<10	2.5~9.0	0.5~2.0	4.0	0.60	0.25~2.00 (AMDR)
75 岁~	20~30	<10	2.5~9.0	0.5~2.0	4.0	0.60	0.25~2.00 (AMDR)
孕早期	20~30	<10	2.5~9.0	0.5~2.0	+0	+0	0.25（0.2^b）
孕中期	20~30	<10	2.5~9.0	0.5~2.0	+0	+0	0.25（0.2^b）
孕晚期	20~30	<10	2.5~9.0	0.5~2.0	+0	+0	0.25（0.2^b）
乳母	20~30	<10	2.5~9.0	0.5~2.0	+0	+0	0.25（0.2^b）

注：a 花生四烯酸；b DHA。

"—"表示未制定；"+"表示在相应年龄阶段的成年女性需要量基础上增加的需要量。

表 C4　膳食碳水化合物参考摄入量

年龄/阶段	总碳水化合物		膳食纤维	添加糖 a
	EAR/g·d^{-1}	AMDR/%E	AI/g·d^{-1}	AMDR/%E
0 岁 ~	60（AI）	—	—	—
0.5 岁 ~	80（AI）	—	—	—
1 岁 ~	120	50 ~ 65	5 ~ 10	—
4 岁 ~	120	50 ~ 65	10 ~ 15	<10
7 岁 ~	120	50 ~ 65	15 ~ 20	<10
9 岁 ~	120	50 ~ 65	15 ~ 20	<10
12 岁 ~	120	50 ~ 65	20 ~ 25	<10
15 岁 ~	120	50 ~ 65	25 ~ 30	<10
18 岁 ~	120	50 ~ 65	25 ~ 30	<10
30 岁 ~	120	50 ~ 65	25 ~ 30	<10
50 岁 ~	120	50 ~ 65	25 ~ 30	<10
65 岁 ~	120	50 ~ 65	25 ~ 30	<10
75 岁 ~	120	50 ~ 65	25 ~ 30	<10
孕早期	+10	50 ~ 65	+0	<10
孕中期	+20	50 ~ 65	+4	<10
孕晚期	+35	50 ~ 65	+4	<10
乳母	+50	50 ~ 65	+4	<10

注：a 添加糖每天不超过 50 g，最好低于 25 g/d。

"—"表示未制定；"+"表示在相应年龄阶段的成年女性需要量基础上增加的需要量。

表 C5　膳食宏量营养素可接受范围（AMDR）

年龄/阶段	碳水化合物	总脂肪	蛋白质
0 岁～	—	48（AI）	—
0.5 岁～	—	40（AI）	—
1 岁～	50～65	35（AI）	—
4 岁～	50～65	20～30	8～20
6 岁～	50～65	20～30	10～20
7 岁～	50～65	20～30	10～20
11 岁～	50～65	20～30	10～20
12 岁～	50～65	20～30	10～20
15 岁～	50～65	20～30	10～20
18 岁～	50～65	20～30	10～20
30 岁～	50～65	20～30	10～20
50 岁～	50～65	20～30	10～20
65 岁～	50～65	20～30	15～20
75 岁～	50～65	20～30	15～20
孕早期	50～65	20～30	10～20
孕中期	50～65	20～30	10～20
孕晚期	50～65	20～30	10～20
乳母	50～65	20～30	10～20

注：“—”表示未制定。

表 C6　膳食常量元素参考摄入量

年龄/阶段	钙 mg/d			磷 mg/d			镁 mg/d		钾 mg/d	钠 mg/d	氯 mg/d
	EAR	RNI	UL	EAR	RNI	UL	EAR	RNI	AI	AI	AI
0 岁 ~	—	200 (AI)	1000	—	105 (AI)	—	—	20 (AI)	400	80	120
0.5 岁 ~	—	350 (AI)	1500	—	180 (AI)	—	—	65 (AI)	600	180	450
1 岁 ~	400	500	1500	250	300	—	110	140	900	500~700[a]	800~1100[b]
4 岁 ~	500	600	2000	290	350	—	130	160	1100	800	1200
7 岁 ~	650	800	2000	370	440	—	170	200	1300	900	1400
9 岁 ~	800	1000	2000	460	550	—	210	250	1600	1100	1700
12 岁 ~	850	1000	2000	580	700	—	260	320	1800	1400	2200
15 岁 ~	800	1000	2000	600	720	—	270	330	2000	1600	2500
18 岁 ~	650	800	2000	600	720	3500	270	330	2000	1500	2300
30 岁 ~	650	800	2000	590	710	3500	270	320	2000	1500	2300
50 岁 ~	650	800	2000	590	710	3500	270	320	2000	1500	2300
65 岁 ~	650	800	2000	570	680	3000	260	310	2000	1400	2200
75 岁 ~	650	800	2000	570	680	3000	250	300	2000	1400	2200
孕早期	+0	+0	2000	+0	+0	3500	+30	+40	+0	+0	+0
孕中期	+0	+0	2000	+0	+0	3500	+30	+40	+0	+0	+0
孕晚期	+0	+0	2000	+0	+0	3500	+30	+40	+0	+0	+0
乳母	+0	+0	2000	+0	+0	3500	+0	+0	+400	+0	+0

注：a 1 岁 ~ 为 500 mg/d，2 岁 ~ 为 600 mg/d，3 岁 ~ 为 700 mg/d。

　　b 1 岁 ~ 为 800 mg/d，2 岁 ~ 为 900 mg/d，3 岁 ~ 为 1100 mg/d。

　　"—" 表示未涉及；"+" 表示在相应年龄阶段的成年女性需要量基础上增加的需要量。

表 C7　膳食微量元素参考摄入量

年龄/阶段	铁 mg/d			碘 µg/d			锌 mg/d			硒 µg/d		
	EAR	RNI	UL	EAR	RNI	UL	EAR	RNI	UL	EAR	RNI	UL
0 岁 ~	—	0.3（AI）	—	—	85（AI）	—	—	1.5（AI）	—	—	15（AI）	55
0.5 岁 ~	7	10	—	—	115（AI）	—	-	3.2（AI）	—	—	20（AI）	80
1 岁 ~	7	10	25	65	90	—	3.2	4.0	9	20	25	80
4 岁 ~	7	10	30	65	90	200	4.6	5.5	13	25	30	120
7 岁 ~	9	12	35	65	90	250	5.9	7.0	21	30	40	150
9 岁 ~	12	16	35	65	90	250	5.9	7.0	24	40	45	200
12 岁 ~（男）	12	16	40	80	110	300	7.0	8.5	32	50	60	300
12 岁 ~（女）	14	18	40	80	110	300	6.3	7.5	32	50	60	300
15 岁 ~（男）	12	16	40	85	120	500	9.7	11.5	37	50	60	350
15 岁 ~（女）	14	18	40	85	120	500	6.5	8.0	37	50	60	350
18 岁 ~（男）	9	12	42	85	120	600	10.1	12.0	40	50	60	400
18 岁 ~（女）	12	18	42	85	120	600	6.9	8.5	40	50	60	400
30 岁 ~（男）	9	12	42	85	120	600	10.1	12.0	40	50	60	400
30 岁 ~（女）	12	18	42	85	120	600	6.9	8.5	40	50	60	400
50 岁 ~（男）	9	12	42	85	120	600	10.1	12.0	40	50	60	400
50 岁 ~（女）	8[a] 12[b]	10[a] 18[b]	42	85	120	600	6.9	8.5	40	50	60	400
65 岁 ~（男）	9	12	42	85	120	600	10.1	12.0	40	50	60	400
65 岁 ~（女）	8	10	42	85	120	600	6.9	8.5	40	50	60	400
75 岁 ~（男）	9	12	42	85	120	600	10.1	12.0	40	50	60	400
75 岁 ~（女）	8	10	42	85	120	600	6.9	8.5	40	50	60	400
孕早期	+0	+0	42	+75	+110	500	+1.7	+2.0	40	+4	+5	400
孕中期	+7	+7	42	+75	+110	500	+1.7	+2.0	40	+4	+5	400
孕晚期	+10	+11	42	+75	+110	500	+1.7	+2.0	40	+4	+5	400
乳母	+6	+6	42	+85	+120	500	+4.1	+4.5	40	+15	+18	400

注：a 无月经；b 有月经。
"—"表示未制定或未涉及。"+"表示在相应年龄阶段的成年女性需要量基础上增加的需要量。

表 C8 膳食脂溶性维生素参考摄入量

年龄/阶段	维生素 A μg RAE/d					维生素 D μg/d			维生素 E mg α-TE/d	
	EAR		RNI		UL	EAR	RNI	UL	AI	UL
	男	女	男	女						
0 岁～	—	—	300（AI）		600	—	10（AI）	20	3	—
0.5 岁～	—	—	350（AI）		600	—	10（AI）	20	4	—
1 岁～	250	240	340	330	700	8	10	20	6	150
4 岁～	280	270	390	380	1000	8	10	30	7	200
7 岁～	300	280	430	390	1300	8	10	45	9	300
9 岁～	400	380	560	540	1800	8	10	45	11	400
12 岁～	560	520	780	730	2400	8	10	50	13	500
15 岁～	580	480	810	670	2800	8	10	50	14	600
18 岁～	550	470	770	660	3000	8	10	50	14	700
30 岁～	550	470	770	660	3000	8	10	50	14	700
50 岁～	540	470	750	660	3000	8	10	50	14	700
65 岁～	520	460	730	640	3000	8	15	50	14	700
75 岁～	500	430	710	600	3000	8	15	50	14	700
孕早期	—	+0	—	+0	3000	+0	+0	50	+0	700
孕中期	—	+50	—	+70	3000	+0	+0	50	+0	700
孕晚期	—	+50	—	+70	3000	+0	+0	50	+0	700
乳母	—	+400	—	+600	3000	+0	+0	50	+3	700

注：“—”表示未制定或未涉及。“+”表示在相应年龄阶段的成年女性需要量基础上增加的需要量。
有些维生素未制定 UL，主要原因是研究资料不充分，并不表示过量摄入没有健康风险。

表 C9　膳食水溶性维生素参考摄入量

年龄/阶段	维生素 B_1				维生素 B_2				维生素 B_{12}	
	EAR mg/d		RNI mg/d		EAR mg/d		RNI mg/d		EAR μg/d	RNI μg/d
	男	女	男	女	男	女	男	女		
0 岁 ~	—	—	0.1（AI）		—	—	0.4（AI）		—	0.3（AI）
0.5 岁 ~	—	—	0.3（AI）		—	—	0.6（AI）		—	0.6（AI）
1 岁 ~	0.5		0.6		0.6	0.5	0.7	0.6	0.8	1.0
4 岁 ~	0.7		0.9		0.7	0.6	0.9	0.8	1.0	1.2
7 岁 ~	0.8	0.7	1.0	0.9	0.8	0.7	1.0	0.9	1.2	1.4
9 岁 ~	0.9	0.8	1.1	1.0	0.9	0.8	1.1	1.0	1.5	1.8
12 岁 ~	1.2	1.0	1.4	1.2	1.2	1.0	1.4	1.2	1.7	2.0
15 岁 ~	1.4	1.1	1.6	1.3	1.3	1.0	1.6	1.2	2.1	2.5
18 岁 ~	1.2	1.0	1.4	1.2	1.2	1.0	1.4	1.2	2.0	2.4
30 岁 ~	1.2	1.0	1.4	1.2	1.2	1.0	1.4	1.2	2.0	2.4
50 岁 ~	1.2	1.0	1.4	1.2	1.2	1.0	1.4	1.2	2.0	2.4
65 岁 ~	1.2	1.0	1.4	1.2	1.2	1.0	1.4	1.2	2.0	2.4
75 岁 ~	1.2	1.0	1.4	1.2	1.2	1.0	1.4	1.2	2.0	2.4
孕早期	—	+0	—	+0	—	+0	—	+0	+0.4	+0.5
孕中期	—	+0.1	—	+0.2	—	+0.1	—	+0.1	+0.4	+0.5
孕晚期	—	+0.2	—	+0.3	—	+0.2	—	+0.2	+0.4	+0.5
乳母	—	+0.2	—	+0.3	—	+0.4	—	+0.5	+0.6	+0.8

年龄（岁）/生理状况	叶酸			烟酸					维生素 C		
	EAR μg DFE/d	RNI μg DFE/d	UL μg/d	EAR mg NE/d		RNI mg NE/d		UL mg NE/d	EAR mg/d	RNI mg/d	UL mg/d
				男	女	男	女				
0 ~	—	65（AI）	—	—	—	1（AI）		—	—	40（AI）	—
0.5 ~	—	100（AI）	—	—	—	2（AI）		—	—	40（AI）	—
1 ~	130	160	300	5	4	6	5	11	35	40	400
4 ~	160	190	400	6	5	7	6	15	40	50	600
7 ~	200	240	500	7	6	9	8	19	50	60	800
9 ~	240	290	650	9	8	10	10	23	65	75	1100
12 ~	310	370	800	11	10	13	12	30	80	95	1600
15 ~	320	400	900	13	10	15	12	33	85	100	1800
18 ~	320	400	1000	12	10	15	12	35	85	100	2000
30 ~	320	400	1000	12	10	15	12	35	85	100	2000
50 ~	320	400	1000	12	10	15	12	35	85	100	2000
65 ~	320	400	1000	12	10	15	12	35	85	100	2000
75 ~	320	400	1000	12	10	15	12	35	85	100	2000
孕早期	+200	+200	1000	—	+0	—	+0	35	+0	+0	2000
孕中期	+200	+200	1000	—	+0	—	+0	35	+10	+15	2000
孕晚期	+200	+200	1000	—	+0	—	+0	35	+10	+15	2000
乳母	+130	+150	1000	—	+3	—	+4	35	+40	+50	2000

注：“—”表示未制定或未涉及。“+”表示在相应年龄阶段的成年女性需要量基础上增加的需要量。
有些维生素未制定 UL，主要原因是研究资料不充分，并不表示过量摄入没有健康风险。

表 C10　膳食营养素降低膳食相关非传染性疾病风险的建议摄入量（PI-NCD）

单位：mg/d

年龄/阶段	钾	钠	维生素 C
0 岁 ~	—	—	—
0.5 岁 ~	—	—	—
1 岁 ~	—	—	—
4 岁 ~	1800	≤1000	—
7 岁 ~	2200	≤1200	—
9 岁 ~	2800	≤1500	—
12 岁 ~	3200	≤1900	—
15 岁 ~	3600	≤2100	—
18 岁 ~	3600	≤2000	200
30 岁 ~	3600	≤2000	200
50 岁 ~	3600	≤2000	200
65 岁 ~	3600	≤1900	200
75 岁 ~	3600	≤1800	200
孕早期	+0	+0	+0
孕中期	+0	+0	+0
孕晚期	+0	+0	+0
乳母	+0	+0	+0

注：孕期、哺乳期女性的 PI-NCD 与同龄女性相同。

　　"—"表示未制定；"+"表示在相应年龄阶段的成年女性需要量基础上增加的需要量。